DEUTSCHES ZENTRALKOMITEE
ZUR BEKÄMPFUNG DER TUBERKULOSE

TUBERKULOSE-JAHRBUCH 1950/51

ZUSAMMENGESTELLT VON

PROF. DR. FRANZ ICKERT
GENERALSEKRETÄR DES DEUTSCHEN ZENTRALKOMITEES
ZUR BEKÄMPFUNG DER TUBERKULOSE

MIT 39 ABBILDUNGEN

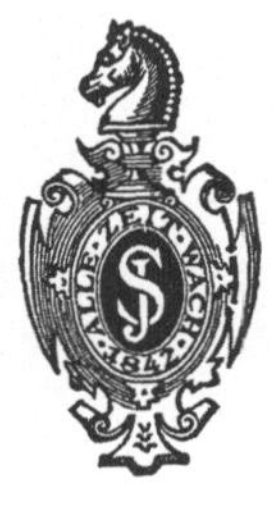

SPRINGER-VERLAG
BERLIN · GÖTTINGEN · HEIDELBERG
1952

ISBN-13: 978-3-642-94598-4 e-ISBN-13: 978-3-642-94597-7
DOI: 10.1007/978-3-642-94597-7

SOFTCOVER REPRINT OF THE HARDCOVER 1ST EDITION 1952

BRÜHLSCHE UNIVERSITÄTSDRUCKEREI GIESSEN

Vorwort.

Die letzte Übersicht über den Stand der Tuberkulose und die Tuberkulosebekämpfung in Deutschland ist in dem Jahresbericht des damaligen Reichs-Tuberkulose-Ausschusses 1941/42 erschienen. Seitdem sind nur verstreut statistische Berichte über das Tuberkulose-Geschehen in Deutschland veröffentlicht worden. Das neue Deutsche Zentralkomitee hat alsbald nach seiner Gründung begonnen, die Berichte aus den Ländern der amerikanischen, britischen und französischen Zone und aus den Westsektoren von Berlin für einen neuen Jahresbericht zu sammeln. Nun haben schon in den letzten Kriegsjahren die Bevölkerungsverschiebungen namentlich in den großen Städten jede Statistik höchst unsicher gemacht, aber auch nach dem Kriege sind infolge der Verordnungen der Besatzungsmächte die Unterlagen über den Stand der Tuberkulose und über die Tuberkulosebekämpfung in zahlreicher Hinsicht different geworden, so daß sie nur schwer miteinander vergleichbar sind. Zudem fehlen für die neuen Raumbezirke der Länder die statistischen Zahlen aus der Zeit vor 1945. Vor allem aber haben die Zerstörungen des Krieges die Unterlagen lückenhaft gemacht und vielerorts vernichtet. Die Geschäftsstelle des Deutschen Zentralkomitees hat versucht, alle diese Lücken so gut wie möglich zu schließen und den Anschluß an den Beginn der Tuberkulose-Statistik in den neuen Ländern herzustellen. In dem vorliegenden Jahresbericht ist alles zusammengestellt, soweit es erreichbar war. Wir hoffen, damit einen gewiß nicht vollständigen, aber doch ersten Ausgangspunkt namentlich für die jüngeren Kollegen geschaffen zu haben. Freilich kann jedem, der tiefer in die Probleme der Tuberkulosestatistik eindringen will, das Studium der alten Zusammenstellungen der ersten 3 Jahrzehnte des Jahrhunderts nur dringend empfohlen werden.

In den Arbeitsausschüssen des Deutschen Zentralkomitees wurde versucht, für die Methode der Tuberkulosebekämpfung Richtlinien zu erarbeiten, auch hierüber ist in dem Jahrbuch eingehend Bericht erstattet worden. Diese Richtlinien beanspruchen keine Dauergültigkeit, sie sollen nur den zeitlichen Stand der Auffassungen wiedergeben und anregen. Durch all diese Zusammenstellungen ist eine umfangreiche Darstellung der Tätigkeit des Zentralkomitees für die Jahre 1950/51 entstanden, welche über den üblichen Rahmen eines Jahresberichtes hinausgeht und daher mit dem Namen *Tuberkulose-Jahrbuch 1950/51* belegt worden ist. Möge es mit allen seinen zeitbedingten Lücken doch eine Plattform für weitere Arbeiten über das Tuberkulose-Geschehen in Deutschland werden und manchem Kollegen als statistisches Nachschlagebuch zur ersten Orientierung dienen. Meine Generation hat seinerzeit das Fehlen eines umfassenden statistischen Nachschlagewerkes oft schmerzlich empfunden.

Ich glaube daher berechtigt zu sein, allen Mitarbeitern an dieser mühevollen Arbeit, besonders aber den Herren Professor Dr. Ickert, Dr. Keutzer und Frau Dr. Kayser sowie Herrn cand. ing. Thieler im Namen aller in der Tuberkuloseforschung Tätigen danken zu dürfen.

Professor Dr. Redeker
Präsident des Deutschen Zentralkomitees
zur Bekämpfung der Tuberkulose.

Inhaltsverzeichnis.

Einleitung.

Nach der geschichtlichen Betrachtung in *Kapitel I* ist das *Deutsche Zentralkomitee zur Bekämpfung der Tuberkulose* (im folgenden abgekürzt *D.ZK.*) für den Bereich der Deutschen Bundesrepublik und für Berlin/Westsektoren die Nachfolgeorganisation des früheren *Deutschen Zentralkomitees* und des *Reichs-Tuberkuloseausschusses*. Der letzte Jahresbericht des Reichs-Tuberkuloseausschusses ist unseres Wissens 1941/42 erschienen. Das neue D.ZK. erstattet nunmehr seinen *1. Tätigkeitsbericht*. Ebenso wie jeder Jahresbericht des Reichs-Tuberkuloseausschusses einen Überblick über den jeweiligen Stand der Tuberkulose im Deutschen Reiche gab, liegt für das neue D.ZK. Anlaß vor, einen Bericht über das Tuberkulosegeschehen zu geben, und zwar für den Bereich des heutigen Bundesgebietes und von Berlin/Westsektoren seit Kriegsbeginn.

Es war zunächst beabsichtigt, den Jahresbericht für 1950/51 in ähnlicher Weise wie die Jahresberichte des Reichs-Tuberkuloseausschusses zu gestalten, indem die einzelnen Länder und ihre Teilgebiete (Provinzen, Regierungsbezirke) zusammenfassende Einzelberichte zur Verfügung stellten. Das entsprechende uns zugesandte Material ist aber so ungleichmäßig, daß wir auf die alte Form der Jahresberichte des Reichs-Tuberkuloseausschusses verzichten mußten. Dagegen haben wir es uns angelegen sein lassen, alle deutschen *Tuberkulose-Statistiken*, derer wir habhaft werden konnten, so durchzuarbeiten und, soweit es nur möglich war, von Irrtümern und Fehlern zu befreien, daß die im vorliegenden Jahrbuch mitgeteilten Zahlen zu statistischen Arbeiten benutzt werden können. Als gute Hilfsmittel kamen uns dabei die betreffenden *Statistischen Jahrbücher* von Bayern, Hessen und Niedersachsen zu Hilfe, sowie die entsprechenden *Veröffentlichungen der Statistischen Landesämter* der übrigen Länder. Im Gegensatz zu den früheren Jahresberichten des Reichs-Tuberkuloseausschusses haben wir die Einzelabschnitte mit einem Kommentar versehen, um den Lesern den Gebrauch des Buches zu erleichtern. Im übrigen ist seit dem Vortrag von Prof. LYDTIN-München auf der Tuberkulosetagung in Wiesbaden 1948 keine zusammenfassende Darstellung des Tuberkulosegeschehens im Zweiten Weltkrieg und in der Nachkriegszeit wieder erschienen. Ein solcher Bericht ist in *Kapitel III* zusammengestellt.

Unsere Vorarbeiten führten uns unwillkürlich zur Vergangenheit zurück; an sie mußten wir zwangsläufig anknüpfen. Es zeigte sich, daß zahlreiches statistisches Material, die Tuberkulose im früheren Deutschen Reich betreffend, durch die Kriegsereignisse vernichtet war. Mit großer Mühe und mit erheblichen Opfern konnten wir aus den verschiedenen Bibliotheken das *amtliche* statistische Material *bis weit in das vorige Jahrhundert* hinein zusammentragen. Wir erfreuten uns dabei der Mithilfe von Herrn Dr. MIKAT vom Statistischen Bundesamt Wiesbaden, der *Statistischen Landesämter der Länder der Deutschen Bundesrepublik*, der *Firma Merck*, Darmstadt, der *Bibliotheken* der *Universität Göttingen*, der *Tierärztlichen Hochschule Hannover*, der *Technischen Hochschule Hannover* und des *Gesundheitsamtes Rüdesheim/Rh.*, der bekannten Medizinal-Statistiker

Dr. Roesle, Berlin, und Prof. Dr. Freudenberg, Berlin. Wir sind allen diesen Herren bzw. Dienststellen zu großem Dank verpflichtet.

Die Beschaffung des Zahlenmaterials war mit erheblichen Schwierigkeiten verbunden. Zunächst mußte bei verschiedenen Bibliotheken festgestellt werden, in welchen Veröffentlichungen die für uns verwertbaren Statistiken überhaupt vorhanden waren. Zahlreiche Bibliotheken sind durch den Krieg vernichtet, andere verfügten nur über einen Teil der in Frage kommenden Veröffentlichungen. Die Statistiken mußten dann von uns in den obengenannten Instituten in wochenlanger Arbeit aus dem gesamten Material herausgesucht werden. Danach wurden sie auf Filmstreifen von 24 mm Breite (also Schirmbildfilm) photographiert. Die Auswertung dieser Filmstreifen erfolgte dann bei uns mit Hilfe eines Lesegerätes. Diese Arbeit war sehr mühsam und zeitraubend und erforderte mehrfache Kontrollen, um die Fehlerquellen auf ein Minimum zu reduzieren. Da die Photos nicht immer nur diejenigen Angaben enthielten, welche gerade gebraucht wurden, sondern noch viele andere Zahlenangaben, die für das vorliegende Jahrbuch noch nicht verwendet werden konnten, mußten die einzelnen von uns benötigten Zahlen des Tabellenanhangs aus einer großen Zahl von Filmen herausgelesen und zusammengestellt werden. So fehlten zum Schluß die Angaben für die Jahre 1905, 1906, 1907, 1908 und 1909, die schließlich noch in der Bibliothek der *Universität Göttingen* aufgefunden und photokopiert werden konnten. Für eine Reihe von Jahren fehlten die Relativzahlen; deshalb mußten nun auch die entsprechenden Bevölkerungsstatistiken in gleicher Weise zusammengetragen werden, um aus diesen und den absoluten Zahlen die Relativzahlen errechnen zu können. Teilweise ergaben sich Differenzen gegenüber anderen statistischen Veröffentlichungen, die durch Kontrollen und Rückfragen geklärt werden mußten.

Für die genannten Zwecke wurden fast 1500 Aufnahmen in den Büchereien gemacht.

Wir haben uns darum bemüht, jeweils die offiziellen Zahlen zu erhalten, wobei für uns die Reichsstatistik bzw. die veröffentlichten Statistiken des Bundesamtes Wiesbaden verbindlich waren. Wir haben feststellen müssen, daß später veröffentlichte Statistiken der Länder der Bundesrepublik teilweise davon abweichende Zahlen bekanntgaben und nehmen an, daß die Werte der Statistischen Landesämter hier und da vorläufige Ergebnisse darstellen. Da die Unterschiede indessen im allgemeinen unerheblich sind, konnten die betreffenden Zahlen für unsere Betrachtungen Verwendung finden. Sollten dem Leser vielleicht in einzelnen Fällen andere offizielle Zahlen bekannt sein, so würden wir um deren Übermittlung bitten, um evtl. in einem späteren Jahrbuch eine Berichtigung bringen zu können.

Um das Jahrbuch 1950/51 nicht zu umfangreich werden zu lassen, haben wir nur die Tuberkulose-Sterbezahlen der deutschen Länder, soweit als möglich, pulmonal und extrapulmonal und nach Geschlecht unterteilt, aufgezeichnet. Die Statistiken sind im Tabellenanhang (Kapitel IV) zusammengestellt und bilden vorläufig in bezug auf die Vorkriegszeit eine einmalige Informationsquelle. Wir hoffen, die Tabellen im nächsten Jahrbuch durch Mitteilung der Sterbeziffern, unterteilt nach Alter und Geschlecht, ergänzen zu können.

In *Kapitel I* bringen wir einen *geschichtlichen Abriß* über das frühere Zentralkomitee und den Reichs-Tuberkuloseausschuß — Herrn Obermed.-Rat Dr. Bochalli, dem bekannten Kenner der Geschichte der Tuberkulose, danken wir für die Genehmigung, seine entsprechende große geschichtliche Zusammenstellung für das vorliegende Jahrbuch benutzen zu dürfen.

Angefügt ist ein Abriß über die *Internationale Union zur Bekämpfung der Tuberkulose*, an welche wir seit September 1951 wieder Anschluß gefunden haben.

Das Kapitel I beschließt ein kurzer *Geschäftsbericht des D.ZK. für die Geschäftsjahre 1950/51 und 1951/52.*

In *Kapitel II* sind die Verhandlungen der Arbeitsausschüsse des D.ZK. zusammengefaßt und ihre Beschlüsse aufgeführt, soweit diese vom Vorstand des

D.ZK. gebilligt und bekanntgegeben worden sind. Die entsprechenden Drucksachen sind in dem „Anhang" aufgenommen worden.

Das Jahrbuch stellt eine *Gemeinschaftsarbeit der Geschäftsstelle des D.ZK. in Hannover* dar. Wir haben Anlaß, unseren Mitarbeitern für ihre Ausdauer zu danken, und zwar neben den Damen unseres Büros, welche die viele, viele Schreibarbeit erledigten, dem leider so früh verstorbenen Dr. WALLGRÜN, weiterhin Frau Dr. KAYSER und Herrn cand. ing. THIELER, in erster Linie aber unserem Statistiker Oberreg.-Rat z. W. Dr.-Ing. KEUTZER. Verantwortlich für den Inhalt des Jahrbuches zeichnet der *Generalsekretär*.

Das Jahrbuch ist nicht gedacht als eine wissenschaftliche Arbeit, es soll keine Probleme endgültig lösen, sondern auf Grund der anliegenden Statistiken Probleme aufzeigen und zu ihrer Weiterverfolgung anregen, schon um noch besseres und umfangreicheres Material für die einzelnen Fragestellungen zu erlangen. Endlich soll das Jahrbuch ein Nachschlagebuch für die Statistik der früheren Zeiten sein.

I. Geschichtliche Betrachtungen.

1. Die Geschichte der Entwicklung des Deutschen Zentralkomitees zur Bekämpfung der Tuberkulose.

Nach einem Bericht von Dr. F. HELM: 25 Jahre Deutsches Zentralkomitee zur Bekämpfung der Tuberkulose [Z. Tbk. **34**, H. 3/4, S. 161—173 (1921)] und nach R. BOCHALLI: „50 Jahre Deutsches Zentralkomitee zur Bekämpfung der Tuberkulose“ und „Reichs-Tuberkulose-Ausschuß“[1].

Am *21. November 1895* fand auf Veranlassung und unter dem Vorsitz des Reichskanzlers, Seiner Durchlaucht des Fürsten zu Hohenlohe-Schillingsfürst, eine Sitzung statt, in welcher über den Stand der Schwindsuchtsbekämpfung durch Heilstätten in Deutschland und die Notwendigkeit weiterer Maßnahmen beraten wurde. Im Verlauf der Beratungen ergab sich, daß die öffentliche Meinung bereits lebhaft für die Angelegenheit interessiert sei, daß an mehreren Orten Vereinigungen zur Errichtung von Heilstätten für Lungenkranke ins Leben getreten oder in Bildung begriffen seien, und daß ein Bedürfnis vorliege, diesen gemeinnützigen Bestrebungen möglichst Verbreitung und — bei aller Selbständigkeit des einzelnen Unternehmens — einen zentralen Rückhalt zu geben. Dementsprechend wurde die Bildung eines unter dem Ehrenvorsitz Sr. Durchlaucht des Fürsten zu Hohenlohe stehenden *„Deutschen Central-Komitees zur Errichtung von Heilstätten für Lungenkranke“* beschlossen. (Aus dem 1. Geschäftsbericht vom 16. 12. 1896.)

Im Januar 1896 trat dann das Deutsche Zentralkomitee unter dem Protektorat der Kaiserin und dem Ehrenvorsitz des Reichskanzlers das erste Mal formell zusammen. Der 1. Vorsitzende des Präsidiums wurde der Staatssekretär d. I. v. BÖTTICHER. Dem Präsidium gehörten u. a. an: Geheimrat Prof. Dr. ERNST v. LEYDEN und v. ZIEMSSEN, München, General d. Infanterie v. GROLMAN, Minister Graf LERCHENFELD. Es wurde ein Verwaltungsrat gebildet, dem u. a. Min.-Dir. ALTHOFF, Geheimrat Prof. BERNHARD FRÄNKEL, Geheimrat GÄBEL und als Vorsitzender Geheimrat KÖHLER, der Direktor des Kaiserlichen Gesundheitsamtes und Stabsarzt a. D. Dr. G. PANNWITZ angehörten.

Die Vorsitzenden des Präsidiums wechselten häufig; bis 1919 war es der jeweilige Staatssekretär oder Minister des Innern. Von 1919 ab führte der Präsident des Reichsgesundheitsamtes den Vorsitz, und zwar 1919—26 Geheimrat BUMM und von 1926—33 Geheimrat HAMEL.

Geschäftsführer bzw. ab 1899 Generalsekretär war bis 1904 Prof. Dr. PANNWITZ; 1904—14 Oberstabsarzt a. D. Prof. Dr. JOHANNES NIETNER und 1914—33 Generaloberarzt a. D. Dr. F. HELM, welchem 1925—33 Dr. HANS DENKER zur Seite stand. Oberreg.- u.-med.-Rat a. D. Dr. ERNST SEIFFERT leitete die sog. Mittelstandskommission.

Seine Hauptaufgabe sah das Präsidium zunächst in der Gewinnung von Mitgliedern und der Sammlung eines Heilstättenfonds, sowie in der Anregung des Baues von Lungenheilstätten. Diese Aufgaben wurden bald dahin erweitert, die

---

[1] Mit freundlicher Genehmigung des Verfassers.

Überzeugung von der Notwendigkeit der Schwindsuchtsbekämpfung und das Bewußtsein der Verpflichtung zur allgemeinen Mitarbeit in immer weitere Kreise zu tragen und durch Aufbringung möglichst reichlicher Mittel den Ausgleich zwischen Heilstättenbedarf und den Heilmitteln zu ermöglichen. Nach den Satzungen sollten durch das Zentralkomitee nicht eigene Anstalten errichtet, sondern ausschließlich die Errichtung solcher Anstalten gefördert werden, deren Unterhaltungskosten anderweitig gesichert waren.

Der zunehmende Umfang der Geschäfte führte zur Errichtung einer eigenen Geschäftsstelle zunächst im Gebäude des Reichsschatzamtes *Berlin, Am Wilhelmsplatz 2*; später wurde diese in gemieteten Räumen untergebracht.

Dem Deutschen Zentralkomitee wurden am *25. April 1899* die *Rechte einer juristischen Persönlichkeit* verliehen. Am *30. April 1900* wurde *es als milde Stiftung anerkannt.*

Wenn auch die Tätigkeit des Deutschen Zentralkomitees zunächst in der Gründung von Heilstätten bestand, so war sie doch ebenfalls von vornherein auf eine umfassende Tuberkulosebekämpfung gerichtet. Hierzu gehörte vor allem auch die Volksaufklärung über die Tuberkulose. Unter anderem wurde die Schaffung einer volkstümlichen Aufklärungsschrift über die Schwindsucht veranlaßt, sowie eine Lichtbildersammlung angelegt und Vorbereitungen für die Schaffung eines Tuberkulose-Filmes getroffen.

Im Jahre 1899 fand der *1. Tuberkulosekongreß* statt, der von mehr als 1100 Teilnehmern besucht war. Von da ab blieb der Einfluß der Tätigkeit des Deutschen Zentralkomitees nicht mehr auf Deutschland beschränkt.

In der Generalversammlung am *31. Mai 1906* wurde die Bezeichnung des Zentralkomitees geändert in *Deutsches Zentralkomitee zur Bekämpfung der Tuberkulose.*

In einem Geschäftsbericht für diese Generalversammlung wurden die bisherigen Leistungen des Zentralkomitees nachgewiesen. Zu diesem Zeitpunkt bestanden in Deutschland 85 Volksheilstätten für Erwachsene mit über 8000 Betten und 14 Heilstätten für tuberkulöse Kinder mit 500 Betten, sowie 54 Anstalten für skrofulöse und schwächliche Kinder. Das Deutsche Zentralkomitee hatte zur Errichtung dieser Anstalten eine Beihilfe von $1^1/_2$ Mill. Mark gewährt. Darüber hinaus waren 36 Privatlungenheilstätten entstanden und 50 Walderholungsheilstätten, außerdem 10 Pflegestätten und Invalidenheime.

Die von dem Deutschen Zentralkomitee zur Verfügung gestellten Mittel setzten sich zusammen aus den Einnahmen an Mitgliederbeiträgen, einmaligen Zuwendungen und Erträgnissen jeweiliger Lotterien und einem seit 1901 bewilligten *Reichszuschuß* von jährlich 60000 Mark.

Auf Grund von Verhandlungen, die im Jahre 1906 begonnen wurden, kam es im Jahre 1907 zur Gründung eines *Wohlfahrtsmarkenvereins*, der dem Deutschen Zentralkomitee erhebliche Zuwendungen aus seinem Betriebsüberschuß machen konnte.

Im Jahre 1910 wurde die *Kommission für den Ausbau des Auskunfts- und Fürsorgestellenwesens* gegründet. Ihre Tätigkeit bestand darin, den Ausbau der Fürsorgestellen zu fördern, einen engeren Zusammenschluß der Fürsorgestellen untereinander und mit den übrigen an der Tuberkulosebekämpfung arbeitenden Stellen herbeizuführen, einen Austausch der in den einzelnen Landesteilen gemachten Erfahrungen zu vermitteln und wissenschaftliche Arbeiten aus dem Arbeitsbereich der Fürsorgestellen anzuregen und zu unterstützen. Diese Kommission veranstaltete außerdem Lehrgänge zur Ausbildung von Fürsorgerinnen. Vom Jahre 1913 ab gab sie als besonderes Organ das *Tuberkulose-Fürsorgeblatt* des Deutschen Zentralkomitees heraus.

Für die Tuberkulosefürsorge in den minderbemittelten Schichten der Bevölkerung wurde im Jahre 1912 ein besonderes Komitee gegründet, das sich dem Deutschen Zentralkomitee anschloß. Diese „*Kommission für die Tuberkulosefürsorge im Mittelstand*" hat sich der Aufgabe gewidmet, alle für die Tuberkulosebekämpfung in den minderbemittelten Schichten in Betracht kommenden Maßnahmen anzuregen und auszubauen, insbesondere den unbemittelten Patienten die Benutzung von Heilstätten zu ermöglichen und auf die Errichtung von Tuberkulosefonds und von Auskunftsstellen sowie die Einrichtung einer Familien- und Wohnungsfürsorge hinzuwirken.

Die Durchführung seiner Aufgaben wäre dem Deutschen Zentralkomitee nicht möglich gewesen, wenn es sich nicht dauernd der wohlwollenden Förderung durch das Reichsministerium des Innern und der Unterstützung der Regierungsbehörden der einzelnen Länder zu erfreuen gehabt hätte. Hierfür war es von großer Bedeutung, daß bis zum Jahre 1919 stets der Staatssekretär (bzw. der Reichsminister) den Vorsitz im Präsidium geführt hat, und daß dem Präsidium des Deutschen Zentralkomitees sowie dem Ausschuß einflußreiche Persönlichkeiten aus allen Bundesstaaten und Provinzen angehört haben.

Im Laufe der Jahre wurde der *Reichszuschuß* auf 160000 Mark erhöht, und dem Deutschen Zentralkomitee wurden auch teilweise größere Zuwendungen (u. a. fast 700000 Mark aus den Erträgnissen des Branntweinmonopols) gemacht. Auf diese Weise ist es dem Deutschen Zentralkomitee möglich gewesen, einschließlich der aus privaten Kreisen zur Verfügung gestellten Mittel in den ersten 25 Jahren seines Bestehens annähernd 20 Millionen Mark der Tuberkulosebekämpfung zuzuführen.

Im Jahre 1920 wurden neben den Vertretern der Reichsbehörden und der Regierung Preußens und der Länder eine Reihe von Vertretern der Arbeiterschaft und eine Vertreterin der Frauenwelt in das Präsidium des Deutschen Zentralkomitees gewählt.

Als besonders wesentlich wird die Zusammenarbeit empfunden, die sich zwischen dem Deutschen Zentralkomitee und den Landes-, Provinzial- und örtlichen Tuberkulosevereinen entwickelt hatte und die zu einer segensreichen Tätigkeit führte. Gerade der gegenseitige Wetteifer aller in Frage kommenden Stellen hat der gesamten Entwicklung der Tuberkulosebekämpfung einen erheblichen Auftrieb gegeben.

In den ersten *10 Generalversammlungen* von 1896—1906 wurden zunächst meist Organisationsfragen geregelt. Dann wurden aber auch wesentliche Themen erörtert.

Es sprach auf der *XI. Generalversammlung* 1907 Geheimrat BIELEFELD, Lübeck, der Vorsitzende der hanseatischen Versicherungsanstalten, „über die bisherigen Leistungen der Heilstätten" an Hand der Feststellungen des Reichsversicherungsamtes.

Auf der *XII. Generalversammlung* 1908 in Berlin hat Dr. jur. NEUBECKER, Berlin, über die Frage berichtet: „Welche gesetzlichen Bestimmungen stehen den öffentlichen Verbänden und Gemeinden im Kampf gegen die Tuberkulose zur Seite?"

Die *XIII. Generalversammlung* im Mai 1909 brachte einen Vortrag von C. HAMEL über „Die Tuberkulosebekämpfung in den Vereinigten Staaten von Amerika, besonders in New York, und ihre Nutzanwendung für deutsche Verhältnisse".

Die Vorschriften in Amerika für die Tuberkulosebekämpfung sind in verschiedener Hinsicht bedeutend strenger als in Deutschland: Anzeigepflicht, Desinfektionszwang, Kontrolle jedes Tuberkulösen durch die Staatsgewalt, Kontrolle der Hauswirte und strenge Bestrafung etwaiger Unterlassungssünden sind die wesentlichen Punkte.

Auf der *XIV. Generalversammlung* im Mai 1910 stellte Prof. PAUL RÖMER, Marburg, in seinem Vortrag „Tuberkulose und Wohnungsfrage" den wichtigen Satz auf: „Fast jeder Mensch überschreitet tuberkuloseinfiziert die Schwelle des Kindesalters und erreicht durch überstandene leichte Infektion eine gewisse Immunität." Diese von RÖMER und auch von BEHRING vertretene Meinung spukt noch heute in den Köpfen vieler Ärzte und verleitet sie, bei Personen über 14 Jahren keine Tuberkulinprobe anzusetzen, weil angeblich alle Erwachsenen tuberkuloseinfiziert und damit tuberkulinpositiv seien.

Auf der *XV. Generalversammlung* (1911) sprach C. v. PIRQUET über „Die Aufgaben der Gemeinden zur Kinderfürsorge bei der Tuberkulosebekämpfung".

Die *XVIII. Generalversammlung* (1914) brachte den Vortrag von OTTO ROEPKE, Melsungen, über „Die Fürsorge für die aus den Lungenheilstätten Entlassenen".

Auf der *XX. Generalversammlung* (1916) nannte Min.-Dir. KIRCHNER in seinem Vortrag „Die Aufgaben der Tuberkulosebekämpfung im Kriege" als eines der wichtigsten Mittel der Abhilfe den weiteren Ausbau des Fürsorgestellenwesens.

Auf der *XXI. Generalversammlung* (1917) beleuchtete Dr. BESCHORNER, Dresden, das Thema „Die Beratung und Arbeitsvermittlung unter besonderer Berücksichtigung der Kriegsbeschädigten".

Die *XXII. Generalversammlung* (1918) behandelte unter BERGER, Krefeld, „Die Zusammenarbeit der Tuberkulosefürsorge mit den anderen Zweigen der Gesundheitspflege", und in der Ausschußsitzung sprach Prof. AUGUST BIER über „Die Behandlung der sog. chirurgischen Tuberkulose" unter Voranstellung seiner konservativen Behandlungsmethoden, wie er sie in Hohenlychen nach seinen Grundsätzen der Stauung und Joddarreichung durchführen ließ.

Auf der *XXIII. Generalversammlung* am 12. 6. 1919 in Berlin wies C. HAMEL, Berlin, auf den „Anstieg der Tuberkulose während des Krieges" hin: 1917 starben in Preußen 30000 Menschen mehr an Tuberkulose als 1913 und in Orten mit über 15000 Einwohnern in Deutschland 34000 Menschen mehr. Der Anstieg betrug gegenüber 1913 fast das Doppelte. Vor dem Kriege war das weibliche Geschlecht etwas günstiger gestellt als das männliche, jetzt waren beide gleich hoch. Die Zunahme der Tuberkulose im Kindesalter hat sich ebenfalls im allgemeinen von 1913—18 verdoppelt.

In der *XXIV. Generalversammlung* am 20. 10. 1920 wurde das wichtige Thema behandelt: „Was erwarten wir von der reichsgesetzlichen Regelung der Tuberkulosebekämpfung?" Die Berichterstatter waren F. NEUFELD, Berlin, und BIELEFELD, Lübeck. Auf Grund ihrer Berichte wurde folgende Entschließung angenommen: „Die XXIV. Generalversammlung des Deutschen Zentralkomitees zur Bekämpfung der Tuberkulose befürwortet dringend angesichts der Zunahme der Tuberkulose und der schweren Notlage der von Tuberkulose heimgesuchten Familien die Herbeiführung einer gesetzlichen Regelung der Tuberkulosebekämpfung, durch die endlich die Rechtsgrundlagen und die Geldmittel für eine umfassende Tuberkulosefürsorge beschafft werden sollen."

Gelegentlich der Feier des 25jährigen Bestehens des Deutschen Zentralkomitees vom 19.—21. 5. 1921 in Bad Elster hielt MARTIN KIRCHNER seinen bedeutungsvollen Vortrag: „Über den Einfluß des Weltkrieges auf die Tuberkulose"; die Zunahme der Tuberkulosesterblichkeit im Kriege hatte in Preußen 68% betragen. V. WASSERMANN und F. NEUFELD sprachen über die Ergebnisse der Immunitätsforschung, B. MÖLLERS, Berlin, über „Die Bekämpfung der Tuberkulose durch die Gesetzgebung". Eine Entschließung befürwortete die baldige Einbringung eines Reichstuberkulosegesetzes. Aufsehen erregte der Vortrag des Pathologen S. GRÄFF — damals in Freiburg — über „Die Bedeutung der Einteilung der Lungentuberkulose nach pathologisch-anatomischen Gesichtspunkten"; die Kaverne sei für den Kranken das Todesurteil.

Auf diesem Kongreß wurde von BLÜMEL, Halle, BRAEUNING, Stettin, HARMS, Mannheim und KARL ERNST RANKE, München, die *Gesellschaft Deutscher Tuberkulosefürsorgeärzte* gegründet.

Die *XXVI. Generalversammlung* 1922 in Bad Kösen brachte den Vortrag KRAUTWIG, Köln, über „Die Notwendigkeit des Zusammenwirkens öffentlicher und privater Kräfte im Kampf gegen die Tuberkulose".

An Hand zahlreicher Tafeln und Zeichnungen hielt auf der *XXVIII. Generalversammlung* (1924) in Koburg OTTO ZIEGLER, Hannover-Heidehaus, seinen bekannten Vortrag über „Die Bekämpfung der Lungentuberkulose durch Ruhigstellung der Lunge".

Auf der *XXIX. Generalversammlung* (1925) in Berlin, welche letztmalig von Prof. KIRCHNER geleitet wurde, beleuchteten LIEBERMEISTER, Düren, „Die Sicherung des Kurerfolges bei der Tuberkulose" vom Standpunkt des Arztes, Landesrat v. LEGAT, Breslau, vom Standpunkt der Landesversicherungsanstalten und WÖLZ, Berlin, vom Standpunkt der allgemeinen Wohlfahrtspolitik aus.

Die *XXX. Generalversammlung* am 26. Mai 1926 in Honnef a. Rh. war insofern von Bedeutung, als erstmalig nun auch die Vorsitzenden der Vereinigung der Lungenheilanstaltsärzte und der Gesellschaft deutscher Tuberkulosefürsorgeärzte als Mitglieder in dem Präsidium des Zentralkomitees aufgenommen wurden, wie auch der Vorsitzende der 1925 in Danzig neugegründeten Deutschen Tuberkulosegesellschaft. Die Sitzung des Zentralkomitees in Honnef wurde nach Rücktritt des bisherigen Präsidenten Geheimrat BUMM infolge Erreichung der Altersgrenze erstmalig von seinem Nachfolger im Reichsgesundheitsamt und damit auch im Präsidium des Zentralkomitees, Geheimrat C. HAMEL, geleitet. Die Vorträge in Honnef betrafen „Die Bekämpfung der Kindertuberkulose", die von G. SIMON, Aprath, Direktor WOLTERS, Hamburg, und CHR. HARMS, Mannheim, endlich ICKERT, damals noch in Mansfeld, über „Tuberkulosefürsorge als Seuchenbekämpfung" behandelt wurden.

Von der *XXXI. Generalversammlung* ab, die im Juni 1927 im schönen schlesischen Bade Salzbrunn tagte, fanden die Veranstaltungen des Zentralkomitees meist mit den Tuberkulosetagungen der Vereinigung der Lungenheilanstaltsärzte, der Gesellschaft Deutscher Tuberkulosefürsorgeärzte und der Deutschen Tuberkulosegesellschaft statt. Auf der Versammlung in Salzbrunn behandelte H. BRAEUNING, Hohenkrug, das Problem „Wohnungsfürsorge und Tuberkulose"; er fordert für den Kranken in der Familie einen eigenen Schlafraum und für jedes Familienmitglied 20 m^3 Wohnraum in einer hellen, trockenen und lüftbaren Wohnung.

Auf der *XXXII. Generalversammlung*, die gelegentlich der bedeutsamen Tuberkulosetagung in Bad Wildbad am 2. 6. 1928 stattfand und das neue Problem des Beginns der Lungentuberkulose des Erwachsenen in Form des Frühinfiltrates zum Gegenstand der Verhandlungen hatte, nahm das Zentralkomitee zu dieser sog. neuen Lehre gleichfalls Stellung, und zwar mit dem Vortrag von C. COERPER, Köln: „Welche praktischen Folgerungen ergeben sich aus den neueren Forschungen über den Beginn der Lungentuberkulose?"

Gelegentlich der deutschen Tuberkulosetagung in Bad Pyrmont 1929 fand die *XXXIII. Generalversammlung* statt. Hofrat UNGER und Senatspräsident Dr. ZIELKE vom Reichsversicherungsamt in Berlin hielten hierbei Vorträge über „Arbeitsunfähigkeit, Erwerbsunfähigkeit, Invalidität und Berufsunfähigkeit bei Lungentuberkulose".

Die *XXXV. Generalversammlung* wurde am 28. Mai 1931 wieder in Verbindung mit der Arbeitsgemeinschaft der „Vereinigung der Lungenheilanstaltsärzte und der Gesellschaft Deutscher Fürsorgeärzte" in Bad Kissingen abgehalten. Prof. Dr. ZINN, Berlin, und Stadtmedizinalrat Dr. SCHRÖDER, Oberhausen, sprachen hierbei über „Die Pneumothoraxbehandlung der Lungentuberkulose, ihre Durchführung und soziale Bedeutung". E. PERETTI, Grevenbroich-Neuß, berichtete „Über die mit Umgebungs- und Reihenuntersuchungen gemachten Erfahrungen".

Die *XXXVI. Generalversammlung*, die letzte des alten Deutschen Zentralkomitees, fand lediglich als Geschäftssitzung am 19. 5. 1932 statt.

Anfang Mai 1933 mußte das gesamte Präsidium des Deutschen Zentralkomitees zurücktreten; an die Spitze des Deutschen Zentralkomitees setzte der nunmehrige Reichsminister des Innern seinen zuständigen Referenten Dr. BARTELS. Das Deutsche Zentralkomitee wurde von jetzt ab geführt als „*Reichs-Tuberkulose-Ausschuß*". In der Mitgliederversammlung vom 19. 9. 1934 in Bad Salzuflen wurde ein Aufruf des neuen Generalsekretärs Dr. HANS DENKER (1933—38) vorgelegt, in welchem es heißt:

„Unbeschadet eines zeitgemäßen Um- und Ausbaues der Sozialhygiene wird der Kampf gegen die Tuberkulose als ansteckende Volkskrankheit nach den Grundsätzen des Seuchenkampfes mit allen Mitteln fortgesetzt werden müssen. Der Reichstuberkuloseausschuß hat die Aufgabe, von zentraler Stelle aus diesen Kampf zu leiten und zu unterstützen, Erfahrungen zu sammeln und ihren Austausch zu vermitteln, Richtlinien, Ratschläge und Gutachten zu geben, Fehlleitung von Arbeit oder Geldmitteln möglichst zu verhindern, die Tuberkuloseforschung anzuregen und zu fördern, sowie für Aufklärung über die Tuberkulose und ihre Verhütung im Volke zu wirken."

In jedem deutschen Gau wurden Tuberkulosefachärzte als Bezirksleiter eingesetzt. Jeder Bezirksleiter hatte in seinem Bezirk für die Zusammenfassung der Tuberkulosebekämpfung zu sorgen. Die Aufgabe der bisherigen Fürsorgekommission des Zentralkomitees wurde von den Bezirksleitern übernommen. Ebenso wurde die Lupuskommission aufgelöst und dafür wurden Lupusbeauftragte berufen, die wiederum aus den Fachkreisen der Direktoren der Universitäts-

Hautkliniken bestellt wurden. Die Kommission für die Mittelstandsfürsorge blieb als Mittelstandsausschuß bestehen.

Der Nachfolger von Dr. DENKER wurde Dr. HEINRICH GRASS 1938—41 und von 1941 bis zum Zusammenbruch Prof. Dr. KAYSER-PETERSEN, welchem Dr. AUERSBACH zur Seite stand.

Als der 1. Vorsitzende Min.-Rat Dr. BARTELS in das Hauptamt für Volksgesundheit übertrat, übernahm seine Stelle 1934 Min.-Rat Prof. Dr. MAX TAUTE, welcher noch im selben Jahre starb. Sein Nachfolger war bis 1938 Min.-Dir. Dr. FREY. Von da ab war Dr. OTTO WALTER der Präsident des Reichs-Tuberkulose-Ausschusses. Dieser hatte auch den geschäftsführenden Vorsitz im neugegründeten Reichstuberkuloserat, welcher eine ständige Verbindung zwischen den an der Tuberkulosebekämpfung besonders beteiligten Ministerien herbeiführen sollte. Im Reichs-Tuberkulose-Ausschuß wurden 9 Arbeitsgruppen gebildet, welche etwa unseren Arbeitsausschüssen entsprachen.

Auf der *Jahresversammlung des Reichs-Tuberkulose-Ausschusses* im Jahre 1933 in Bad Salzuflen sprach R. HERRMANN, Halle, über „Asylierung (Bewahrung) Schwertuberkulöser in Mitteldeutschland", E. SCHRÖDER, Oberhausen, über „Die Berichterstattung der Tuberkulose-Fürsorgestellen" und FR. KOESTER, Brilon-Wald, über „Die Krankheitsbezeichnung in der Berichterstattung" nach dem Schema von ULRICI.

Auf der *Jahresversammlung* in Warnemünde 1936 wurde festgestellt, daß gemäß dem Gesetz vom 3. 6. 1934 die Tuberkulose-Fürsorgestellen sämtlich in den Dienst der Gesundheitsämter eingefügt waren, nachdem ihnen die Tuberkulosefürsorge als amtliche Aufgabe übertragen worden war. E. SPRUNGMANN sprach über „Schutz vor Tuberkuloseübertragung im Beruf"; für ein kommendes *Reichs-Tuberkulosegesetz* forderte er im Interesse des Schutzes der Krankenpflegepersonen 4 Bestimmungen, welche auch in die betreffenden Unfallvorschriften aufgenommen worden sind. H. GRIESBACH, Augsburg, trat für „Pflichtuntersuchungen auf Tuberkulose für Gesunde und Kranke durch gesetzliche Maßnahmen" ein, und E. DORN, Charlottenhöhe, sprach über „Notwendigkeit und Durchführbarkeit von Zwangsbehandlung bei Tuberkulösen".

Auf der letzten *Tagung des Reichs-Tuberkulose-Ausschusses* gelegentlich der Tuberkulosetagung zusammen mit der Deutschen Tuberkulose-Gesellschaft berichtete K. SIXT, München, über die „Ergebnisse der Heilstättenbehandlung vom Standpunkt des Fürsorgearztes aus". Umgekehrt beleuchtet H. GUDEHAUS, Schönbruch, kritisch „Die Ergebnisse der Tuberkulosefürsorge vom Standpunkt des Heilstättenarztes aus;" eine Steigerung der Fürsorgeleistungen läßt sich nur dann ermöglichen, wenn die Durchleuchtung weitgehend durch den Film ersetzt wird. E. GRABE, Stammberg, und H. BRECHMANN, Hamburg, endlich behandelten die Frage: „Unter welchen Voraussetzungen kann der Offentuberkulöse im Arbeitsleben erhalten oder in das Arbeitsleben wieder zurückgeführt werden?"

Mit dem Zusammenbruch des Deutschen Reiches ging auch der Reichs-Tuberkulose-Ausschuß unter.

Im Februar 1948 wurde auf Veranlassung der britischen Militärregierung das *Zentralkomitee zur Bekämpfung der Tuberkulose in der britischen Zone* gegründet. Bis zu seiner Auflösung am 31. 12. 1949 bzw. 31. 3. 1950 hat es sich bemüht, die Tuberkulosebekämpfung in der britischen Zone zusammenzufassen und auch mit dem Ausland wieder Verbindungen zu knüpfen. Zusammen mit dem Niedersächsischen Verein zur Bekämpfung der Tuberkulose in *Hannover* wurde eine großzügige moderne Propaganda entwickelt und Sammlungen von Geldern für die Tuberkulosebekämpfung organisiert.

Da dieses Zentralkomitee in seiner Wirksamkeit nur auf die britische Zone beschränkt war, mußte es allmählich einer Organisation weichen, welche die drei Zonen von Westdeutschland und auch noch West-Berlin umfaßt. Am 17. 7. 1949 gründeten deshalb in Bad Neuenahr die Gesundheitsminister der drei Westzonen und der Stadt Berlin das neue *Deutsche Zentralkomitee zur Bekämpfung der Tuberkulose* mit der Geschäftsführung in Hannover. Präsident wurde Min.-Dir. Prof. Dr. REDEKER, Geschäftsführer bzw. Generalsekretär Prof. Dr. ICKERT.

2. Die Internationale Union gegen die Tuberkulose.

Nach einem Bericht von K. EMERSON (Amer. Rev. Tbc. **55**, 301), nach R. BOCHALLI (50 Jahre Deutsches Zentralkomitee zur Bekämpfung der Tuberkulose)[1] und nach den Bulletins de l'Union contre la Tuberculose 1947—51.

Das Verdienst, den ersten Kongreß zur Bekämpfung der Tuberkulose als Volkskrankheit, und zwar vom 24.—27. 5. 1899 in Berlin, einberufen zu haben, gebührt dem alten Deutschen Zentralkomitee. Der Kongreß wurde von G. PANNWITZ organisiert und war zunächst als ein nationaler Kongreß gedacht; er wurde aber von so vielen Vertretern des Auslandes besucht, daß er ein internationales Gepräge erhielt. Es wurde ein *Internationales Zentralbüro zur Bekämpfung der Tuberkulose* mit dem Sitz in *Berlin* gegründet. Die *I. Internationale Tuberkulose-Konferenz* fand vom 22.—26. 10. 1902 statt. Sie wurde vom damaligen Vorsitzenden des Deutschen Zentralkomitees Graf VON POSADOWSKY eröffnet: „Mörderischer als Krieg und Seuchen ist der Würgeengel der Tuberkulose; ihre Gefahr bedroht jeden, und deshalb muß auch die Abwehr eine gemeinschaftliche sein.“ Der damalige 1. Vorsitzende Prof. BROUARDEL, Paris, schloß die Sitzung mit folgenden Worten:

„Sie haben es im Jahre 1899 verstanden, die Vertreter der edelsten Bestrebungen Ihres Vaterlandes geschlossen um sich zu vereinigen. Dank der Mitwirkung ist jener Kongreß zu einem unvergleichlichen Ereignis geworden ... Sie haben es auch verstanden, den Kampf gegen die Tuberkulose zu organisieren. Man spricht bisweilen von deutscher Träumerei — Sie brauchen sich nicht dagegen zu verteidigen; gewiß war es Ihr Traum, der leidenden Menschheit Linderung zu bringen, insbesondere den arbeitenden Klassen, deren wirtschaftliches Elend die Leiden noch verzehnfacht und die Zahl der Opfer vermehrt. Es war Ihr Traum, das edelste, das denkbar schönste Ideal zu erreichen. Sie haben auch bezeugt, daß Sie von hohen, unbestimmten Begriffen herabsteigen und imstande sind, Ihre Hoffnungen in Taten umzusetzen. Sie haben das mit einer Energie und in einer wissenschaftlichen Art getan, welcher wir mit Freuden alle Anerkennung widerfahren lassen.“

Es folgten die *Internationalen Tuberkulose-Konferenzen* in Paris 1903, Kopenhagen 1904, Paris 1905, in Den Haag 1906, Wien 1907, Philadelphia und Washington 1908.

Auf dem Tuberkulose-Kongreß in Washington 1908 hielt ROBERT KOCH seinen berühmten Vortrag „Über das Verhältnis zwischen Menschen- und Rindertuberkulose“. Es folgten noch die Tagungen in Stockholm 1909, Brüssel 1910,

[1] Mit freundlicher Genehmigung des Verfassers.

Rom 1912 und als letzte vor dem Ersten Weltkrieg die XI. Internationale Tuberkulose-Konferenz vom 21.—26. 10. 1913. Die XII. Sitzung sollte 1914 in Bern und die XIII. 1915 in Christiania stattfinden. Der Erste Weltkrieg setzte diesen Bestrebungen ein Ende, und das „Internationale Zentralbüro" in Berlin hörte auf zu arbeiten.

Nach dem Ersten Weltkrieg faßten die außerdeutschen Nationen während einer Tagung der Nat. Association for the Prevention of Tuberculosis in London im Herbst 1919 den Entschluß, eine neue „*Internationale Union gegen die Tuberkulose*" zu gründen. 1920 wurde in Paris unter dem Vorsitz von LÉON BOURGEOIS die *I. Tuberkulose-Konferenz* dieser Internationalen Union abgehalten. Die Internationale Union wird geleitet von einem *Direktionsrat* und einem *Exekutivkomitee.* Die Gründung entsprach der Überzeugung, daß eine nichtoffizielle wissenschaftliche Körperschaft in der Lage sein müßte, durch periodische informatorische Konferenzen das Interesse der Weltöffentlichkeit hinsichtlich der Erforschung der Tuberkulose und der Ergreifung vorbeugender Maßnahmen in bezug auf die Kontrolle dieser Krankheit wachzurufen.

In der Folge wurden *Tagungen* in London, Brüssel, Lausanne und Washington abgehalten. Auf der Konferenz in Washington (1926) wurde die Sperre der Mitarbeit der früheren Feindländer aufgehoben. An der VI. Internationalen Tuberkulose-Konferenz in Rom 1928 nahmen entsprechend erstmalig wieder deutsche Vertreter seit dem Ersten Weltkrieg teil. A. CALMETTE sprach damals über „Die filtrierbaren Elemente des tuberkulösen Virus". Auf der VII. Konferenz 1930 in Oslo trug CALMETTE über seine bekannte Tuberkulose-Schutzimpfungsmethode vor. Von der VIII. Konferenz an (In den Haag, 1932) wurde die deutsche Sprache als Kongreßsprache wieder zugelassen. Die nächste Konferenz fand in Warschau 1934 statt, endlich die letzte Tagung vor dem Zweiten Weltkrieg 1937 in Lissabon. REDEKER, Berlin, und O. SCHULZ, Oslo, waren als Nebenberichterstatter für das Thema „Über Tuberkulose-Erstinfektionen des Jugendlichen und Erwachsenen" anwesend.

Die XI. Konferenz der Internationalen Union war für die zweite Hälfte des September 1939 in Berlin festgesetzt; über die „Virulenz des Tuberkelbacillus" sollten BOQUET (Frankreich) und SAENZ (Uruguay) vortragen, weiterhin BR. LANGE (Berlin) über „Die Bedeutung der Infektionen mit dem Typus bovinus der Tuberkelbacillen für den Menschen", BRAEUNING (Stettin) über die „Bedeutung systematischer Untersuchungen zum Aufspüren von Lungentuberkulösen über 15 Jahre"; endlich sollten VARRIER-JONES (England), BACHMANN (Schweiz), DORN (Charlottenhöhe), BOCCHETTI und PARODI (Italien) und BRONKHORST (Niederlande) die wichtige Frage der „Wiedereingliederung Tuberkulöser in die Arbeit" klären. Diese Konferenz kam infolge des Ausbruches des Zweiten Weltkrieges nicht zustande.

Während des Zweiten Weltkrieges gründeten die Achsenmächte am 26. 11. 1941 eine neue „*Vereinigung gegen die Tuberkulose*", welcher damals folgende Nationen angehörten: Belgien, Bulgarien, Dänemark, Deutschland, Finnland, Frankreich, Griechenland, Holland, Italien, Japan, Kroatien, Norwegen, Rumänien, Schweiz, Serbien, Slowakei, Spanien und Ungarn. Es wurde die Zeitschrift „Tuberkulosis" gegründet, unter welchem Namen schon 1902—1914 das Internationale Zentralbüro in Berlin eine Zeitschrift unterhalten hatte.

Auf der 1. Sitzung der Verwaltungskommission der Internationalen Vereinigung gegen die Tuberkulose im April 1942 hielten FR. REDEKER einen Vortrag über „Probleme der Tuberkulose-Statistik" und ULRICI, Sommerfeld, über die

„Standardisierung der Tuberkulose"; K. AUERSBACH sprach über die „Arbeitstherapie" und MARTINECK über den „Arbeitseinsatz Tuberkulöser". REDEKER wies mit Recht darauf hin, daß nicht nur die undisziplinierten Offentuberkulösen gefährlich seien, sondern daß auch offentuberkulöse Meister für Lehrlinge, offentuberkulöse Lehrer für Schüler eine Gefahr bedeuten, auch wenn sie diszipliniert sind; ULRICI unterschied indessen zwischen Hochinfektiösen und Weniginfektiösen.

Die alte „*Internationale Union*" hielt außerhalb der Achsenmächte LOPO DE CARVALHO, Portugal, zusammen, und am *7.11.1946* rief das „Executivkomitee der Internationalen Union" in Paris zu einer Fortsetzung der Union auf. Inzwischen war in Genf von der *Welt-Gesundheitsorganisation* ein *Interimskomitee* unter Dr. CHISHOLM für Tuberkulose eingesetzt worden. Auf einer gemeinsamen Sitzung dieses Interimskomitees mit dem Executivkomitee der Internationalen Union im Jahre 1946 wurden die *Arbeitsgebiete* für beide Organisationen abgegrenzt und eine sehr enge Zusammenarbeit beider Organisationen vereinbart; die Weltgesundheitsorganisation stellt eine Vereinigung der Länderregierungen für das Gebiet der Gesundheitspflege dar, und entsprechend auch das Interimskomitee in bezug auf die Bekämpfung der Tuberkulose; die Internationale Union hingegen ist die Vereinigung der freiwilligen Länderorganisationen zur Bekämpfung der Tuberkulose. Der Sitz des *Generalsekretariats* ist nach wie vor *Paris*. Der jetzige Generalsekretär ist Prof. ETIENNE BERNARD. 1947 wurde die Neuorganisation der Internationalen Union ins Auge gefaßt; die *neuen Statuten* sind auf der Tuberkulosekonferenz in *Kopenhagen* (1950) angenommen worden. Der Präsident der Union wird auf einer Generalversammlung, welche zugleich mit einer internationalen Tagung stattfindet, für die nächste Konferenz gewählt (Président élu). Ihm zur Seite steht ein *Direktionsrat* mit *Ratsmitgliedern*, welche von den angeschlossenen nationalen Vereinigungen entsandt werden, und aus *Ordentlichen Mitgliedern*, welche von der Internationalen Union auf Vorschlag der nationalen Vereinigungen gewählt werden. Außerdem sind noch Ehrenmitglieder mit außerordentlichen Verdiensten vorgesehen. Ein Exekutivkomitee sorgt zwischen zwei internationalen Konferenzen für die Erledigung der laufenden Aufgaben.

Die *Deutsche Bundesrepublik* ist im Jahre 1951 in die Weltgesundheitsorganisation und das *Deutsche Zentralkomitee zur Bekämpfung der Tuberkulose* im September 1951 in die Internationale Union aufgenommen worden. Die nächste Internationale Tuberkulosetagung soll vom 24.—27. 8. 1952 in *Rio de Janeiro* unter dem Vorsitz von Prof. MANOEL DE ABREU abgehalten werden.

3. Aus den Geschäftsberichten 1950/51 und 1951/52.

Wie bereits in Kapitel I/1 geschildert, wurde das *neue Deutsche Zentralkomitee* am 17. 7. 1949 in Bad Neuenahr von den Gesundheitsministern (bzw. von den für die Abteilung Gesundheit zuständigen Ministern) der Länder der Bundesrepublik und von Berlin/Westsektoren gegründet.

Die *Ordentlichen Mitglieder* des D.ZK. sind: die Deutsche Bundesrepublik, die Länder der Deutschen Bundesrepublik und die Stadt Berlin/Westsektoren, außerdem die Landesvereine zur Bekämpfung der Tuberkulose bzw. Landes-Tuberkuloseausschüsse von Niedersachsen, Nordrhein-Westfalen, Bremen, Schleswig-Holstein und Berlin/Westsektoren.

Von den *Außerordentlichen Mitgliedern* werden folgende genannt: Wirtschaftsvereinigung Eisen- und Stahlindustrie, Versicherungsanstalt Berlin, Arbeitsgemeinschaft der Westdeutschen Tierärztekammern, Vereinigung der freipraktizierenden Lungenfachärzte Deutschlands, Deutsche Gesellschaft für Hygiene und Mikrobiologie, Tuberkulose-Forschungsinstitut in Borstel, Reichsbund der Kriegs- und Zivilbeschädigten, Sozialrentner und Hinterbliebenen, Bundesvereinigung der Deutschen Arbeitgeberverbände, Deutsche Tuberkulose-Gesellschaft, Verband der Ärzte des öffentlichen Gesundheitsdienstes.

Außerdem nennen wir von den Einzelmitgliedern: sämtliche Mitglieder der Deutschen Tuberkulose-Gesellschaft und des Verbandes der Ärzte des öffentlichen Gesundheitsdienstes.

Die zur Führung der Geschäftsstelle und zur Durchführung der Aufgaben des D.ZK. notwendigen Geldmittel werden fast ausschließlich von der Deutschen Bundesrepublik und ihren Ländern und Berlin/Westsektoren aufgebracht.

Ehrenpräsident ist Herr Prof. Dr. Domagk, Wuppertal-Elberfeld.

Der *Vorstand* setzt sich z. Z. zusammen aus folgenden Herren:

1. Präsident: Prof. Dr. Redeker, Min.-Dir. im Bundesinnenministerium, Bonn.
2. Generalsekretär: Prof. Dr. Ickert, Ober-Reg.- u. Ober-Med.-Rat a. D., Hannover, Sallstr. 41.
3. Schatzmeister: Bankdirektor v. Bethmann, Frankfurt a. M., bis zum 31. 3. 1950, Bankdirektor a. D. Neumeier, Falkenstein/Ts. bis Mitte Mai 1951, von da ab als Stellvertreter: Min.-Rat Dr. Buurman, Hannover.
4. Prof. Dr. Seiffert, Min.-Dirig. im Bayer. Staatsministerium des Innern, München 2, Brienner Str. 55, für die US-Besatzungszone.
5. Dr. Buurman, Min.-Rat im Niedersächs. Sozialministerium, Hannover, Hildesheimer Str. 192, für die britische Besatzungszone.
6. Dr. Pitsch, Reg.-Med.-Dir. im Ministerium des Innern, Freiburg i. Br., für die französische Besatzungszone.
7. Dr. Meyer, Hauptamtsleiter im Landesgesundheitsamt, Berlin NW 40, Invalidenstr. 52, für die Stadt Berlin/Westsektoren.

Die Stelle des Vizepräsidenten bleibt vorläufig unbesetzt.

Das D.ZK. ist in das Vereinsregister des Amtsgerichts Hannover eingetragen und ist als gemeinnütziger Verein anerkannt.

In der Berichtszeit haben 7 Vorstandssitzungen stattgefunden.

Die Mitglieder des *Präsidiums* sind noch nicht vollzählig ernannt. Gemäß Beschluß der Mitgliederversammlung vom 27. 4. 1951 werden alle Vorsitzenden der Arbeitsausschüsse Mitglieder des Präsidiums (s. Kapitel II).

Die *Arbeitsausschüsse* werden für bestimmte Sachgebiete der Tuberkulosebekämpfung gebildet, und zwar werden in die Arbeitsausschüsse auf den einzelnen Fachgebieten besonders erfahrene Sachverständige, darunter vielfach die betreffenden Ordinarien der Universitäten, weiterhin Personen aus der Praxis der Tuberkulosebekämpfung, schließlich auch aus der Verwaltung berufen. Unterausschüsse werden nach Bedarf zur Vorbereitung der einzelnen Fragen gebildet, so z. B. ein Unterausschuß aus den Bakteriologen der verschiedenen Arbeitsausschüsse. Um die Zusammenarbeit der Arbeitsausschüsse zu gewährleisten, obliegt dem Generalsekretär die Aufgabe des Geschäftsführers für alle Ausschüsse.

Weiteres über die Arbeiten der Arbeitsausschüsse s. Kapitel II.

Schon zeitig sind vom neuen D.ZK. wieder die Beziehungen zum Auslande angeknüpft worden — dabei wurden die entsprechenden Bemühungen des Zentralkomitees zur Bekämpfung der Tuberkulose in der britischen Zone fortgesetzt. Ein reger Austausch von Zeitschriften und Mitteilungsblättern und Auskünften ist dadurch in die Wege geleitet worden. Endlich wurde das D.ZK. im *September 1951* wieder in die *Internationale Union gegen die Tuberkulose* aufgenommen.

Für den Direktionsrat der *Internationalen Union gegen die Tuberkulose* sind *5 Ratsmitglieder* vom D.ZK. ernannt worden, und zwar der Präsident und der Generalsekretär des D.ZK., weiterhin der Vorsitzende und der stellvertretende Vorsitzende der Deutschen Tuberkulose-Gesellschaft für die Zeit ihrer Amtsperiode, ferner (durch Los bestimmt) ein weiteres Vorstandsmitglied des D.ZK.

Außerdem sind der *Internationalen Union* vom D.ZK. *30 Ordentliche Mitglieder* vorgeschlagen worden. Die nächste Internationale Tuberkulose-Konferenz findet, wie schon auf S. 13 mitgeteilt ist, von 24.—27. August 1952 in Rio de Janeiro statt.

Während des *Kalenderjahres 1950* bestand die Hauptarbeit des D.ZK. in der Erledigung der Aufgaben der *Zentral-Einweisungsstelle für Tuberkulosekuren in der Schweiz*; diese Stelle war dem D.ZK. auf Beschluß der Außerordentlichen Mitgliederversammlung November 1949 angegliedert worden.

Die Aufgaben dieser *Zentral-Einweisungsstelle* waren folgende:

1. Gemäß Vereinbarung zwischen den deutschen und Schweizer Dienststellen war Voraussetzung für eine Kur eines Tuberkulosekranken in einem Schweizer Sanatorium, daß die bisherige Behandlung in Deutschland bzw. in einer deutschen Heilstätte noch nicht ausreichenden Erfolg gebracht hatte; auf der anderen Seite mußte von einer Kur in der Schweiz ein Erfolg erwartet werden — Kranke, welche voraussichtlich in absehbarer Zeit der Krankheit erliegen würden, sollten nicht vermittelt werden; es hat sich gezeigt, daß in solchen Fällen außerordentliche Kosten und unzählige Verwicklungen entstanden sind, wenn sie dennoch in die Schweiz entsandt wurden. Der Zentral-Einweisungsstelle lag also die ärztliche Überprüfung der Fälle ob.

2. Die deutschen Versicherungsträger waren im allgemeinen nur willens, die deutschen Heilstättensätze auch für Kuren in der Schweiz zu zahlen, nämlich rund 8,— DM, während in der 3. Klasse eine Kur in einem Schweizer Sanatorium mindestens 13,50 sfrs. pro Tag kostete. Es mußte für die entsprechenden Fälle eine zweite zahlende Stelle gefunden werden, was nicht immer leicht war.

3. Die Zentral-Einweisungsstelle bzw. das D.ZK. war vom Bundeswirtschaftsministerium für alle Kuren in der Schweiz als Devisenstelle eingesetzt worden und hatte die Ausgabe und Abrechnung von 4000000 sfrs. vorzunehmen.

Eng verbunden mit dieser Aufgabe war die Regelung von Paßangelegenheiten.

Während des Jahres 1950 wurden 845 Patienten von der Zentral-Einweisungsstelle in Schweizer Sanatorien eingewiesen. Mit weiteren etwa 1000 Kranken wurde wegen Kostenfragen usw. korrespondiert. Eingewiesen wurden 122 *Selbstzahler* und 723 *Versicherte* [darunter ein kleiner Teil Teilselbstzahler (8)]. *Es wiesen ein:* Versicherungsanstalt Berlin: 168 Patienten, Zentralstelle für Tbc.-Hilfe in Westfalen, Münster: 102, LVA. Hannover: 64, LVA. Hessen: 25, LVA. Düsseldorf: 25, LVA. Württemberg 21. Von den übrigen Kostenträgern wurden nur vereinzelt Patienten eingewiesen. Das *Aktionskomitee zur Bekämpfung der Tuberkulose in Europa,* Basel, übernahm in rund 100 Fällen die Differenzkosten gegenüber den vom deutschen Kostenträger bewilligten 8 DM pro Tag. Die *Deutschen*

Interessenvertretungen in der Schweiz, Bern, übernahmen auf eigene Kosten 50 Flüchtlinge voll und für etwa 100 Patienten die Differenzkosten gegenüber den deutschen Sätzen. Die *deutschen* Sanatorien in der Schweiz wurden wie folgt belegt: Valbella 210, Wolfgang 113, Agra 96. In Schweizer Heilstätten wurden 426 Patienten eingewiesen. Von den der Zentral-Einweisungsstelle zur Verfügung gestellten 4 Mill. sfrs. wurde ein Betrag von etwa 1750000 sfrs. verbraucht.

Im Rahmen der Liberalisierung der Wirtschaft erfolgte eine Neuregelung des Einweisungsverfahrens ab 1. 1. 1951. Danach wickelte die Zentral-Einweisungsstelle die von ihr bewilligten Kuren ab; Neueinweisungen erfolgten durch Vereinbarung zwischen Kostenträger und Landeswirtschaftsministerium.

Die Endabrechnung der letzten Kuren hat sich bis zum Dezember 1951 hingezogen.

Während des *Geschäftsjahres 1951/52* bestand die Hauptarbeit der Geschäftsstelle in der Vorbereitung der Sitzungen der Arbeitsausschüsse und der Erledigung ihrer Beschlüsse, weiterhin in der umfangreichen Vorbereitung des vorliegenden Jahrbuches (s. Einleitung). Für verschiedene Dienststellen wurden Auskünfte erteilt und Gutachten, die Tuberkulosebekämpfung betreffend, ausgefertigt.

Für die Gesundheitsämter zum Gebrauch in den Tuberkulose-Fürsorgestellen und zur Orientierung der Lungenfachärzte, aber auch für Krankenhäuser und Universitätsinstitute ergingen eine Reihe *Wissenschaftliche Rundschreiben* und sonstige wichtige Bekanntmachungen über wesentliche Neuerungen auf dem Gebiet der Tuberkulosebekämpfung, welche z. T. aus schwer erhältlichen ausländischen Veröffentlichungen entnommen waren. Diese Art eines Informationsdienstes hat sehr großen Anklang gefunden (Verzeichnis s. S. 222).

Der *Deutschen Gesundheitsausstellung in Köln 1951* wurden auf Vorschlag von Prof. Dr. Bürgers eine ganze Reihe Statistiken und Tafeln eingesandt; unseres Wissens ist leider nur eine einzige davon vom Ausstellungskuratorium verwandt worden.

Zusammen mit der *Deutschen Vereinigung für die Gesundheitsfürsorge des Kindesalters* wird die Zeitschrift *Gesundheitsfürsorge* herausgegeben, welche im In- und Auslande bereits großen Anklang gefunden hat. Der Tuberkulosebekämpfung sind in jedem Heft einige Spalten vorbehalten.

II. Berichte der Arbeitsausschüsse.

1. Arbeitsausschuß für Tuberkulosefürsorge.

Vorsitzender: Med.-Rat Dr. Breu, Ludwigsburg.

Der *Arbeitsausschuß* hielt Sitzungen ab am 4. 5., 4. 6., 28. 9. 1950 und 1. 4. 1951; eine *Unterkommission*, zusammen mit den Medizinalreferenten der Länderregierungen, besprach Fragen des Jahres-Gesundheitsberichtes am 19. 11. 1951 und eine andere *Unterkommission* behandelte bakteriologische Fragen am 27. 11. 1951. Folgende Themen wurden beraten:

1. Wie lange ist ein Tuberkulosekranker noch als „ansteckend" zu betrachten, nachdem sein Auswurf bacillennegativ geworden ist?

Zugrundegelegt wurden die früheren „Erläuterungen zur Führung der Tuberkulosestatistik in den Gesundheitsämtern". Als „ansteckend mit Bacillen" (Ia- oder Fa-Fälle) sollen alle Fälle von klinisch oder röntgenologisch nachweisbarer Lungentuberkulose betrachtet werden, bei denen in den letzten zwölf Monaten noch Tuberkelbakterien im Auswurf nachweisbar waren. Dabei ist die Anwendung aller für den Nachweis in Betracht kommenden Verfahren Voraussetzung (*Gewinnung des Auswurfmaterials, Sputum:* Kehlkopfabstrich, Magensaft; *Untersuchungsverfahren:* Ausstrich, Kulturverfahren). Sind bei Fällen der Gruppe Ia (oder Fa) nach eingehenden mehrfachen Untersuchungen keine Tuberkelbakterien mehr nachgewiesen worden, so ist es der Entscheidung des Tuberkulosefürsorgearztes überlassen, den Kranken nach Ic (oder Fc) überzuführen. Dies hat frühestens 12 Monate und spätestens 24 Monate nach dem letzten negativen Befund zu geschehen. Die vorgenannten „Erläuterungen" erhielten gemäß den Beschlüssen des „Arbeitsausschusses für Tuberkulosefürsorge" vom 28. 9. 1950 und 1. 4. 1951 eine neue Fassung und wurden mit Genehmigung des Vorstandes des D.ZK. veröffentlicht; sie sind abgedruckt in Anhang 3a s. S. 223.

2. Sollen die alten Braeuning*schen Richtlinien betr. Unterbringung von ansteckenden Tuberkulösen in der Wohnung angesichts der heutigen Wohnungsnot noch ohne Einschränkungen gelten?*

Da die Braeuningschen Richtlinien auf dem Grundsatz der Ansteckungsverhütung in der Wohnung aufgebaut sind, müssen sie gerade auch bei der jetzigen Wohnungsnot uneingeschränkt weiter beachtet werden.

3. Hauptamtliche Tuberkulosefürsorgeärzte.

Die Erfahrung hat gezeigt, daß für größere Fürsorgebezirke (etwa von 80000 Einwohnern an) ein hauptamtlicher Fürsorgearzt zweckmäßig ist. Der Arbeitsausschuß konnte sich nicht zu der Ansicht durchringen, daß dies unbedingt ein Lungenfacharzt sein müßte, er hat vielmehr folgende Entschließung angenommen:

„Es ist anzustreben, daß in allen Gesundheitsämtern die Tuberkulosefürsorge von in der Tuberkulosebekämpfung erfahrenen Ärzten versorgt wird.“

4. Betreffend die Intensivierung der Arbeit in den Tuberkulosefürsorgestellen wurde am 28. 9. 1950 folgende Entschließung gefaßt:

„Die Tuberkulosefürsorgestellen müssen in jedem Falle eine einwandfreie Diagnose so rasch wie möglich anstreben. Dies erfordert eine Intensivierung der gesamten Tuberkulosediagnostik. Eine ärztlich gut arbeitende Fürsorgestelle kennt nur eine relativ geringe Anzahl von ungeklärten Fällen.

Zur Herbeiführung einer genauen Diagnose sind in erster Linie die altbewährten Untersuchungsmethoden erschöpfend durchzuführen. Insbesondere wird auf die Notwendigkeit einer sorgfältigen und wiederholten Auswurfuntersuchung hingewiesen.

Reichen die in der Tuberkulosefürsorge bisher geläufigen Methoden nicht aus, sind die verfeinerten Untersuchungsverfahren in Anwendung zu bringen.

Die Untersuchung des Kehlkopfabstriches und des Nüchtern-Magensaftes sollte in gewissen indizierten Fällen vorgenommen werden. Es müssen in allen Ländern der Bundesrepublik Möglichkeiten für kostenlose bakteriologische Untersuchungen einschließlich des Kulturverfahrens bestehen. Dem Fürsorgearzt muß es ermöglicht werden, in jedem Fall, der zur Klärung des Krankheitsprozesses Schichtaufnahmen benötigt, solche anfertigen zu lassen. Größere Fürsorgestellen sollten als *Zentralstellen für Schichtaufnahmen*, derer sich die umliegenden kleineren Gesundheitsämter bedienen können, eingerichtet werden.“

Diese Entschließungen wurden durch den Vorstand des D.ZK. gebilligt und veröffentlicht.

Zur Frage

5. In welchen Fällen ist bei der Suche nach Tuberkelbacillen das Kulturverfahren erforderlich?

berichtete Dr. Herrmann, Essen, daß er in den letzten 5 Jahren 13431 Sputen mittels TB-Kultur untersucht habe. Die Sputen wurden gleichzeitig nach Anreicherung mikroskopiert. Einen Vergleich zwischen Anreicherung und TB-Kultur zog Dr. Herrmann bei 1058 Sputen. Von diesen waren

durch Anreicherung 0, durch Kultur 673 positiv auf Tuberkelbacillen
„ „ und „ „ 337 „ „ „
„ „ positiv, bei „ 48 negativ.

Bei den 48 Kulturversagern handelte es sich meist um Fälle von länger durchgeführter Chemotherapie. Bei einfacher Mikroskopie ohne Anreicherung, also dem sog. Direktausstrich, wäre wie bei den meisten bisher vorliegenden Statistiken die diagnostische Überlegenheit der Kultur noch deutlicher gewesen.

Um nicht in jedem einzelnen Falle von den Tuberkulosefürsorgestellen das Kulturverfahren zur Anwendung bringen zu lassen — wozu die Medizinaluntersuchungsämter gemäß ihrem jetzigen Personalbestand und ihren jetzigen Haushalten nicht imstande sein dürften —, wurden die notwendigsten Fälle zusammengestellt, in denen das Kulturverfahren zur Anwendung gebracht werden soll. Nach einem Vorschlag von Prof. Dr. Schröder, Göttingen, wurden die Punkte in den *Leitsätzen betr. Notwendigkeit des Kulturverfahrens für den Nachweis von Tuberkelbakterien* zusammengefaßt (s. Anhang 4d).

6. *Tuberkulose-Statistik.*

Die Weltgesundheitsorganisation hat ein neues ,,Handbuch der internationalen Statistik über die Klassifizierung der Krankheiten, Gesundheitsschädigungen und Todesursachen" herausgegeben, welches als deutsche Ausgabe unter dem gleichen Titel im Verlag des Statistischen Bundesamtes, Wiesbaden, 1950 erschienen ist. Das Bundesamt für Statistik hat ein entsprechendes neues deutsches Verzeichnis der Krankheiten und Todesursachen geschaffen. Für die Todesursachen ist das Verzeichnis bereits obligatorisch. Die Krankheitsbezeichnungen und Todesursachen werden zur Katalogisierung 2stellig von 00 bis 99 unterteilt oder 3stellig von 000 bis 999 eingegliedert. Hinsichtlich Tuberkulose benutzt das neue deutsche Verzeichnis die erprobte Einteilung in Ia-, Ib- und Ic-Fälle als Grundlage. Die ziffernmäßige Bezeichnung ist für die hollerithmäßige Auswertung der Statistik gewählt worden.

In bezug auf die Unterteilung der Erkrankungsfälle an Tuberkulose ist das Verzeichnis auf Vorschlag von Min.-Rat Dr. HAGEN, Bonn, an den sog. ,,SCHRÖDERschen Diagnoseschlüssel" angelehnt worden.

Der SCHRÖDERsche Diagnoseschlüssel kann bei der Geschäftsstelle des D.ZK. angefordert werden.

7. *Tuberkulose-Jahresgesundheitsbericht.*

Auf Vorschlag der Tuberkulosereferenten der Länder wurde in der Sitzung vom 19. 11. 1951 beraten, in welcher Weise der Tuberkulose-Jahresgesundheitsbericht Verbesserungen erfahren soll. Die Vorschläge der Tuberkulosereferenten wurden übersichtlich zusammengestellt (s. Anhang 4a).

8. *Wohnungsfürsorge für Tuberkulosekranke.*

Die mehrfachen Erörterungen dieses Themas in den Sitzungen des Arbeitsausschusses hatten das Ergebnis, daß bisher trotz vieler Bemühungen und mancherorts recht guter Leistungen der Gesundheits- und Wohnungsämter nur in wenigen Fällen geholfen werden konnte, den Tuberkulösen eine geeignete Wohnung zu beschaffen. Es schälten sich aus den vielfachen Debatten folgende Leitsätze heraus:

,,1. Für eine ausreichende Wohnungsfürsorge für Tuberkulosekranke, insbesondere für Ansteckendtuberkulöse, haben alle maßgeblichen örtlichen und überörtlichen Stellen Sorge zu tragen.

2. Eine gesetzliche Regelung der Wohnungsfürsorge für Tuberkulosekranke durch die Bundesregierung ist z. Z. nicht zu erwarten. Wir müssen das Tuberkulosegesetz, in dem die diesbezüglichen Bestimmungen aufgenommen werden können, abwarten. Trotzdem muß die von GEISSLER erhobene Forderung nach einer gesetzlichen Regelung der Wohnungsfürsorge für Tuberkulosekranke begrüßt werden, da sie dem dringlichen Problem ,Tuberkulose-Wohnung' neuen Auftrieb gibt und in das zu schaffende Tuberkulosegesetz in irgendeiner Form eingebaut werden kann.

3. Wohnraumbeschaffung für Tuberkulosekranke ist z. Z. nur länderweise möglich. Entscheidend ist dabei der gute Wille und die Selbsthilfe; dies gilt auch für die Städte und Gemeinden.

4. Vorerst und auch später steht die persönliche Initiative des Amts- bzw. Tuberkulosefürsorgearztes im Vordergrund. Das Gesundheitsamt hat auf das

engste mit dem Wohnungsamt bzw. den Bürgermeisterämtern zusammenzuarbeiten.

5. Zur Erhebung von statistischen Unterlagen über die Wohnungsverhältnisse der Tuberkulosekranken im Bundesgebiet für eine spätere Gesetzgebung wird ein diesbezüglicher Fragebogen entworfen."

An die Bundesregierung und an die Länderregierungen wurden entsprechende Anträge vom D.ZK. gerichtet.

2. Arbeitsausschuß für BCG.-Schutzimpfung.

Vorsitzender: Prof. Dr. KLEINSCHMIDT, Univ.-Kinderklinik, Göttingen.

Sitzungen des Arbeitsausschusses am 4. 6. und 25. 9. 1950.

Es wurden folgende Themen behandelt:

1. Vorschläge für die Länderregierungen über die Weiterführung der BCG.-Schutzimpfung nach Beendigung der ersten Massenimpfungsperiode.

Folgender Entschluß wurde gefaßt, welcher nach Billigung durch den Vorstand des D.ZK. den Länderregierungen zugestellt wurde:

1. Als dringend notwendig erscheint eine eingehende Aufklärung der Ärzte und der Elternschaft über das Wesen und den Zweck der BCG.-Schutzimpfung; denn diese Schutzimpfung ist *freiwillig*.

2. Für noch tuberkulinnegative Personen, welche in ihrer Wohngemeinschaft der *Tbc.-Infektion* ausgesetzt sind, insbesondere Neugeborene, sonstige Kinder und Jugendliche, wird die Schutzimpfung dringend empfohlen, ferner für Medizinstudenten, Ärzte und Personen der ärztlichen Hilfsberufe, Zahnärzte und Dentisten.

3. Darüber hinaus kommt die Schutzimpfung in Betracht:

a) für tuberkulinnegative *Kleinkinder*,

b) für tuberkulinnegative *Schulanfänger*, und zwar am besten zur Zeit der terminmäßigen Untersuchung durch den Schularzt, also nach Beginn des Schuljahres,

c) für die *von der Schule abgehenden*, noch tuberkulinnegativen Kinder im 13.—15. Lebensjahr. Die Impfung wird am besten mit der terminmäßigen schulärztlichen Untersuchung der Schulabgänger verbunden. Für die höheren Schulen ist der Termin zweckmäßigerweise auf das 15.—17. Lebensjahr zu verlegen, da eine Reihe Schüler in diesem Alter die Schule verläßt.

d) für *Neugeborene*, insbesondere in Entbindungsanstalten vor der Entlassung aus der Anstalt. Bei diesen läßt sich die Schutzimpfung deswegen besonders leicht durchführen, weil die Vorprüfung mit Tuberkulin unnötig ist.

4. Für Großstädte und Mittelstädte empfiehlt sich die Einrichtung von Impfstellen in Gesundheitsämtern und Kinderkrankenhäusern; in Landkreisen dürfte es angebracht sein, Impftermine in den einzelnen Orten anzuberaumen.

5. Jeder Impfarzt hat dem für die BCG.-Schutzimpfungen zuständigen Gesundheitsamt eine Bescheinigung der Gesundheitsabteilung eines Landesministeriums beizubringen, daß er unter sachkundiger Leitung die für die BCG.-Impfung erforderlichen theoretischen Kenntnisse und praktischen Fertigkeiten erworben und an mehreren Impfterminen teilgenommen hat.

2. Betrifft: BCG.-Impfstoffe.

Da die Lieferung des dänischen Impfstoffes nunmehr aufgehört hat, muß unter Umständen, obgleich die Lieferung von schwedischem Impfstoff möglich ist, künftig auf deutschen Impfstoff zurückgegriffen werden. Es ist notwendig, daß die Herstellung des BCG.-Impfstoffes genau so wie in außerdeutschen Ländern auch im Bundesgebiet unter staatliche Kontrolle gestellt wird. Nach den Vorschlägen von Prof. SCHMIDT, Marburg, wurden Richtlinien zur Herstellung des BCG.-Impfstoffes ausgearbeitet, welche nach Billigung durch den Vorstand des Zentralkomitees dem Bundesinnenministerium eingereicht worden sind.

3. Über Impfkomplikationen nach der BCG.-Impfung.

Das Wort „Impfschaden" sollte man eigentlich bei der BCG.-Impfung vermeiden, weil es sich in der Hauptsache nur um Reaktionen handelt, welche über das normale Maß einer Impfreaktion hinausgehen. Gemäß den Erörterungen im Arbeitsausschuß für BCG.-Schutzimpfung sollen die entsprechenden Fälle gesammelt werden. Zunächst gelangen diese Fälle zur Kenntnis der Regierungspräsidenten, welche sie unparteiisch, evtl. durch eine Kommission, nachprüfen lassen.

Nach den „Richtlinien" (s. u. 4) sollen die zu sammelnden Fälle folgendermaßen gruppiert werden:

Reaktionsgruppe 0: keine Hautreaktion,
„ I: Knötchen von etwa Linsengröße, mit und ohne Schorf,
„ II: Impfgeschwüre mit einem Durchmesser bis 10 mm,
„ III: Impfgeschwüre mit einem Durchmesser über 10 mm.

Ebenso sind stärkere Lymphknotenvergrößerungen auf der Karteikarte zu vermerken.

Als Impfkomplikationen sollen nach den Richtlinien bezeichnet werden: Gewebsdefekte an der Impfstelle von 1 cm Durchmesser und darüber, sowie Schwellung der zugehörigen Lymphknoten über Haselnußgröße mit oder ohne Erweichung, ferner allgemeine Störungen.

4. Richtlinien für die Tuberkulose-Schutzimpfung mit BCG. (Bacillus Calmette-Guérin).

Nach den Erfahrungen mit den dänischen und schwedischen Impfvorschriften wurden deutsche Richtlinien zusammengestellt, welche nach dem Vorschlag von Herrn Prof. KLEINSCHMIDT vom Arbeitsausschuß und vom Vorstand des D.ZK. angenommen wurden; sie betreffen die gesamte Impftechnik, Impfkomplikationen, die Tuberkulinprüfung und die Berichterstattung. Nach diesen Richtlinien kann man entweder intracutan oder mittels Scarifikation impfen.

Die *Richtlinien* sind bei der Geschäftsstelle des D.ZK. zu erhalten.

3. Arbeitsausschuß für Milch und Tiertuberkulose.

Vorsitzender: Prof. Dr. WAGENER, Direktor des Hygienischen Institutes der Tierärztlichen Hochschule, Hannover.

Der Arbeitsausschuß hielt Sitzungen ab am 26. 8. 1950 und am 20. 1. 1951; ein Unterausschuß für bakteriologische Fragen tagte am 27. 11. 1951.

1. Die Häufigkeit der bovinen Tuberkulose in Deutschland.

Dem Vorkommen des Rinder-Tuberkelbacillus beim Menschen ist noch nicht überall mit der nötigen Gründlichkeit nachgegangen worden. Im Auswurf von Kindern und Erwachsenen werden 2 bis 4% bovine Tuberkelbakterien gefunden,

bei der Halsdrüsentuberkulose bei Kindern in 34—72% der Krankheitsfälle
„ „ Knochen- und Gelenktuberkulose „ 18—30% „ „
„ Lupus . . . . „ 42—50% „ „
„ der tuberkulösen Hirnhautentzündung „ 16—17% „ „

Die Untersuchungen von GRIESBACH und HOLM hatten bei Tuberkulosekranken in der Landbevölkerung zu 9,6%, bei Tuberkulosekranken in der Stadtbevölkerung zu 0,46% bovine Tuberkelbakterien ergeben.

BRUNO LANGE hatte bei Tuberkulose der Melker in 10,7%, bei Tuberkulose anderer Berufsstände in 1,8% der Fälle Rinder-Tuberkelbakterien gefunden.

1949 starben in England noch 1500 bis 2000 Menschen an boviner Tuberkulose. Für das Bundesgebiet hat man für das Jahr 1948 die Zahl der Todesfälle an boviner Tuberkulose beim Menschen auf 1800 geschätzt, also auf etwa 10% der Gesamtzahl der Tuberkulose-Todesfälle. Nach vorsichtigen Schätzungen ist z. Z. die Tuberkulose beim Menschen im Bundesgebiet für rund 41000 Tuberkulosekranke auf die Rechnung des Typus bovinus zu setzen (s. a. S. 56).

2. Der Stand der Rindertuberkulose (Tilgungsverfahren).

Die Zahl der tuberkulinpositiven Rinder hat seit dem letzten Kriege erheblich zugenommen (s. Abb. 38). Man rechnet, daß 1949 im deutschen Bundesgebiet im Durchschnitt rund 40% positiv gewesen sind, während es vor dem Zweiten Weltkrieg nur rund 25% waren. In den USA beträgt jetzt die Zahl der tuberkulinpositiven Rinder etwa 0,01%, in Schweden etwa 3%, in Dänemark etwa 1—2% usw. Es ergibt sich daraus, daß die Deutsche Bundesrepublik z. Z. zu den am meisten mit Rindertuberkulose durchseuchten zivilisierten Ländern gerechnet werden muß.

Wenn die Rindertuberkulose beseitigt ist, fällt eine große Anzahl von Tuberkuloseerkrankungen und -Todesfällen aus, und man hat zugegeben, daß dieser Teil der Tuberkulose beim Menschen durch Bekämpfung der Rindertuberkulose absolut vermeidbar ist. Der Erfolg einer solchen Bekämpfung z. B. in Holland ergibt sich aus Abb. 39 auf S. 115, wo der Anteil der bovinen Tuberkulose beim Menschen nach Tilgung der Rindertuberkulose bereits auf ein Minimum gesunken ist.

Die Tilgung der Rindertuberkulose kann mit Erfolg nur nach dem sog. „Verfahren nach BANG" geschehen, indem alle tuberkulinpositiven Rinder durch tuberkulinnegative ersetzt werden. Das alte „OSTERTAGsche Verfahren" der Ausmerzung von offentuberkulösen Rindern ist als unwirksam bereits vor dem Zweiten Weltkriege in Deutschland aufgegeben worden.

Nach den Berichten der Sachverständigen hat in fast allen Ländern des Bundesgebietes 1950/51 eine Ausmerzung der tuberkulinpositiven Rinder nach dem „BANGschen Verfahren" eingesetzt. Es gibt bereits eine ganze Reihe Bestände mit tuberkulinnegativen Rindern. Bis freilich das ganze Gebiet der Deutschen Bundesrepublik in dieser Weise saniert ist, sind wohl zehn und noch mehr Jahre erforderlich — soviel und noch mehr Jahre hat die Tilgung auch in den außerdeutschen Ländern gedauert.

Entschieden ist aber die Tilgung der Rindertuberkulose das sicherste Verfahren, Butter, Milch, Käse und andere Milchprodukte tuberkelbakterienfrei an den Verbraucher zu liefern.

3. *Die Pasteurisierungsverfahren.*

Seit Bestehen des Viehseuchengesetzes 1909/11 gilt: Hocherhitzung der Milch auf mindestens 85° oder die Dauererhitzung auf 70° für $^1/_2$ Std. Auf Veranlassung des milchwirtschaftlichen Reichsverbandes wurde 1924 eine Dauerpasteurisierung bei 63—65° empfohlen. Versuche im Reichsgesundheitsamt und in den Forschungsanstalten in Weihenstephan und Kiel in bestimmten Apparaten ergaben, daß Keime bei 71° in durchschnittlich 40 sec abgetötet wurden. Seit 1936 ist die Kurzzeiterhitzung auf 71—74° *unter Voraussetzung der technischen Apparaturen* zugelassen, außerdem die Dauererhitzung auf 62—65° für $^1/_2$ Std. Die während und nach dem Kriege erhobenen Beanstandungen bei Kurzzeiterhitzung (71—74°) sind auf schadhafte Maschinen und vernachlässigte Überprüfung und Wartung der Apparate zurückzuführen. Für viele Molkereien, welche zugleich Käse herstellen, ist die Hocherhitzung nicht brauchbar.

Die vielen Erörterungen im Rahmen des Arbeitsausschusses haben ergeben, daß man sich auf die Kurzzeiterhitzung nur verlassen kann, wenn bestimmte Temperaturregler und Temperaturschreiber zur Kontrolle an den Milcherhitzungsapparaten verwendet werden. Es soll eine Verordnung in Arbeit sein, welche darüber bestimmte Vorschriften macht.

Unter allen Umständen abzulehnen ist die Verabreichung nicht sicher tuberkelbakterienfreier Milch, besonders für Kinder. Für die Schulspeisung hat der Arbeitsausschuß für Milch und für Tiertuberkulose zusammen mit dem Arbeitsausschuß für Kindertuberkulose folgende *Entschließung* gefaßt, welche vom Vorstand des D.ZK. gebilligt und an die Länderregierungen herausgegeben worden ist:

„Der ‚Arbeitsausschuß für Kindertuberkulose‘ und der ‚Arbeitsausschuß für Milch und für Tiertuberkulose‘ sind in der gemeinsamen Sitzung am 20. 1. 1951 in Hannover zu dem Schluß gelangt, daß bei der *Schulspeisung* nur entweder *aufgekochte* oder *hocherhitzte* (85°) Milch an die Schulkinder verabreicht werden darf. Die hocherhitzte Milch muß in der Molkerei in Flaschen abgefüllt und mit dichtem Verschluß versehen werden. Sie darf an die Kinder nur abgegeben werden, wenn die erfolgte Hocherhitzung stichprobenweise in der Schule mit Hilfe der Peroxydasereaktion vor der Verabreichung festgestellt worden ist. Wenn diese Reaktion nicht durchgeführt werden kann oder negativ ausfällt, so ist die Milch an die Schulkinder aufgekocht zu verabreichen.“

Anmerkung der Geschäftsführung des Deutschen Zentralkomitees zur Bekämpfung der Tuberkulose:

Alte und neuere Untersuchungen haben ergeben, daß es thermostabile Tuberkelbakterienstämme gibt [Herzer, Mewes, Larmola (beide zitiert nach Herzer), Bang u. Stribold, Forster u. de Man (zitiert nach Wagener)]. Auch Prof. Domagk hat Tuberkelbakterienstämme gehabt, welche bei 85° nicht einmal in 15 min abgetötet wurden. Es seien hier auch die Untersuchungen von Dimmling und Weicksel [Z. Tbk. **98**, H. 5—6, S. 231 (1951)] angeführt, nach welchen von Natur aus streptomycinresistente Stämme höhere Virulenz und Pathogenität besitzen als Tuberkelbakterienstämme, welche während der Behandlung mit Streptomycin die Resistenz erworben haben.

Es könnte sein, daß thermostabile Tuberkelbakterienstämme mehr pathogen sind als thermosensible.

4. Ansaure Milch.

Die Erfahrung, daß Tuberkelbakterien in ansaurer Milch schwerer durch Erhitzung abzutöten sind als in nicht-ansaurer Milch, hat folgende Entschließung des Arbeitsausschusses veranlaßt:

„Der ‚Arbeitsausschuß für Kindertuberkulose‘ und der ‚Arbeitsausschuß für Milch und für Tiertuberkulose‘ bitten, den Länderregierungen die Herausgabe eines Erlasses zu empfehlen, wonach den Molkereien die Annahme von ansaurer Milch untersagt wird, sofern nicht bereits entsprechende Weisungen bestehen.“

Über die *Tuberkulinprobe beim Rind* wurde folgende *Entschließung* herausgegeben:

„Die Erörterungen der Erfahrungen mit der intracutanen Tuberkulinprobe in der tierärztlichen Praxis durch den ‚Arbeitsausschuß für Milch und für Tiertuberkulose‘ in seiner Sitzung am 20. 1. 1951 haben ergeben, daß beim Rind die intracutane Tuberkulinprobe mit 98% Sicherheit das Vorliegen einer stattgehabten Tuberkuloseinfektion feststellt, womit auch in Deutschland die internationalen Erfahrungen bestätigt werden. Es muß daher daran festgehalten werden, daß diese Methode als die einzige zur Feststellung einer stattgehabten Tuberkuloseinfektion beim Rinde angewandt wird.“

5. Die Stalldesinfektion bei Tuberkulose.

Die Stalldesinfektion stellt eine der schwierigsten Aufgaben der Desinfektionsmaßnahmen dar. Auf Vorschlag von Prof. Heicken, Berlin, wurde folgende Entschließung gefaßt:

„Es ist festgestellt worden, daß in Ställen mit tuberkulösen Rindern virulente Rinder-Tuberkelbacillen in Mengen enthalten sein können, welche gesunde Tiere mit Tuberkulose anzustecken vermögen. Stallungen, in denen bisher tuberkulinpositive Rinder untergebracht waren, sind daher mit tuberkulinnegativen Tieren erst nach gründlicher Stalldesinfektion zu belegen. Eine Desinfektion der Ställe ist nach den Feststellungen von Prof. Dr. Heicken, Berlin, nur mit Hilfe von *Formaldehydlösung* und *Formaldehydseifenlösung* wirksam. Voraussetzung für eine ordnungsgemäße Stalldesinfektion ist ihre Ausführung durch sachverständiges Personal (Desinfektoren).“

6. Die Kultur des Rinder-Tuberkelbacillus.

Viele Zuschriften an das D.ZK. haben uns veranlaßt, durch eine kleine Kommission die Nährbodenrezepte zusammenstellen zu lassen, welche für die Differenzierung des Typus humanus und des Typus bovinus geeignet sind. Die Zusammenstellung wird nächstens zur Verteilung gelangen können.

4. Arbeitsausschuß für Hauttuberkulose (einschl. hautnaher Schleimhaut- und Drüsentuberkulose).

Vorsitzender: Prof. Dr. Stühmer, Freiburg i. Br., Univ.-Hautklinik.

Dieser Arbeitsausschuß tritt an die Stelle der früheren „Lupus-Kommission“. Der Name „Lupus-Kommission“ ist aufgegeben worden, weil sämtliche Formen der Hauttuberkulose in den Arbeitsbereich des Arbeitsausschusses hineingezogen werden — einschließlich hautnaher Schleimhaut- und Drüsentuberkulose. In den Sitzungen vom 17. 10. 1950 und 19. 9. 1951 wurden folgende Gegenstände behandelt:

1. Lupusbekämpfung in den einzelnen Ländern der Bundesrepublik.

Nach den Berichten aus den einzelnen Ländern der Bundesrepublik sind in allen deutschen Ländern „Beauftragte für Hauttuberkulose“ zur Überwachung der Hauttuberkulose in Tätigkeit. Angesichts der Zunahme der extrapulmonalen Tuberkulosen im großen und ganzen sind viel mehr neue Fälle von Hauttuberkulosen zu erwarten, als wirklich gemeldet werden. Vielfach ist die Bekämpfung der Hauttuberkulose Universitätsinstituten angegliedert; das ist freilich nicht überall möglich, so z. B. nicht in einem weiträumigen Lande wie Niedersachsen, wo die Entfernungen bis zur nächsten Universitäts-Hautklinik zu groß sind.

Die Kosten für die Bekämpfung der Hauttuberkulose werden teilweise von den Ländern, teilweise von den Landesversicherungsanstalten getragen. Nach dem „Gesetz über die Vereinheitlichung des Gesundheitswesens" vom 3. 7. 1934 und nach der wenigstens noch z. T. geltenden „Verordnung über die Tuberkulosehilfe" vom 8. 2. 1951 gehört die Erfassung bzw. die Diagnosestellung bei der Tuberkulose grundsätzlich zu den Aufgaben der Gesundheitsämter, während die Behandlungskosten im allgemeinen zu Lasten der Versicherungsträger (bei Versicherten) bzw. der Landesfürsorgeverbände gehen. In einigen Ländern ist die Bezahlung der Kosten für die Behandlung auch der Hauttuberkulose insofern gesichert, als Zentraleinweisungsstellen zunächst die Kostengarantie für eine notwendige Kur übernehmen und erst nach Einweisung des Kranken in eine Krankenanstalt die oft sehr langwierige Ermittlung des endgültigen Kostenträgers vorgenommen wird.

2. *Der technische Ausbau der Lupus-Statistik.*

Um den technischen Ausbau der Lupus-Statistik haben sich die Herren Dr. HEITE, Münster, Dr. HARTUNG, Hannover und Dr. WAGNER, Kiel, verdient gemacht. Zunächst wurde eine Interessengemeinschaft für die Auswertung der Lupus-Statistik mittels des Hollerithverfahrens von den Hautkliniken in Düsseldorf, Münster, Kiel und Hannover gebildet. Nach dem Bericht dieser Kommission auf der Sitzung am 17. 9. 1951 wurden bisher 6559 *Lupus-Fälle* auf Lochkarten aufgenommen und maschinell ausgewertet. Das Lochkartenverfahren hat sich dabei gut bewährt. Seine Hauptvorteile sind: Reduzierung von bei Strichlisten unvermeidlichen Fehlern durch maschinelle Prüfmöglichkeiten, ganz erhebliche Arbeitszeiteinsparung bei der tabellarischen Auswertung des Materials, nahezu unbegrenzte Kombinationsmöglichkeit der verschiedenen aufgenommenen Begriffe, Raumeinsparung bei der Aufbewahrung sowie einfache und schnelle Vervielfältigungsmöglichkeit des Materials. An Hand mehrerer Beispiele wurden diese Vorteile veranschaulicht. So ergab sich in etwa 20 min die Häufigkeitsverteilung der Diagnosen bei den sechseinhalbtausend Fällen:

5245 Fälle von Lupus	80 %
750 Fälle von anderen Hauttuberkuloseformen	11,4%
534 Fälle von Erythematodes	8,1%
30 unklare Fälle	0,5%

In rund 40 min konnte das *Geschlechterverhältnis* ermittelt werden, wobei sich folgendes eigenartige Verhalten zeigte:

	Männer	Frauen
1. Tuberculosis verrucosa cutis	87%	13%
2. Lupus verrucosus	58%	42%
3. Alle übrigen Formen	37%	63%

Bei der Aufgliederung *nach Kalenderjahren des Lupusbeginns* ergab sich in nur einstündiger Arbeitszeit eine zweigipfelige Kurve, deren erstes Maximum in den Ersten Weltkrieg fällt, während das zweite Maximum in den Jahren 1935—40 liegt. Seit 1945 ist ein rapides Absinken der Kurve zu beobachten.

Bei beiden Geschlechtern liegt der *Beginn des Lupus* am häufigsten zwischen dem 10.—15. Lebensjahr (Sortierdauer $2^1/_2$ Std.).

Die *Sterbekurve* der Frauen zeigt ein Maximum zwischen dem 60.—80. Lebensjahr, diejenige der Männer hat zwei Gipfel, einen zwischen dem 40.—50. und einen zwischen dem 60.—70. Lebensjahr (Sortierdauer 6 min).

Der *Sitz des Carcinoms* bei 286 Lupusfällen wurde in $^3/_4$ Std. ermittelt. Bei beiden Geschlechtern sind ganz überwiegend Wange und Nasenrücken Sitz der malignen Entartung.

In der Diskussion stellte sich heraus, daß es erforderlich ist, die Hauttuberkulose in irgendeiner Weise zu unterteilen, und zwar so, wie es auch bei der Lungentuberkulose z. B. durch die „Schrödersche Diagnosenordnung" geschehen ist. Dem Vernehmen nach sind bereits Anstrengungen vorhanden, in internationaler Zusammenarbeit in Rotterdam ein Diagnosenverzeichnis für die Hauttuberkulose fertigzustellen.

3. *Meldung der Hauttuberkulose.*

Es erscheint erforderlich, die Ärztekammern wieder einmal darauf aufmerksam zu machen, daß Hauttuberkulose und Verdacht auf diese Krankheitsform meldepflichtig sind Prof. Kalkoff macht den Vorschlag, daß bei Gelegenheit der Lupus-Sprechtage sämtlichen Ärzten des betreffenden Kreises ein Schreiben zugeschickt wird, welches auf folgende Punkte aufmerksam macht:

1. die Hauttuberkulose ist meldepflichtig,
2. es findet dann und dann ein Lupus-Sprechtag statt,
3. es wird als unzweckmäßig erachtet, den praktischen Ärzten einen ausführlichen Fragebogen zuzusenden, vielmehr möchten die Ärzte ihre Patienten zum Lupus-Sprechtag senden; dort werden dann von dem Beauftragten für Hauttuberkulose die Meldebogen selbst ausgefüllt,
4. der Beauftragte für Hauttuberkulose betont, daß die Patienten nicht aus der Behandlung ihrer Ärzte genommen werden.

4. *Inwieweit ist der Morbus Besnier-Boeck-Schaumann bereits sicher unter die Hauttuberkulose einzureihen?*

Darüber hat der Arbeitsausschuß folgende Entschließung gefaßt:

„Über die Ursache des Morbus Besnier-Boeck-Schaumann herrscht unter den führenden Dermatologen noch keine Einigkeit, insbesondere hinsichtlich Einreihung dieser Krankheit unter die Krankheitsformen der Tuberkulose. Immerhin ist man sich ziemlich einig, daß es sich bei der Boeckschen Krankheit um eine Infektionskrankheit handelt. Von diesem Gesichtspunkt aus muß man die Möglichkeit der Verschlimmerung dieser Krankheit durch äußere Einflüsse anerkennen."

5. *Neue Lupus-Heilstätten.*

Die Schaffung neuer Lupus-Heilstätten wird im allgemeinen nicht als notwendig erachtet. In den Hautkliniken sollten jedoch Möglichkeiten zur Aufnahme und Behandlung von Lupuskranken geschaffen werden. Dagegen ist die Einrichtung von Klimaheilstätten im Gebirge sehr wünschenswert. Bei Belegung wäre eine solche Klimastation als Außenstation einer Klinik zweckmäßig, um die

Patienten ohne besondere Einwilligung der Kostenträger im Austausch beliebig verlegen zu können. Prof. KALKOFF unterstützt den Wunsch nach Klimaheilstätten im Gebirge und an der Nordsee.

6. Lupus erythematodes.

Diese Krankheitsform hat vielleicht etwas mit Tuberkulose zu tun; keinesfalls sind aber alle Fälle zur Tuberkulose zu rechnen. Nach Prof. FUNK ist Lupus erythematodes seit 1935 nicht mehr meldepflichtig. Trotzdem ist es aber zweckmäßig, Kranke mit dieser Krankheitsform fürsorgerisch zu betreuen, da eine nachgehende Fürsorge wirtschaftlich notwendig ist.

7. Differenzierung des Tuberkelbacteriums nach Typus humanus und Typus bovinus.

Ein Verzeichnis der Institute, wo solche Differenzierungen vorgenommen werden können, ist bei der Geschäftsstelle des D.ZK. erhältlich.

5. Arbeitsausschuß für Desinfektion bei Tuberkulose.

Vorsitzender: Prof. Dr. SCHLOSSBERGER, Frankfurt a. M., Hyg. Institut.

In den Sitzungen des Arbeitsausschusses vom 26. 11. 1950, 2. 6. und 9. 10. 1951 sind folgende Probleme erörtert worden:

1. Desinfektionsmittel bei Tuberkulose.

Nach Prof. Dr. HEICKEN, Berlin, gibt es kein Universal-Desinfektionsmittel bei Tuberkulose. Chloramin erfüllt die meisten Bedingungen, aber auch mit Einschränkungen. Nicht zu starke Säuren und starke Lösungen wirken optimal desinfizierend. Chlorkalk ist zur Desinfektion bei Tuberkulose wegen seiner stoßweisen Entwicklung von Chlor nicht zu gebrauchen. Besser sind Chlordesinfektionsmittel wie Chloramin, wo das Chlor gepuffert ist und sozusagen im Desinfektionsmittel ein Dauerreservoir von Chlor besteht. Die Hauptsache ist, daß das Desinfektionsmittel überhaupt an die Tuberkelbakterien herangelangt, welche im Sputum von Schleim und Eiterzellen und im Stuhl von Kot umhüllt sind. Nach neueren Untersuchungen mit dem Elektronenmikroskop hat das Tuberkulosebacterium keine es vollständig umhüllende Wachsschicht; wenn die Desinfektionsmittel an die Tuberkulosebakterien herangelangen, so zeigen diese Bakterien im Versuch ungefähr die Resistenz von B. coli. Die Wahl des Desinfektionsmittels richtet sich vor allem nach dem Desinfektionsgut; z. B. müssen Wäschefasern geschont werden, um die Wäsche nicht zu schädigen. Bei der Zimmerdesinfektion muß auf die Politur der Möbel Rücksicht genommen werden. Je nach dem Desinfektionsgut ist auch der Geruch des betreffenden Mittels nicht unwesentlich.

2. Desinfektionsordnung bei Tuberkulose.

Seit 1921 sind die alten Desinfektionsanweisungen auch für Tuberkulose in Kraft. Inzwischen haben sich viele neue Gesichtspunkte ergeben und sind auch neue Präparate entwickelt worden, welche für die Desinfektion bei Tuberkulose maßgeblich sind. Der Arbeitsausschuß hat deshalb eine „Desinfektionsordnung bei Tuberkulose“ entworfen, die vom Vorstand des D.ZK. angenommen und in einer Auflage von 3000 Stück versandt worden ist. Wegen der vielfältigen Nachfrage nach weiteren Exemplaren wurde in der Sitzung vom 9. 10. 1951 die erste Auflage der Desinfektionsordnung auf Grund der inzwischen gesammelten

Erfahrungen einer Revision unterzogen und die verbesserte Desinfektionsordnung als zweite Auflage herausgegeben (s. Anhang 1, 16 S. 222). Die neue Desinfektionsordnung ist von der Geschäftsstelle des D.ZK. Hannover, Sallstraße 41, zu beziehen.

3. Prüfung von Dampfdesinfektionsapparaten in bezug auf die Abtötung von Tuberkelbakterien.

Zur Prüfung von Dampfdesinfektionsapparaten zur Desinfektion von Matratzen usw. werden gewöhnlich Erdsporen (Durchströmung des Desinfektionsgutes mit Dampf von 105° $^3/_4$ Std. lang) verwendet. Die Erdsporen zeigen sich aber bei dieser Methodik als nicht abgetötet. Wendet man nämlich die erforderliche Hitze an, um Erdsporen wirklich abzutöten, so leidet das Desinfektionsgut (Matratzen, Decken usw.), was wir uns bei unserer Textilnot nicht leisten können. Milzbrandsporen sind als Testobjekt empfohlen worden; diese dürften aber für nichtsachkundiges Personal nicht ganz ungefährlich sein. Prof. HEICKEN, Berlin, hat für den obengenannten Zweck die sog. Hofmann-Sporen (Heubacillen) vorgeschlagen, welche durch Dampf von 100° in 8 min abgetötet werden. Besonders empfohlen wird das sog. TCP-Verfahren (TRAUTMANN-CLAUBERG-PLAUM).

Durch die Diskussion gelangte man zu folgender *Entschließung:*

„Zur Nachprüfung der Leistungsfähigkeit von Dampfdesinfektionsapparaten (nicht chirurgische) wird empfohlen, an Stelle der Erdsporen als Test künftig Heubacillensporen zu nehmen mit einer Dampfresistenz von 8 min; sind diese Sporen nach dem Desinfektionsversuch abgetötet, so ist Gewähr gegeben, daß sie 8 min 100° Dampf ausgesetzt gewesen sind. Voraussetzung ist, daß bei der bakteriologischen Nachkultur eine 10tägige Bebrütungszeit und Beobachtungszeit eingehalten wird. Notwendig ist es, die Sporen in Glasröhren in Dicke von Reagensgläsern zu tun, die beiderseits mit Watte verstopft sind."

4. Über Raumluftdesinfektion.

In den Wartezimmern der Tuberkulose-Fürsorgestellen drängen sich manchmal allzu dicht Offentuberkulöse und Nichttuberkulöse. Es ist oft nicht möglich, daß die Wartenden den Vorschriften gemäß 2 m voneinander entfernt sitzen, damit nicht die Gesunden durch die Hustentröpfchen der ansteckenden Kranken gefährdet werden. In Kinderheimen, Kinderheilanstalten und auch Tuberkulose-Kinderheilanstalten entwickeln sich nach Neubelegungen oftmals Diphtherie und Scharlach als Hauskrankheiten; dadurch werden oft die auf 4—6 Wochen befristeten Kuren durcheinandergebracht und auch die Insassen, nämlich die Kinder, gefährdet. Auch bei Massenimpfungen ist eine keimfreie Luft im Interesse der zu Impfenden wünschenswert. Die Methoden, die Luft in solchen Zimmern oder Sälen zu desinfizieren, waren bisher fehlgeschlagen. Prof. Dr. KIKUTH in Düsseldorf und Prof. Dr. KLIEWE in Mainz haben mit Hilfe von Triäthylenglykol bzw. Aerosept Methoden zur Raumluftdesinfektion entwickelt, welche laboratoriumsmäßig wirksam sind. Es ist zu hoffen, daß in Bälde entsprechende und auch im Preis erschwingliche Apparaturen geschaffen werden, um diese Methoden in der Praxis anwenden zu können.

5. Desinfektion von Abwasser aus Tuberkulose-Anstalten.

Die Abwasser von Tuberkulose-Anstalten enthalten in der Regel Tuberkulosebakterien. In der Literatur ist bisher noch nicht in sehr vielen Fällen darüber berichtet worden, daß durch solche Abwasser Menschen zu Schaden gekommen sind. Anders steht es aber in bezug auf unsere Haustiere, besonders in bezug auf die Rinder. Prof. Dr. MITSCHERLICH, Hannover, berichtet darüber folgendes:

„In Finnland wurde 1932 ein modernes Tuberkuloseheim in Betrieb genommen, das seine Abwässer in einen Bach leitete, der verhältnismäßig schnell floß und in einen Binnensee gelangte. Die getroffenen Vorsichtsmaßnahmen der Anstalt bestanden darin, daß das Sputum in Erhitzungsapparaten mit Dampf behandelt wurde, der Inhalt der Sputumflaschen mit Chlor, das Eßgeschirr wurde gekocht und mit Lauge behandelt. Man meinte, alles getan zu haben, was möglich war, um Infektionen zu verhüten. Unterhalb des Sanatoriums befand sich eine Ortschaft, in der früher niemals etwas von Tuberkulose unter den Tieren bekannt gewesen war. Sechs Jahre nach Errichtung dieses Tuberkuloseheimes reagierte eine große Anzahl Rinder positiv auf Tuberkulin. Sie hatten auf der Weide Zugang zu dem Bach. Das Personal war tuberkulosefrei. Um die Angelegenheit zu klären, wurden vier tuberkulosefreie Tiere aufgekauft. Man führte sie 300 m abwärts von der Heilstätte. Auf dieser Weide stand den Tieren einzig der besagte Bach als Tränke zur Verfügung. Bei einer Untersuchung zwei Monate später waren die Tiere tuberkulinpositiv. Sie wurden geschlachtet, doch bei der Sektion fanden sich keine tuberkulösen Prozesse. Im Abwasser wurden Tuberkelbacillen nachgewiesen. Die Aufnahme der Bacillen kann im Wasser erfolgen. Die Tuberkelbacillen dürften in überwiegender Zahl dem Typus humanus angehören."

Es ergibt sich daraus, daß tuberkulinnegative Rinder tuberkulinpositiv werden können; sie werden dadurch um ein Viertel bis ein Drittel wertgemindert, was wirtschaftlich von einiger Bedeutung sein dürfte. Auf der anderen Seite versuchen wir in Deutschland, die absolut vermeidbare bovine Tuberkulose beim Menschen durch Ausrottung der Rindertuberkulose bzw. durch Schaffung tuberkulinnegativer Rinderbestände zu beeinflussen. Die Frage der Desinfektion der Abwasser aus Tuberkulose-Anstalten ist außerordentlich schwierig. Eine Unterkommission des Arbeitsausschusses ist noch nicht zur völligen Klärung der Verhältnisse gelangt und wird erst im Jahre 1952 einen endgültigen und annehmbaren Standpunkt vertreten können.

6. Über Stalldesinfektion

s. Arbeitsausschuß für Milch und für Tiertuberkulose (s. S. 24).

6. Arbeitsausschuß für Röntgenschirmbilduntersuchungen und für Röntgentechnik.

Vorsitzender: Prof. Dr. LOSSEN, Mainz, Direktor des Univ.-Röntgeninstitutes.

Im Jahre 1948 war eine „Arbeitsgemeinschaft für Röntgenschirmbilduntersuchungen" unter dem Vorsitz von Prof. Dr. LOSSEN gegründet worden. Diese Arbeitsgemeinschaft ist im großen und ganzen in den obengenannten Arbeitsausschuß übergegangen. In den Sitzungen des Arbeitsausschusses am 29. 10. 1950, 27. 2. und 26. 4. 1951 wurden folgende Fragen erörtert:

1. Es wurde festgestellt, in welchen Ländern des Bundesgebietes *Schirmbildaktionen* laufen, ferner *welche gesetzlichen Vorschriften* über solche Schirmbilduntersuchungen im Bundesgebiet erlassen worden sind; weiterhin die *Kostenfrage*, die *Frage der Nachuntersuchungen* und die *Frage der Befund-Statistik*. — Da über dieselben Fragen gesonderte Ermittlungen von der Geschäftsstelle des DZK. angestellt worden sind, werden die Ergebnisse dieser Erhebungen in Abschnitt II,8 auf S. 72 aufgezeichnet.

2. Das Filmformat.

Im Bundesgebiet sind im allgemeinen die Formate 24 × 24 mm und 31 × 31 mm im Gebrauch. Von diesen hat sich das letztere besonders bewährt, so daß nunmehr die Schirmbildstellen ihre Apparate auf dieses Format umbauen lassen, das in der Praxis viele Vorteile gegenüber dem kleineren Format hat. International ist für das Mittelformat die Größe 70 × 70 mm bestimmt worden. Die Größen 35 × 35 mm, 45 × 45 mm oder 75 × 75 mm sind für das Schirmbildverfahren nicht gebräuchlich. Im Normenausschuß für Röntgenfilme soll jetzt auch Prof. JANKER, Bonn, den „Arbeitsausschuß für Röntgenschirmbilduntersuchungen und für Röntgentechnik" vertreten; Prof. LOSSEN, Mainz, ist bereits in diesem Ausschuß tätig.

3. Die Erfahrungen über die Wirtschaftlichkeit der Röntgenröhren im Betrieb der Schirmbildgeräte

sind nach folgenden Punkten zusammengefaßt:

1. Es erscheint fraglich, ob die *Nutzung der Röntgenröhren* etwa durch dreifachen Schichtwechsel des Personals *gesteigert* werden kann, und zwar sozusagen bei pausenlosem Einsatz der Röhren.

2. Die Röntgeningenieure schätzen bei üblicher Empfindlichkeit der Emulsion des Films die *Energie pro Aufnahme* auf 2—2,5 Kilowattsekunden bei einer Optik von der Lichtstärke 1:1,5.

3. Die in der Röntgenröhre entwickelte Energie besteht zu 99% aus Wärme, zu 1% aus Röntgenstrahlen. Die 99% Wärme zwingen zu verbesserten *Kühlungsmaßnahmen*, welche das Tempo der Aufnahmen bestimmen.

4. Die Frage, ob Ölkühlung die Zeichenschärfe beeinflußt, wird von den Ingenieuren dahin beantwortet, daß *Luftkühlung* und *Ölkühlung* im praktischen Ergebnis gleichen Effekt haben. Bei der Ölkühlung ergibt sich zwar beim Durchgang der Röntgenstrahlen durch das an der Röhrenwand liegende Ölvolumen ein geringer Streueffekt; doch kann nicht behauptet werden, daß die Zeichenschärfe bei einer Ölhaube praktisch schlechter sei als bei einer Haube ohne Öl (Luftkühlung).

5. Über die Lebensdauer der Drehanodenröhre gegenüber der Festanodenröhre liegen noch nicht genügend Erfahrungen mit der Drehanodenröhre vor; aber die *Drehanodenröhre* braucht, wie befürchtet wird, nicht durch den Transport zu leiden, wenn sie ordnungsgemäß in geeigneten Behältern, senkrecht aufgehängt, mitgeführt wird. Es ist erforderlich, daß jeder Schirmbildtrupp eine komplette *Ersatzröhre mit Haube* mitführt.

6. Es ist zu unterscheiden zwischen:

a) der luftgekühlten Douglas-Röhre mit Festanode,

b) der Ölhaubenröhre mit Festanode,

c) der Drehanodenröhre.

Die Erfahrung zeigt, daß die *Kühlschwierigkeiten* bei der Ölhaubenröhre noch nicht zufriedenstellend gelöst werden konnten. Die bisher bei luftgekühlten Röhren gemachten Aufnahmezahlen ließen sich im Durchschnitt mit Drehanodenröhren noch nicht erreichen. Es erscheint dringend wünschenswert, die mechanischen Bedingungen der Kühlung für beide Typen weiter zu verbessern. Bisher mit der Drehanodenröhre erreichte Zeiten scheinen ihre gleichwertige Lebensdauer zu beweisen.

7. Durch Lagerung der Röntgenröhre ist eine Leistungsverminderung der Röhre nicht zu befürchten. Längere Lagerung (über 2 Jahre) ist aber nicht zu empfehlen.

8. Obwohl bei der Schirmbildphotographie die Faktoren Film und Leuchtschirm wesentlich sind, sind Röhren *mit kleinerem Brennfleck* wegen der besseren Zeichenschärfe zu bevorzugen. Das gilt besonders für größere Filmformate.

9. Die besondere Gefahr für jede Röhre bedeuten die beim Halbwellenbetrieb auftretenden Überspannungen. Diese Gefahr kann durch Ventilzusätze wesentlich herabgemindert und die Lebensdauer der Röhren entsprechend verlängert werden. Durch Vierventilzusätze wird die Leistungsfähigkeit der Apparate gleichzeitig beträchtlich heraufgesetzt, ohne das Netz stärker beanspruchen zu müssen, sie ermöglichen in jedem Falle den günstigsten Betrieb.

10. Die Frage, ob die Spiegeloptik der Linsenoptik grundsätzlich überlegen ist, kann heute noch nicht entschieden werden.

11. Die *Leistungsfähigkeit* und *Lebensdauer* der Röntgenröhre hängt wesentlich davon ab, wie sie von dem Bedienungspersonal behandelt wird. Der Röntgenschirmbildtrupp muß daher über genügend geschultes Personal für den Röntgenapparat verfügen.

12. Eine *Normung der Ersatzteile* wird vorerst noch nicht möglich sein.

13. Die *Leuchtschirme* halten praktisch unbegrenzt, wenn sie nicht der Sonne bzw. ultraviolettem Licht ausgesetzt werden. Eine weitgehende Verbesserung der Leuchtschirme in bezug auf Leuchtkraft und Zeichenschärfe ist aber anzustreben.

14. Ein *gutes Röntgenschirmbild* hängt u. a. von folgenden Faktoren ab:

a) von der Brennfleckgröße,
b) von der Körnigkeit des Leuchtschirmes,
c) von der optischen Leistung des Objektivs,
d) von der Korngröße der photographierten Schicht.

Die Frage nach der erforderlichen *Größe des Formates* bei Schirmbildaufnahmen ist sekundär. Primär muß eine zweckmäßige Kombination der genannten Faktoren erarbeitet werden. Zur exakten Klärung dieser Beziehungen sind Experimente eines *Forschungsinstitutes* im Sinne der *Grundlagenforschung* notwendig.

15. Es ist notwendig, daß die Röntgenschirmbildstellen *Leistungsbücher über jede Röntgenröhre* führen.

4. *Lungenkrebs-Diagnostik.*

Die Röntgenschirmbildaktionen sollen auch ein Augenmerk auf die Diagnostik des Lungenkrebses richten. Der Lungenkrebs steht nach den Vorträgen auf dem Internistenkongreß in Wiesbaden 1951 bei den Männern an der Spitze aller Krebse. „Wenn man sich entschließen würde, Reihenuntersuchungen mit dem Schirmbildverfahren anzuordnen, könnte man sicherlich vielen Menschen das Leben retten" (Prof. Knipping).

5. *§ 300 StGB. betr. Schweigepflicht.*

Den Länderregierungen soll empfohlen werden, alle Personen der Schirmbildstellen gemäß Strafgesetzbuch § 300 auf die Schweigepflicht schriftlich zu verpflichten.

6. Zuständigkeit für die Röntgenschirmbilduntersuchungen.

Da das „Gesetz über die Vereinheitlichung des Gesundheitswesens“ für das deutsche Bundesgebiet noch in Kraft ist, gehört die planmäßige Erfassung der Tuberkulose und damit auch die Durchführung einer Schirmbildaktion zunächst zur Zuständigkeit der Gesundheitsämter. Den Gesundheitsämtern bleibt es aber unbenommen, sich auch anderer Stellen oder Organisationen zu bedienen, um Schirmbilduntersuchungen durchzuführen. Jedenfalls haben die Schirmbildzentralen mit den Gesundheitsämtern in Verbindung zu treten, damit die reibungslose Durchführung einer Schirmbildaktion gewährleistet ist.

7. Arbeitsausschuß für Kindertuberkulose.

Vorsitzender: Prof. Dr. OPITZ, Heidelberg, Univ.-Kinderklinik.

Dieser Arbeitsausschuß hat zusammen mit dem „Arbeitsausschuß für Milch und für Tiertuberkulose“ am 20. 1. 1951 eine Sitzung abgehalten. Es wurden folgende Themen behandelt:

1. Über den Stand der Kindertuberkulose in der Nachkriegszeit.

In der Diskussion wurde besonders Stellung zur bovinen Tuberkulose beim Menschen genommen:

„Herr BRÜGGER hat in Wangen bei allen Tuberkulinpositiven ohne Lungenbefund *Bauchaufnahmen* gemacht; in einer Klasse hat er bei 51% der Tuberkulinpositiven ohne Lungenbefund verkalkte Lymphknoten im Bauch gefunden. Die Zahlen schwanken im allgemeinen zwischen 30 und 50%. Die Untersuchungen sind allerdings noch nicht abgeschlossen.

Diese hohen Zahlen sind darauf zurückzuführen, daß in Wangen trotz der erheblichen Verseuchung der Rinderbestände mit Tuberkulose die Milch vorzugsweise *ungekocht* getrunken wird.

Herr KELLER hat aus einer kleinen Kinderheilstätte die Zahlen von *bovinen* Infektionen für die Zeit von 1937—1950 zusammengestellt.

Herr GOETERS bestätigt für Ostfriesland die Angaben von Herrn BRÜGGER. Während seit 20 Jahren auf Norderney kein Fall von tuberkulöser Meningitis vorgekommen war, starben jetzt 3 Kinder an Meningitis (Einwohnerzahl 8800).“

Es wurden folgende *Leitsätze* angenommen:

„Die Erörterungen über die Entwicklung der Kindertuberkulose nach dem Zweiten Weltkriege im Vergleich zur Vorkriegszeit gelegentlich der Gründungssitzung des Arbeitsausschusses für Kindertuberkulose in Hannover am 20. 1. 1951 haben folgende Gesichtspunkte ergeben:

1. Es ist nicht möglich, die Entwicklung der Kindertuberkulose nach dem Zweiten Weltkriege im Vergleich zur Vorkriegszeit genau zu verfolgen, weil sowohl aus der Vorkriegszeit als auch aus der Nachkriegszeit nur vereinzelte genauere Statistiken vorliegen. Es ist zu erstreben, daß die Gesundheitsämter ihre Tuberkulosestatistiken nach den verschiedenen Altersklassen des Kindesalters (0—1, 1—5, 5—15 Jahre) einrichten.

2. Soweit sich aus den bisherigen Statistiken ersehen läßt, ist die Letalität der Säuglinge und Kleinkinder an ansteckender Lungentuberkulose bei uns immer noch überraschend hoch, während z. B. in Zürich mit 380000 Einwohnern seit 1948 überhaupt keine Säuglinge mehr an Tuberkulose verstorben sind. Dank der Behandlung der tuberkulösen Meningitis mit Streptomycin ist die Letalität an dieser Tuberkuloseform zurückgegangen. Die Verhütung jeglicher

Ansteckung der jüngeren Kinder mit Tuberkulose scheint immer noch das einzige Mittel zu sein, die Tuberkulose bei diesen Altersklassen wirksam zu bekämpfen. Es wird daher empfohlen, die Einbeziehung der Neugeborenen und Kleinkinder in die (freiwillige) BCG.-Schutzimpfungsaktion zu fördern.

3. Gemäß der Zunahme der Rindertuberkulose in Deutschland nach dem Zweiten Weltkrieg ist die Zunahme der extrapulmonalen Tuberkulosen vor allem bei Kindern — wenigstens zum Teil — auf die Infektion mit Rindertuberkelbacillen zurückzuführen. Auf die Notwendigkeit der Belieferung der Bevölkerung mit tuberkelbacillenfreier Trinkmilch und auf die Notwendigkeit der Tilgung der Rindertuberkulose überhaupt wird mit Nachdruck hingewiesen, da die Infektionen mit Rindertuberkelbacillen nach menschlichem Ermessen durch solche Maßnahmen vermeidbar sind.

4. Die *Differenzierung der Tuberkelbacillen* in humane und bovine Typen bei allen Formen der kindlichen Tuberkulose *ist allerorts anzustreben*; die Bereitstellung der entsprechenden Mittel ist erforderlich.“

2. Über die Belieferung der Schulspeisungen mit einwandfreier Milch

s. Entschließung des Arbeitsausschusses für Milch und für Tiertuberkulose S. 23.

8. Arbeitsausschuß für Arbeitsfürsorge bei Tuberkulose.

Vorsitzender: Min.-Rat Dr. Paetzold, Bonn.

Auf der Gründungssitzung des Arbeitsausschusses am 31. 3. 1951 in Mainz wurden Fragen der *Arbeitsbehandlung in der Heilstätte*, der *Arbeitsvermittlung Tuberkulöser nach der Entlassung aus der Heilstätte* und die *Neufassung der ärztlichen und Fürsorgerichtlinien für die Arbeitsvermittlung Lungentuberkulöser* unter Beteiligung zahlreicher Fachleute erörtert.

Chefarzt Dr. Langer (Versorgungskrankenhaus Unterstedt) referierte zu dem *ersten* Thema. Nach einem allgemeinen Überblick über die Arbeitstherapie in Deutschland und im Auslande berichtete er über die Arbeitstherapie in der von ihm geleiteten Anstalt.

Dr. Langer teilt die Arbeitstherapie in drei Gruppen ein:

a) Beschäftigung und Arbeitstherapie im Krankenbett,
b) außerhalb des Krankenbettes,
c) nach der Entlassung aus der Heilstätte.

In Anlehnung an die Verhältnisse im Auslande fordert er, daß auch in Deutschland die Tuberkulösen schon im Krankenbett beschäftigt werden. Die Kranken, die für eine Operation vorgesehen sind, läßt er sich sinnvoll mit einer Arbeit beschäftigen, um die Widerstandskräfte zu ermitteln und zu stärken. Als wichtig wurde herausgestellt, daß der Kranke das Empfinden hat, wirkliche Arbeit zu leisten; dazu gehört auch eine entsprechende Entlohnung, die in seiner Anstalt 10 Pf pro Stunde beträgt, wenn die Arbeitszeit zwei oder drei Stunden übersteigt. Um die Arbeit möglichst zweckentsprechend zu gestalten, hält er die Anstellung einer ausgebildeten Arbeitstherapeutin in jeder Heilstätte unbedingt für erforderlich. Dr. Langer hat die Erfahrung gemacht, daß die Kranken sich der Arbeitstherapie gern unterziehen. Ein Widerstand ist nur dort zu erwarten, wo die Kranken zu lange unbeschäftigt geblieben und dadurch arbeitsentwöhnt und -unlustig geworden sind. Für die Kranken, die nach Abschluß des Heilverfahrens wieder ein freies Arbeitsverhältnis aufnehmen können, muß nach seiner Ansicht die Möglichkeit der Unterbringung in Arbeitsheilstätten geschaffen werden.

Ob.-Reg.-Med.-Rat Dr. Dr. Schuwirth, Leitender Arzt des Landesarbeitsamtes Nordrhein-Westfalen, berichtete über Organisation und Erfahrungen im Bereiche des Landesarbeitsamtes Nordrhein-Westfalen. Dort erfolgt die Arbeitsvermittlung bei den Arbeitsämtern im Rahmen einer Sonderbetreuung durch die Schwerbeschädigten-Vermittlungsstellen unter Zugrundelegung der ärztlichen und Fürsorgerichtlinien für die Arbeitsvermittlung Lungentuberkulöser. Das Landesarbeitsamt ist bestrebt, den Arbeitsuchenden nur solche Arbeit zu vermitteln, bei der sie krisenfest untergebracht sind. Die *56* Arbeitsämter von Nordrhein-Westfalen hatten am 31. 7. 1950 *140000* arbeitslose Männer, davon *805 offene und geschlossene Tuberkulosekranke*. Diese waren bis zum 30. 9. 1950 auf 753 und bis zum 31. 12. 1950 auf 687 zurückgegangen. Es war also gelungen, die Tuberkulösen so krisenfest unterzubringen, daß die Schwankungen in der Beschäftigung praktisch keinen Einfluß auf die Vermittelten gehabt haben.

Die Betreuung der Tuberkulösen durch das Arbeitsamt beginnt schon in der Heilstätte, ungefähr sechs Wochen vor der Entlassung. Der Beauftragte des Arbeitsamtes berät mit dem Kranken, dem Arzt und der Krankenhausfürsorgerin, für welche Arbeit er geeignet ist. Irgendwelcher Zwang wird auf den Kranken nicht ausgeübt; er wird lediglich darauf hingewiesen, daß die freie Aufnahme eines Arbeitsplatzes für ihn nicht gut ist, da er einerseits eine für ihn nicht geeignete Arbeit erhalten, andererseits seine Arbeitskameraden gefährden könnte.

Die Schwierigkeiten bei der Vermittlung Tuberkulöser liegen vorwiegend auf seiten der Arbeitgeber und der Betriebsräte, die sich weigern, Tuberkulöse einzustellen. Das Landesarbeitsamt Nordrhein-Westfalen unterrichtet daher im Einverständnis mit dem Kranken die Betriebsleitung über die Art der Erkrankung und weist auf die erforderlichen Maßnahmen gesundheitlicher Art am Arbeitsplatz hin. Zur Zeit werden Versuche gemacht, für den Zweck der Arbeitsfürsorge mit Hilfe einer zentralen Erfassungsstelle objektives Material zu erhalten, um sich durch spätere Sichtung über den Erfolg der Maßnahmen klar zu werden.

Die Vorträge von Chefarzt Dr. LANGER und Ob.-Reg.-Med.-Rat Dr. Dr. SCHUWIRTH sind im Bundesarbeitsblatt Nr. 10, Jahrgang 1951, veröffentlicht.

Im weiteren Verlauf wurde nach lebhafter Diskussion, an der sich besonders die Arbeitgeberseite beteiligte, beschlossen, die *ärztlichen und Fürsorgerichtlinien für die Arbeitsvermittlung Lungentuberkulöser*, die im Jahre 1942 vom Reichsministerium des Innern gemeinsam mit dem Reichsarbeitsministerium herausgegeben und im Jahre 1947 durch das „Zentralkomitee zur Bekämpfung der Tuberkulose in der britischen Zone“ in eine neue Fassung gebracht waren, den heutigen arbeitsmarktpolitischen Verhältnissen entsprechend umzugestalten und neu zu fassen. Dabei soll auch der bevorstehenden Änderung in der Regelung der Tuberkulosehilfe und -versorgung Rechnung getragen werden. Die neuen Richtlinien wurden dann in mehreren Sitzungen einer Unterkommission beraten und den Sozialpartnern zugeleitet. Nur bei einer Mitarbeit der Sozialpartner, insbesondere der Arbeitgeberseite, wird die Wiedereingliederung Tuberkulöser in den Arbeitsprozeß in größerem Ausmaß möglich sein. Zur Zeit besteht jedoch wenig Neigung — selbst nicht im Rahmen des künftigen Schwerbeschädigtengesetzes —, Tuberkulöse auf Plätzen für Schwerbeschädigte in der Wirtschaft unterzubringen. Aufgabe des Ausschusses wird es sein, diese Bedenken soweit irgend möglich zu zerstreuen.

9. Arbeitsausschuß für die Landesvereine und Landesausschüsse zur Bekämpfung der Tuberkulose.

Vorsitzender: Landesrat a. D. Dr. h. c. SERWE, Düsseldorf.

Mitglieder des D.ZK. sind folgende *Landesvereine* und *Landesausschüsse:*

1. Schleswig-Holsteinische Vereinigung zur Bekämpfung der Tuberkulose e.V. Geschäftsstelle: Lübeck, Kronsforder Allee 2—6.

2. Bremischer Landesverband zur Bekämpfung der Tuberkulose e.V. Geschäftsstelle: Bremen, Ansgarhaus, Horner Straße 70.

3. Niedersächsischer Verein zur Bekämpfung der Tuberkulose e.V. Geschäftsstelle: Hannover, Hildesheimer Straße 25.

4. Rheinischer Tuberkulose-Ausschuß Geschäftsstelle: Düsseldorf, Adersstr. 1.

5. Berliner Gesellschaft zur Bekämpfung der Tuberkulose Geschäftsstelle: Berlin NW 40, Invalidenstraße 52.

In der Sitzung des Arbeitsausschusses am 11. 4. 1951 wurden folgende Punkte erörtert:

I. Der Aufbau der Landesvereine ist verschieden; er richtet sich nach den jeweiligen regionalen Interessen und Bedürfnissen.

In Niedersachsen besteht neben dem „Niedersächsischen Verein zur Bekämpfung der Tuberkulose" in jedem Kreis ein „Kreisverein zur Bekämpfung der Tuberkulose"; das ist ein ähnlicher Unterbau für die Kreisinstanz wie beim Deutschen Roten Kreuz.

Die „National Tuberculosis Association", die dem D.ZK. entsprechende Organisation in den USA, hat in 49 Staaten über 3000 Unterorganisationen.

II. Die Aufgaben der Landesvereine und Landesausschüsse sind in der Hauptsache folgende:

1. Die Aufklärungsarbeit.

a) Tuberkulose-Filme. Es stehen bis jetzt folgende Filme zur Verfügung:

Ein 300-m-Film und kurze Filmstreifen, u. a. Ausschnitte aus dem „Robert-Koch-Film" (Niedersächsischer Verein zur Bekämpfung der Tuberkulose, Hannover).

„Macht im Dunkel" (Österr. Film; Film-Verleih Dr. Werner, Timmendorf).

„Achtung, Tb.!" (Regierung Hessen, Frau Ober-Reg.- und Ober-Med.-Rätin Dr. Daelen, Wiesbaden).

„Vertrauen" (Schweizer Film).

„Im Anfang war die Tat" (AFIFA, Berlin-Tempelhof, Viktoriastr. 13/18).

„Du und die Tuberkulose" (OPA-JSD, Motion Picture Branch, München-Geiselgasteig, Bavaria-Filmplatz 7 / Frau Luig).

Über die einzelnen Filme sind die Meinungen geteilt. Ein idealer Tuberkulose-Film ist anscheinend noch nicht vorhanden. Man muß unterscheiden zwischen kleinen Aufklärungsfilmen, Kulturfilmen und großen Spielfilmen. Nach Auskunft von Herrn LUTHER, Lübeck, ist es nicht damit getan, einen neuen Tuberkulose-Film zu drehen; die Produktionsfirma muß sich vielmehr verpflichten, den Film in ihren Verleih miteinzuspannen. Die Produktionsfirmen geben nämlich den Hauptfilm immer gekoppelt mit dem Vorfilm, also immer ein großes Programm, an die Kinotheater ab. Es wird vorgeschlagen, vom D.ZK. ein Preisausschreiben für ein geeignetes Drehbuch für einen Tuberkulose-Film zu veranstalten. Die Nachfrage nach einem geeigneten Film ist allgemein groß.

b) Zeitschriften bzw. Mitteilungsblätter. Das D.ZK. gibt zusammen mit der „Deutschen Vereinigung für die Gesundheitsfürsorge des Kindesalters" die Zeitschrift „Gesundheitsfürsorge" heraus, welche besonders für die Gesundheitsfürsorgerinnen bestimmt ist; ein entsprechender Raum ist für die Tuberkulosebekämpfung und für die Veröffentlichungen des D.ZK. reserviert.

Das Mitteilungsblatt des Niedersächsischen Vereins zur Bekämpfung der Tuberkulose „Kampf gegen Tuberkulose" geht an alle Kreisvereine im Lande Niedersachsen.

c) Aufklärungstafeln. Beim Niedersächsischen Verein zur Bekämpfung der Tuberkulose, Hannover, sind 3 vielfarbige Aufklärungstafeln vorhanden.

d) Siegelmarken. Es handelt sich um Siegelmarken, deren Bilder Aufklärungsthemen behandeln, entwickelt vom Niedersächsischen Verein zur Bekämpfung der Tuberkulose. Diese Verschlußmarken sind mit Erfolg vom Rheinischen Tuberkulose-Ausschuß zusammen mit dem D.ZK. Anfang 1951 vertrieben worden.

e) Tuberkulose-Unterricht. Tuberkulose-Unterricht in den Schulen (Niedersachsen), wie es früher schon in der Provinz Hannover und in Stettin, in der Hauptsache nach BRAEUNINGschem Muster, üblich gewesen ist — jährlich eine Stunde Tuberkulose-Unterricht in jeder Schulklasse.

f) Merkblätter. Neugedruckt ist das bekannte Merkblatt von Prof. Dr. BRAEUNING: „Was jedermann von der Tuberkulose wissen muß" — erhältlich beim D.ZK., Hannover, Sallstraße 41.

2. Die Röntgenschirmbildaktion.

Der Niedersächsische Verein zur Bekämpfung der Tuberkulose, Hannover, ist durch die Verordnung der Landesregierung für Niedersachsen vom 15. 7. 1949 mit der Durchführung der Röntgenschirmbildaktion für das Land Niedersachsen beauftragt worden.

3. Die Wohnungsfürsorge.

Bremen hat ein Tuberkulose-Heim errichtet, und zwar für Tuberkulöse, die kürzere oder längere Zeit dort wohnen bleiben sollen. Das Heim ist nicht nur für Alleinstehende und Ledige, sondern auch für Verheiratete mit katastrophalen Wohnverhältnissen; es hat z. Z. für 40 Männer Platz. Ein Heim für Frauen soll noch eingerichtet werden.

In allen Landesverbänden ist das Bestreben rege, zusätzlichen Wohnraum für Tuberkulöse zu schaffen. — Auf den betreffenden Abschnitt „Wohnungsfürsorge für Tuberkulöse" wird verwiesen!

4. Fortbildungskurse für Tuberkulose-Fürsorgeärzte und Gesundheitsfürsorgerinnen.

5. Den Landesvereinen können außer den unter 2. und 3. genannten Aufgaben noch andere (z. B. die BCG.-Schutzimpfung) zugewiesen werden.

Aus den Besprechungen am 11. 4. 1951 ging hervor, daß die Landesvereine und Landesausschüsse im großen und ganzen bestrebt sind, nur solche *Aufgabengebiete* zu übernehmen, welche nach den gesetzlichen Bestimmungen nicht durch die „Öffentliche Hand" erledigt werden können. Die „Öffentliche Hand", also die Länder und Kreise, soll in der Erfüllung ihrer Aufgaben in bezug auf die Tuberkulosebekämpfung nicht durch die Landesvereine entlastet werden.

Die Schleswig-Holsteinische Vereinigung zur Bekämpfung der Tuberkulose, Lübeck, schlägt ein *gemeinsames Tuberkulose-Abzeichen* vor — international ist das rote Doppelkreuz gebräuchlich.

10. Arbeitsausschuß für Tuberkulosegesetzgebung.

Vorsitzender: Prof. Dr. SCHMITZ, Düsseldorf.

In den Sitzungen am 28. 6. und 25. 7. 1951 wurde zunächst Stellung genommen zu dem Entwurf eines „Gesetzes über die Tuberkulosehilfe" (Min. Rat Dr. HAGEN, Bonn).

Weiterhin wurde der Plan eines „Bundes-Tuberkulosegesetzes" im großen und ganzen besprochen.

11. Arbeitsausschuß für Chemotherapie.

Vorsitzender: Prof. Dr. LYDTIN, München

Sitzungen des *Arbeitsausschusses für Chemotherapie* und einer *Unterkommission* fanden am 29. 6., 24. 7. und 17. 9. 1951 statt.

In den Sitzungen wurde allgemein anerkannt, daß die 3 Chemotherapeutica: Streptomycin, PAS und Conteben einen Fortschritt in der Behandlung der Tuberkulose darstellen, daß aber die Heilstättenbehandlung mit ihrer Liegekur die Grundlage für die Behandlung der Tuberkulose bleibt, und daß die rechtzeitige Anwendung aktiver Behandlungsmaßnahmen (Kollapstherapie usw.) durch die Anwendung der 3 Chemotherapeutica nicht versäumt werden darf.

Besondere Beachtung wurde der Entwicklung resistenter Tuberkelbakterienstämme gewidmet in ihrer Bedeutung für die Behandlung und in seuchenhygienischer Hinsicht.

Das Ergebnis der Diskussionen fand seinen Niederschlag in folgenden Merkblättern:

1. „Verlautbarung des Arbeitsausschusses für Chemotherapie des D.ZK. über die Anwendungsbreite von Conteben, PAS und Streptomycin vom 24. Juli 1951" (s. Anhang 4b).

2. Vorläufiges Merkblatt über die Resistenz von Tuberkelbakterien gegenüber Streptomycin, PAS und Conteben (s. Anhang 4b).

3. Verzeichnis der Nährbodenrezepte, abgedruckt in Beitr. Klin. Tbk. 107, 1, 82—88 (1952).

Diese 3 Beschlüsse sind bei der Geschäftsstelle des D.ZK. erhältlich.

Die Länderregierungen wurden gebeten, allgemein die 3 Tuberkuloseheilmittel Streptomycin, PAS und Conteben zum Verkehr mit Arzneimitteln, und zwar zum Bezug nur aus einer Apotheke, unter verschärftem Rezeptzwang freizugeben, soweit das nicht schon geschehen ist. Ergänzend wird empfohlen, Streptomycinpräparate hinsichtlich ihrer Wirksamkeit einer Überwachung zu unterstellen.

Es muß nach den bisher geltenden gesetzlichen Bestimmungen und den bisherigen Gepflogenheiten der Verantwortung jedes einzelnen Arztes überlassen bleiben, in welcher Weise er seiner Verantwortungspflicht auf Grund seiner Kenntnisse und Fertigkeiten nachkommen will. Durch geeignete Veröffentlichungen (Merkblätter usw.) muß die Ärzteschaft über die Indikationen aufgeklärt werden, wann die oben genannten 3 Tuberkuloseheilmittel verabreicht werden können, vor allem unter dem Gesichtspunkt, keine arzneimittelresistenten Tuberkelbakterienstämme und durch Übertragung solcher Stämme arzneimittelresistente Tuberkulosen entstehen zu lassen.

12. Arbeitsausschuß für Tuberkulose im Rahmen der Unfallversicherung.

Vorsitzender: Reg.-Dir. Dr. med. habil. LEDERER, München,

In der vorbereitenden Sitzung des Arbeitsausschusses am 20. 9. 1951 und in der Sitzung am 20. 11. 1951 wurde über folgende Punkte verhandelt:

1. Tuberkulose als Berufskrankheit.

Eine der Hauptaufgaben des Arbeitsausschusses ist es, die Grundlagen für eine dem Stand der wissenschaftlichen Erkenntnisse und praktischen Erfahrungen angemessene Begutachtung der Tuberkulose als berufliche Infektion bzw. als

Unfallereignis zu entwickeln. Solcher Grundlagen bedarf in erster Linie der Staatliche Gewerbearzt, welcher in Durchführung der Berufskrankheiten-Verordnung in jedem Falle maßgeblich mit der Begutachtung des ursächlichen Zusammenhanges der Tuberkulose mit einer beruflichen Infektion betraut ist. Er kann sich dabei eines Fachgutachters bedienen.

Wie Ob.-Med.-Rat Dr. KREUSER, Stuttgart, am 18. 9. 1951 auf der Tuberkulose-Tagung in Bad Kissingen vorgetragen hat, besteht die Übersterblichkeit der Krankenpflegepersonen an Tuberkulose immer noch fort. Außer den Krankenschwestern sind aber auch die Medizinstudenten und die Hausmädchen in den Krankenanstalten besonders zu schützen.

2. *Röntgenaufnahmen bei Dienstantritt und -austritt.*

Man ist sich einig, daß eine Röntgendurchleuchtung zur Begutachtung einer Lungentuberkulose als Berufskrankheit im allgemeinen nicht genügt. Wünschenswert ist eine Bestimmung, daß sowohl beim Dienstantritt als auch beim Dienstaustritt eine Röntgenaufnahme angefertigt wird.

3. *Tuberkulinprobe und BCG.-Schutzimpfung.*

In Deutschland sind leider immer noch sehr viele Ärzte, auch Lungenfachärzte, der Meinung, daß die Tuberkulinprobe im Erwachsenenalter immer positiv sei. Es sei daher nicht erforderlich, bei Erwachsenen eine Tuberkulinprobe anzusetzen.

Dieser vor etwa 40 Jahren vertretene Standpunkt gilt heute nicht mehr, da sogar in den Großstädten die Mehrzahl der schulentlassenen Kinder im Alter von 14—15 Jahren noch tuberkulinnegativ ist. Für den Betroffenen ist es unter Umständen nicht gleichgültig, ob er vor dem Eintritt in den Krankenpflegedienst bereits tuberkulosevorinfiziert ist oder nicht; deshalb besteht auch noch die Bestimmung, daß Personen unter 25 Jahren zur Betreuung von Tuberkulösen nur dann eingesetzt werden sollen, wenn sie tuberkulin*positiv* sind. Das Ansetzen einer Tuberkulinprobe sollte beim Antritt jeder neuen Stelle im Krankenpflegeberuf vorgeschrieben werden, am besten natürlich die Intracutanprobe (MENDEL-MANTOUX) oder wenigstens eine Tuberkulinpflasterprobe. Unter allen Umständen sollten Schwesternschülerinnen *vor* Beginn ihrer Lerntätigkeit bzw. *vor* ihrer Beschäftigung am Krankenbett mittels Tuberkulin geprüft werden. Das gilt nicht nur für die Krankenpflegerinnen allein, sondern für das gesamte ärztliche und nichtärztliche Personal von Krankenanstalten. Denjenigen Personen im Dienste von Krankenanstalten, die tuberkulinnegativ sind, sollte nahegelegt werden, sich mit BCG. schutzimpfen zu lassen.

4. *Das Schutzalter.*

Bisher bestand in Deutschland hinsichtlich der tuberkulinnegativen Krankenpflegepersonen ein sog. „Schutzalter" von 25 Jahren. Die entsprechende Bestimmung ist allerdings nie rechtskräftig gewesen. — Das Alter von 25 Jahren ist auch von seiten der Krankenanstalten selten als Mindest-Beschäftigungsalter berücksichtigt worden. Allgemein wurde freilich zugegeben, daß bis zum Alter von 25 Jahren eine erhöhte Disposition zur Erkrankung an Tuberkulose besteht; mindestens unter 18 Jahren sollte indessen niemand in den Krankenanstalten beschäftigt werden. Die Arbeitsgemeinschaft der Staatlichen Gewerbeärzte hat sich für die Aufrechterhaltung eines Schutzalters ausgesprochen.

5. Desinfektion.

Es scheint, daß die Desinfektionsmaßnahmen in den Tuberkulose-Krankenanstalten leider nicht überall mit dem nötigen Ernst beachtet werden. Dr. Kreuser, Stuttgart, hat während des Krieges und später als Fürsorgearzt Untersuchungen auf einer Abteilung mit schwerkranken Tuberkulösen gemacht; bei den Hausmädchen solcher Abteilungen konnte er fast immer auf der Bindehaut säurefeste Stäbchen nachweisen. Das ist ein Zeichen für die Notwendigkeit der Desinfektion.

Die alte Desinfektionsordnung sollte überall durch die neue vom D.ZK. herausgegebene „Desinfektionsordnung bei Tuberkulose" ersetzt werden.

6. Die Belehrung des ärztlichen und nichtärztlichen Personals der Krankenanstalten.

Jedem, der Tuberkulöse pflegt oder irgendwie beruflich mit Tuberkulösen zu tun hat, sollte ein „Merkblatt" ausgehändigt werden, also der gesamten Schwesternschaft und dem Hauspersonal, aber auch den freien Schwestern und den Ärzten. Leider lehnen die Ärzte sehr häufig die Einsichtnahme eines solchen Merkblattes ab. Von München wird berichtet (Dipl.-Ing. Gottinger), daß in Bayern die Krankenhausärzte bezirksweise zusammengerufen werden sollen, damit sie sich eingehend über die Unfallvorschriften betreffs Verhütung von Tuberkulose in den Krankenanstalten unterrichten können. Das Beispiel von Bayern sollte von den anderen Ländern des Bundesgebietes nachgeahmt werden.

7. Die Belastung mit Arbeit.

Berufliche Überbelastung wirkt sich in bezug auf die Auslösung und den Verlauf von Tuberkuloseschüben meist sehr ungünstig aus. Eine Überlastung des Krankenpflegepersonals sollte unter allen Umständen verhütet werden. Für das Krankenpflegepersonal gelten noch die alten Vorschriften. Die Höchst-Arbeitszeit für Schwestern sollte einschließlich Sonntagsdienst, Nachtwachen und Bereitschaftsdienst 60 Std. in der Woche niemals überschreiten.

8. Nomenklatur für die Begutachtung der Tuberkulose.

Die Praxis hat ergeben, daß viele Gutachter die Ausdrücke „endogene Reinfektion, exogene Reinfektion, Reinfektion und Superinfektion" in ganz verschiedenem Sinne gebrauchen, so daß bei den Fernstehenden Mißverständnisse nicht ausgeschlossen sind.

Durch eine Sonderkommission des Arbeitsausschusses wurde in bezug auf die Nomenklatur für die Begutachtung der Tuberkulose als Berufskrankheit eine Übersicht zusammengestellt, welche nach vielen Sitzungen und Beratungen mit den verschiedensten Interessenten schließlich unter dem Titel „Gesichtspunkte zur Nomenklatur bei der Begutachtung der Tuberkulose als Berufskrankheit" herausgegeben worden ist (s. Anhang 3h s. S. 235).

III. Übersichten über die Tuberkulosebekämpfung im Bundesgebiet und in Berlin-Westsektoren

A. Gliederung des Bundesgebietes und Übersichten über die Bevölkerungsverhältnisse.

1. Gliederung des Bundesgebietes nach Ländern und Regierungsbezirken.

Land Bremen. 2 Kreise mit 2 Gesundheitsämtern.

Hansestadt Hamburg. 1 Kreis mit 3 Gesundheitsämtern.

Land Niedersachsen. *Reg.-Bez. Aurich:* 5 Kreise mit 7 Tuberkulose-Fürsorgestellen. *Verw.-Bez. Braunschweig:* 7 Kreise mit 12 Tuberkulose-Fürsorgestellen. *Reg.-Bez. Hannover:* 10 Kreise mit 23 Tuberkulose-Fürsorgestellen. *Reg.-Bez. Hildesheim:* 13 Kreise mit 17 Tuberkulose-Fürsorgestellen. *Reg.-Bez. Lüneburg:* 9 Kreise mit 17 Tuberkulose-Fürsorgestellen. *Verw.-Bez. Oldenburg:* 9 Kreise mit 25 Tuberkulose-Fürsorgestellen. *Reg.-Bez. Osnabrück:* 9 Kreise mit 26 Tuberkulose-Fürsorgestellen. *Reg.-Bez. Stade:* 8 Kreise mit 11 Tuberkulose-Fürsorgestellen.

Land Nordrhein-Westfalen. *Reg.-Bez. Aachen:* 8 Kreise mit 8 Gesundheitsämtern. *Reg.-Bez. Arnsberg:* 24 Kreise mit 24 Gesundheitsämtern. *Reg.-Bez. Detmold-Minden:* 14 Kreise mit 14 Gesundheitsämtern. *Reg.-Bez. Düsseldorf:* 22 Kreise mit 22 Gesundheitsämtern. *Reg.-Bez. Köln:* 9 Kreise mit 9 Gesundheitsämtern. *Reg.-Bez. Münster:* 16 Kreise mit 16 Gesundheitsämtern.

Land Schleswig-Holstein. 21 Kreise mit 20 Gesundheitsämtern.

Land Bayern. *Reg.-Bez. Oberpfalz:* 24 Kreise mit 19 Tuberkulose-Fürsorgestellen. *Reg.-Bez. Unterfranken:* 27 Kreise mit 22 Tuberkulose-Fürsorgestellen. *Reg.-Bez. Mittelfranken:* 25 Kreise mit 18 Tuberkulose-Fürsorgestellen. *Reg.-Bez. Oberfranken:* 26 Kreise mit 16 Tuberkulose-Fürsorgestellen. *Reg.-Bez. Niederbayern:* 26 Kreise mit 22 Tuberkulose-Fürsorgestellen. *Reg.-Bez. Oberbayern:* 33 Kreise mit 27 Tuberkulose-Fürsorgestellen. *Reg.-Bez. Schwaben:* 28 Kreise mit 18 Tuberkulose-Fürsorgestellen.

Land Hessen. *Reg.-Bez. Darmstadt:* 14 Kreise mit 11 Gesundheitsämtern. *Reg.-Bez. Kassel:* 18 Kreise mit 15 Gesundheitsämtern. *Reg.-Bez. Wiesbaden:* 16 Kreise mit 15 Gesundheitsämtern.

Land Württemberg-Baden. *Reg.-Bez. Baden:* 9 Kreise mit 9 Gesundheitsämtern. *Reg.-Bez. Württemberg:* 20 Kreise mit 19 Gesundheitsämtern.

Land Baden. 19 Kreise mit 19 Gesundheitsämtern.

Land Rheinland-Pfalz. *Reg.-Bez. Koblenz:* 11 Kreise mit 11 Gesundheitsämtern. *Reg.-Bez. Mainz:* 6 Kreise mit 4 Gesundheitsämtern. *Reg.-Bez. Montabaur:* 4 Kreise mit 4 Gesundheitsämtern. *Reg.-Bez. Neustadt/Pfalz:* 20 Kreise mit 13 Gesundheitsämtern. *Reg.-Bez. Trier:* 8 Kreise mit 8 Gesundheitsämtern.

Land Württemberg-Hohenzollern. 17 Kreise mit 17 Gesundheitsämtern.

Berlin-Westsektoren. 12 Gesundheitsämter.

Die weitere Gliederung in *Stadt- und Landkreise* und die zugehörigen *Gesundheitsämter* sind u. a. aus *Müllers Großem Deutschen Ortsbuch* (Wuppertal-Barmen, 8. Aufl., 1949) zu entnehmen.

2. Wohnbevölkerung der Länder und von Berlin-Westsektoren nach den Volkszählungen von 1939, 1946 und 1950

Tab. 1 und 2, Abb. 1.

Im Bundesgebiet und Berlin-Westsektoren ist die Wohnbevölkerung von rund 42 Millionen im Jahre 1939 auf 45,7 Millionen im Jahre 1946 und nahezu 50 Millionen im Jahre 1950 angestiegen. Wenn auch durch Gebietsänderungen ein absolut zuverlässiger Vergleich nicht möglich ist, so kann man doch sagen, daß die Zunahme seit 1939 besonders das Land Schleswig-Holstein mit 63,2% und Niedersachsen mit 49,7% betrifft; in weitem Abstand folgen Bayern, Hessen und Württemberg-Baden.

Tabelle 1. *Wohnbevölkerung*[1] *(in 1000)*.

Entnommen aus: Stat. Jahrbuch für die Bundesrepublik Deutschland 1952, S. 12ff.

Land	17. Mai 1939			29. Oktober 1946			13. September 1950[2]			Zu- (+) bzw. Abnahme (—) i. % 1950 gegen	
	insgesamt	davon		insgesamt	davon		insgesamt	davon			
		männl.	weibl.		männl.	weibl.		männl.	weibl.	1939	1946
Bundesgebiet	*39337,5*	*19335,4*	*20002,1*	*43694,0*	*19605,4*	*24088,6*	*47695,7*	*22350,7*	*25345,0*	*+21,0*	*+ 8,9*
davon:											
Schleswig-Holstein . .	1589,0	816,7	772,3	2573,2	1155,1	1418,1	2594,6	1210,5	1384,1	+63,2	+ 0,8
Hamburg	1711,9	820,1	891,7	1403,3	641,3	762,0	1605,6	752,4	853,2	— 6,3	+14,3
Niedersachsen	4539,7	2305,1	2234,6	6227,8	2812,6	3415,2	6797,4	3202,5	3594,9	+49,7	+ 9,1
Nordrhein-Westfalen .	11934,4	5816,4	6118,0	11682,6	5283,2	6399,4	13196,2	6255,0	6941,2	+10,2	+12,5
Bremen	562,9	284,3	278,6	484,5	224,9	259,6	558,6	265,3	293,3	— 0,9	+15,2
Hessen.	3479,1	1693,9	1785,3	3973,6	1786,3	2187,3	4323,8	2024,2	2299,6	+24,3	+ 8,8
Württemberg-Baden .	3217,3	1558,6	1658,8	3583,1	1590,6	1992,5	3907,8	1815,4	2092,4	+20,7	+ 8,4
Bayern	7037,6	3444,3	3593,3	8738,4	3905,6	4832,8	9126,0	4234,0	4892,0	+29,5	+ 4,3
Rheinland-Pfalz. . . .	2960,0	1472,1	1487,9	2740,9	1212,1	1528,8	3004,8	1400,9	1603,9	+ 1,1	+ 9,2
Baden	1229,7	602,2	627,5	1182,1	512,1	670,0	1338,6	618,4	720,2	+ 8,6	+13,0
Württemberg-Hohenz.[2]	1075,9	521,6	554,3	1104,5	481,5	623,0	1242,2	572,1	670,1	+15,3	+12,4
Berlin-Westsektoren	2750,5	1244,1	1506,4	2012,5	812,9	1199,6	2147,0	911,5	1235,5	—22,0	+ 6,6
Bundesgebiet + Berlin. .	42089,8	20580,8	21509,0	45706,7	20418,3	25288,4	49842,6	23262,2	26580,4	—	—

[1] Die Wohnbevölkerung umfaßt alle Personen, die in einer Gemeinde ihren Wohnsitz (ständigen Wohnsitz) haben. 1946 einschließlich Kreisflüchtlingslager, jedoch ohne alle anderen deutschen Lagerinsassen sowie ohne Insassen von DP- und IRO-Lagern; 1950 einschließlich aller Lagerinsassen ohne die Insassen derjenigen IRO-Lager, die nicht der deutschen Verwaltung unterstehen.

[2] Einschließlich Kreis Lindau.

Tabelle 2. *Die Heimatvertriebenen im Bundesgebiet (Stand am 1. 7. 1950)*

Entnommen aus: Wirtschaft und Statistik, H. 2, S. 289 (1950).

Land	% der Gesamtbevölkerung	Land	% der Gesamtbevölkerung
Schleswig-Holstein	34,3	Hessen.	15,6
Niedersachsen	26,6	Württemberg-Baden . . .	18,6
Bayern	20,9	Rheinland-Pfalz.	3,6
Hamburg	6,4	Baden	7,0
Nordrhein-Westfalen	9,5	Württemberg-Hohenzollern	8,9
Bremen	7,4		

Bundesgebiet: 16,3

Die Bevölkerungszunahmen sind zum großen Teil durch Zuwanderungen der Heimatvertriebenen und der in den Großstädten Ausgebombten bedingt, während die Abnahme der Bevölkerungszahlen bei Hamburg und Bremen (wie bei vielen anderen Großstädten) auf Abwanderungen nach dem Ausfall von Wohnungen infolge Kriegsschäden zurückzuführen ist.

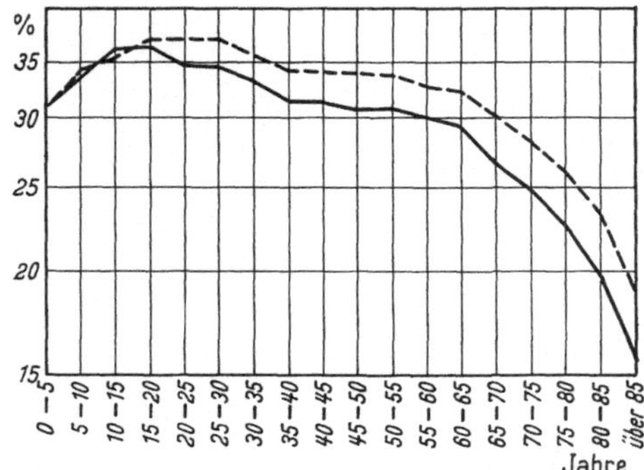

Abb. 1. Flüchtlingsanteil in Prozent der Altersgruppen bei der Gesamtbevölkerung Schleswig-Holsteins nach der Volkszählung vom 13. September 1950.
——— = männliche, -------- = weibliche Bevölkerung.

An den Zuwanderungen sind weitgehend die Heimatvertriebenen beteiligt; ihre Verteilung auf das Bundesgebiet nach dem Stand vom 1. 7. 1950 geht aus Tab. 2 hervor.

Die Abb. 1 zeigt, daß der Anteil der Vertriebenen an der gesamten Bevölkerung in Schleswig-Holstein bei beiden Geschlechtern besonders die Jahrgänge bis zum 65.Lebensjahr betrifft, aber nicht in ähnlichem Maße die alten Leute; die letzteren (über 65 Jahre alten) sind entweder in der Heimat verblieben oder inzwischen gestorben.

3. Gliederung der Wohnbevölkerung nach Alter und Geschlecht für die Jahre 1939, 1946 und 1950.

Tab. 3a gibt die Altersgliederung, getrennt nach Geschlecht, im Jahre 1939 für das gesamte Deutsche Reich wieder, während die Tab. 3b das Bundesgebiet gemäß den Volkszählungen 1946 und 1950 betrifft. Die Zahlen sind in dieser Fülle schwer übersehbar und, weil verschieden große Gebiete betreffend, nicht ohne weiteres miteinander vergleichbar. In Tab. 4 haben wir die Zahlen in größeren Gruppen zusammengefaßt.

Aus den absoluten und den Verhältniszahlen lassen sich nicht ohne weiteres große Altersverschiebungen im Bevölkerungsaufbau herauslesen. Die Verhältniszahlen der Tab. 4 für 1950 unterscheiden sich gegenüber denjenigen von 1939 nur wenig — bis auf die Altersgruppe 25—45 Jahre. Der Anteil dieser Altersgruppe an der Gesamtbevölkerung ist 1950 rund 5% kleiner als 1939; 1939 kamen in dieser Altersklasse auf 100 Männer 103 Frauen, 1950 aber 129 Frauen. Wir wissen, daß in erster Linie die jetzigen Jahrgänge von 25—45 Jahren im Kriege die Kontingente für den Fronteinsatz gestellt haben. 1939 war der Anteil dieser Altersklassen an der Gesamtzahl der Männer 33,7%, 1950 dagegen nur noch 26,3%; für dieselbe Altersklasse der Frauen ist nur ein Rückgang von 33,3% auf 30,3% zu verzeichnen. Zum Teil ist diese Änderung des Anteiles der betreffenden Altersklassen natürlich auch darauf zurückzuführen, daß der Bestand an Personen in den höheren Altersklassen zugenommen hat mit der Zunahme der Lebenserwartung.

Tabelle 3a. *Gliederung der Wohnbevölkerung des Reichsgebietes Mitte 1939 (ohne Memelland).*
Entnommen aus: Stat. Jahrbuch des Deutschen Reiches **58**, 24 (1939/40).

Altersklassen	17. Mai 1939					
	insgesamt		männlich		weiblich	
	in 1000	%	in 1000	%	in 1000	%
1	2	3	4	5	6	7
unter 6 Jahren	7736,7	9,7	3948,6	10,2	3788,1	9,3
6 bis „ 10 „	4408,4	5,6	2241,9	5,8	2166,5	5,3
10 „ „ 14 „	4883,7	6,2	2477,6	6,4	2406,1	5,9
14 „ „ 16 „	2586,3	3,3	1312,2	3,4	1274,1	3,1
16 „ „ 18 „	2756,0	3,5	1398,3	3,6	1357,7	3,3
18 „ „ 20 „	2856,9	3,6	1457,3	3,7	1399,6	3,5
20 „ „ 21 „	759,7	1,0	387,6	1,0	372,1	0,9
21 „ „ 25 „	3661,1	4,6	1857,2	4,8	1803,9	4,4
25 „ „ 30 „	7067,0	8,9	3561,1	9,2	3505,9	8,6
30 „ „ 35 „	7159,1	9,0	3597,1	9,3	3562,0	8,8
35 „ „ 40 „	6698,4	8,4	3336,3	8,6	3362,1	8,6
40 „ „ 45 „	5645,5	7,1	2569,0	6,6	3076,5	7,3
45 „ „ 50 „	4873,0	6,1	2160,9	5,6	2712,1	6,7
50 „ „ 55 „	4463,4	5,6	2039,8	5,3	2423,6	6,0
55 „ „ 60 „	3935,6	5,0	1837,7	4,7	2097,6	5,2
60 „ „ 65 „	3601,8	4,5	1703,5	4,4	1898,3	4,7
65 Jahre und darüber	6282,7	7,9	2875,6	7,4	3407,1	8,4
Insgesamt	79375,3	100,0	38761,7	100,0	40613,6	100,0

Tabelle 3b. *Gliederung der Wohnbevölkerung nach Alter und Geschlecht in den Jahren 1946 und 1950 für das Bundesgebiet.*

Entnommen aus: Stat. Jahrbuch für die Bundesrepublik Deutschland 1952, S. 26ff.

Altersklassen	am 13. September 1950				am 29. Oktober 1946			
	insgesamt		davon		insgesamt		davon	
			männlich	weiblich			männlich	weiblich
	1000	%	1000		1000	%	1000	
1	2	3	4	5	6	7	8	9
0 bis unter 5 Jhr.	3349,4	7,0	1717,2	1632,1	1022,6a)	2,3	522,3a)	500,3a)
5 „ „ 10 „	3574,1	7,5	1824,2	1749,9	3734,5	8,5	1905,5	1829,0
10 „ „ 15 „	4313,6	9,0	2196,6	2116,9	4062,5	9,2	2067,6	1994,9
15 „ „ 20 „	3473,6	7,3	1769,3	1704,3	3302,0	7,5	1675,9	1626,1
20 „ „ 25 „	3577,9	7,5	1773,7	1804,2	3309,6	7,5	1498,4	1811,2
25 „ „ 30 „	3546,7	7,5	1520,6	2026,2	3206,2	7,3	1181,9	2024,3
30 „ „ 35 „	2477,1	5,2	1051,8	1425,3	2126,6	4,8	805,0	1321,6
35 „ „ 40 „	3604,4	7,5	1559,6	2044,7	3364,2	7,6	1320,3	2043,9
40 „ „ 45 „	3855,7	8,1	1742,1	2113,5	3559,9	8,1	1515,9	2044,0
45 „ „ 50 „	3690,8	7,7	1762,6	1928,1	3500,1	8,0	1625,9	1874,2
50 „ „ 55 „	3131,7	6,5	1420,7	1711,0	3017,0	6,9	1346,3	1670,7
55 „ „ 60 „	2526,1	5,3	1079,0	1447,2	2495,9	5,7	1083,3	1412,6
60 „ „ 65 „	2150,8	4,5	940,8	1210,0	2191,3	5,0	979,0	1212,3
65 und mehr Jahre	4423,9	9,2	1992,5	2431,4	5104,4	11,6	2346,5	2757,9
Insgesamt	47695,7	100,0	22350,7	25244,8	43996,8	100,0	19873,8	24123,0

a) Enthält nur Geburtsjahre 1945 und 1946.

Tabelle 4. *Zusammenfassung der Werte der Tab. 3a und 3b nach größeren Altersgruppen.*

Altersklassen	Anteil der Altersklassen in % der Gesamtbevölkerung	Anteil der Altersklassen in % der Gesamtbevölkerung	Anteil der Männer in % aller Angehörigen derselben Altersklassen	Anteil der Männer in % aller Angehörigen derselben Altersklassen
	1939	1950	1939	1950
0—15 Jahre	21,5	23,6	50,9	51,0
15—25 „	16,0	14,8	50,8	50,2
25—45 „	33,4	28,3	49,2	43,6
45—55 „	11,7	14,3	45,1	46,7
55—65 „	9,5	9,8	46,9	43,2
über 65 „	7,9	9,2	45,7	45,1

4. Die Arbeitslosen im Bundesgebiet.

Am 31. 3. 1951 waren im Bundesgebiet 1,567 Millionen Menschen arbeitslos = 3,3% der Wohnbevölkerung. Über dem Durchschnitt liegen die Zahlen für Schleswig-Holstein, Hamburg, Niedersachsen, Bremen und Bayern; die Verhältniszahl für Schleswig-Holstein ist fast doppelt so hoch als die für Bayern.

Von den Heimatvertriebenen sind 522834 arbeitslos = 6,6% der Zahl der Heimatvertriebenen, die Arbeitslosigkeit bei den Heimatvertriebenen ist also doppelt so hoch wie bei den Einheimischen.

An der Spitze steht hier wieder Schleswig-Holstein; es folgen Rheinland-Pfalz, Niedersachsen und Bayern. In Rheinland-Pfalz entfallen auf 100 Arbeitslose rund 13 Heimatvertriebene. In Schleswig-Holstein ist die Zahl der arbeitslosen Heimatvertriebenen größer als diejenige der arbeitslosen Einheimischen.

Aus den Tabellen „Arbeitslose im Bundesgebiet nach Berufsgruppen" [Wirtschaft u. Statistik **1**, 372* (1950); **2**, 1164* sowie **3**, 443* (1951)] geht hervor, daß das *Bauhandwerk* naturgemäß die größte Arbeitslosenziffer aufweist, wobei die *Heimatvertriebenen* in gleicher Weise wie die Einheimischen betroffen sind. Bei letzteren besteht außerdem noch ein hoher Anteil der Arbeitslosigkeit in *landwirtschaftlichen Betrieben.*

Tabelle 5. *Die Arbeitslosen im Bundesgebiet (am 31. 3. 1951).*
Entnommen aus: Wirtschaft u. Statistik, **3**, 562* (1951).

Land	Arbeitslose		davon Einheimische		davon Heimatvertriebene	
		%[1]		%[2]		%[3]
Schleswig-Holstein . . .	206954	8,1	96358	5,7	110596	12,8
Hamburg	94039	5,8	91264	6,1	2775	2,4
Niedersachsen	373657	5,5	223736	4,5	149921	8,2
Nordrhein-Westfalen . .	180434	1,4	157677	1,3	22757	1,7
Bremen	26189	4,6	23815	4,6	2374	5,3
Hessen.	123895	2,8	89218	2,4	34677	5,0
Württemberg-Baden . .	56284	1,4	35583	1,1	20701	2,8
Bayern	407309	4,5	252085	3,5	155224	8,1
Rheinland-Pfalz.	74714	2,5	60332	2,1	14382	8,4
Baden	13853	1,0	8633	0,7	5220	4,4
Württemberg-Hohenzollern	9416	0,75	5209	0,5	4207	3,3
Bundesgebiet	1566744	3,3	1043910	2,6	522834	6,6

[1] Prozent der Wohnbevölkerung.
[2] Prozent der Einheimischen.
[3] Prozent der Heimatvertriebenen.

Unselbständige Erwerbspersonen März 1951: 10,974 Millionen Männer, 4,839 Millionen Frauen, zusammen 15,813 Millionen Personen.

5. Eheschließungen, Geburten, allgemeine Sterblichkeit.

Die *Eheschließungen* haben nach Tab. 6 im Jahre 1950 einen absoluten Höchstwert der Nachkriegszeit erreicht. Der Anstieg seit 1946 beruht wahrscheinlich wesentlich in dem Nachrücken der jüngsten Männer in das heiratsfähige Alter aus Altersklassen, die, da sie noch nicht zum Wehrdienst eingezogen wurden, nur geringe Kriegsverluste erlitten, außerdem auf der Stabilisierung der wirtschaftlichen Verhältnisse, wodurch die Ehefreudigkeit gewachsen ist. Andererseits sind in den Jahren nach dem Kriege unverhältnismäßig viel Ehen geschieden worden, deren Partner bald wieder eine neue Ehe geschlossen haben. Es ist daher noch mit weiterem Anstieg der Eheschließungen für die nächsten Jahre zu rechnen.

Die *absolute* Zahl der *Geburten* ist 1950 im Bundesgebiet etwa dieselbe gewesen wie 1938; da aber 1938 die Wohnbevölkerung um rund 1,6 Millionen im Bundesgebiet kleiner war, ist die Geburtenziffer von 19,8 auf 16,2/1000 Einwohner gesunken; sie ist bei den Heimatvertriebenen etwas höher als bei der Gesamtbevölkerung.

Tabelle 6. *Eheschließungen, Geborene und Säuglingssterblichkeit im Bundesgebiet.* Entnommen aus: Wirtschaft u. Statistik, **3**, S. 234 (1951).

Jahr	Eheschließungen absolut und auf 1000 Einwohner[1]		Lebendgeborene: absolut und auf 1000 Einwohner[1]		Lebendgeborene, davon: Uneheliche absolut und auf 100 Lebendgeborene		Säuglingssterblichkeit[3]
1938	367863	9,5	769306	19,8	49641	6,5	5,9
1946	380575	8,8	708659	16,4	116310	16,4	9,5
1947	454398	10,1	748975	16,6	88897	11,9	8,5
1948	493606	10,7	769111	16,6	78806	10,2	6,8
1949	476806	10,1	793095	16,9	73571	9,3	5,9
1950[1]	505632	10,6	770635	16,2	74154	9,6	5,5
darunter Heimatvertriebene			132793	17,1	16618	12,5	3,7[2]
Einheimische allein			637842		57536	9,0	

[1] Unter Verwendung der mittels der vorläufigen Ergebnisse der Volkszählung 1950 bereinigten Bevölkerungszahlen.

[2] Auf 100 Lebendgeborene des gleichen Jahres bezogen.

[3] Unter Berücksichtigung der Geburtenentwicklung in den vergangenen 12 Monaten.

Der Anteil der *Unehelichen* an der Zahl der Lebendgeborenen war im Jahre 1946 auf das $2^1/_2$fache des Jahres 1938 angestiegen, um 1949/50 auf etwa das $1^1/_2$fache wieder herabzusinken; bei den *Heimatvertriebenen* beträgt der Anteil der unehelichen Lebendgeborenen immer noch 12,5, bei der einheimischen Bevölkerung allein 9,0/100 Lebendgeborene.

Die *Säuglingssterblichkeit* ist von 5,9 vor dem Kriege (1938) auf 9,5/100 Lebendgeborene im Jahre 1946 erheblich angestiegen, ist aber 1950 mit 5,5 bereits wieder unter den Friedenswert gesunken. Beachtenswert ist die niedrige Säuglingssterblichkeit von 3,7 bei den Heimatvertriebenen.

Tabelle 7. *Die allgemeine Sterblichkeit in der Bundesrepublik im Jahre 1949.*

	zusammen	männlich	weiblich
Sterbefälle insgesamt	479931	245147	234784
auf 1000 Lebende	10,20	11,19	9,23
Gewaltsamer Tod durch äußere Einwirkungen .	30998	21653	9345
auf 1000 Lebende	0,66	0,99	0,37
auf 100 Sterbefälle	6,46	8,85	3,98
davon:			
durch oder mit Kraftfahrzeugen	4729	3605	1124
bezogen auf 100 Sterbefälle insgesamt	1,0	1,47	0,479

Tab. 7 und 8 behandeln die *allgemeine Sterblichkeit*, und zwar Tab. 8 die Sterbeziffern von 1901 bis 1936 für jedes 5. Jahr, weiterhin für 1936—1949 die Sterbeziffern aller Jahre; die Tab. 7 enthält detaillierte Angaben für das Jahr 1949 für das Bundesgebiet; wir haben hier die Ziffern für den gewaltsamen Tod aufgeführt.

Tabelle 8. *Allgemeine Sterblichkeit (auf 1000 Lebende).*

Entnommen aus: a) WHO., Epidemiological and Vital Statistics Report, Vol. II, No. 4; b) Stat. Year Book 1949/50; c) Wirtschaft u. Statistik 2, 695* (1950).

Deutsches Reich, von 1944 ab Westzonen, von 1948 ab Bundesgebiet					
1901 a)	20,7	1926	11,7	1939	12,3
1906	18,2	1931	11,2	1940	12,7
1911	17,3	1936	11,8	1941	12,0
1916	14,1	1937	11,7	1942	12,0
1921	13,9	1938	11,7	1943	12,1

	Britische Zone	Franz. Zone	US-Zone	Berlin
1944 b)	—	15,8	15,6	16,2
1945	—	19,0	19,6	55,6
1946	12,3	13,4	13,0	23,8
1947	11,3	12,9	11,9	20,0
1948 c)	10,2 (Bundesgebiet)			
1949	10,0 „			
1950	10,2 „			

Der Tod durch Unfall — besonders mit Kraftfahrzeugen — nimmt auch bei uns in beunruhigender Weise zu. Wir kommen auf diese Dinge später noch zu sprechen.

Die allgemeine Sterbeziffer nimmt auch in Deutschland nunmehr ab, nach Tab. 8 von 20,7 im Jahre 1901 auf 11,7 je 1000 im Jahre 1938. Dann erfolgte ein Anstieg bis zu den Jahren 1944/45. Jetzt liegt die Sterbeziffer mit 10,2 schon erheblich unter den Vorkriegswerten. Den raschen Abfall der Sterbeziffern seit 1946 führt man darauf zurück, daß in den Jahren 1944/45 infolge der Wirren des Krieges und des Zusammenbruches viele Anbrüchige vorzeitig abgestorben sind, bei ihnen hat der Tod sozusagen seine Hypothek schon vorzeitig eingelöst. Nach den Veröffentlichungen der Weltgesundheitsorganisation macht sich aber seit 1946/47 in *allen* zivilisierten Ländern der Welt in auffälliger Weise ein *Absinken* der Ziffer für die allgemeine Sterblichkeit bemerkbar; in erster Linie führt man dieses Phänomen auf die allgemeine Besserung der Lebensverhältnisse für die große Masse der Bevölkerung zurück, vor allem hinsichtlich der Ernährung. Mit diesem Phänomen geht die Lebenserwartung in die Höhe.

Für *Deutschland* betrug die Lebenserwartung der Neugeborenen 1910/11 47,41 Jahre für die Männer und 50,68 Jahre für die Frauen; für 1924/26 lauteten die entsprechenden Zahlen 55,97 bzw. 58,32, für 1932/34 59,86 bzw. 62,81 Jahre, und für 1949/50 sollen die Zahlen (wie für England) rund 66 Jahre für die Männer und 68 Jahre für die Frauen lauten — zum Vergleich die Zahlen für *Neuseeland* 1934/38: 65,46 bzw. 68,45 Jahre, für *Rußland* 1926/27: 41,93 bzw. 46,79 Jahre und für *Ägypten* 1917/27: 31 bzw. 36 Jahre (nach DUNN, HABERT L.: Summary of International Vital Statistics 1937/44. Washington 1947).

B. Die Tuberkulose-Fürsorgestellen, ihr ärztliches und fürsorgerisches Personal, Betrieb der Fürsorgestellen.

1. Zahl der Fürsorgestellen und ihr Personal.

Die Nachkriegsverhältnisse mit der veränderten Gliederung der Länder bringen es mit sich, daß in bezug auf die gesamte Tuberkulosefürsorge die Verhältnisse von 1937 oder 1938 mit den heutigen Verhältnissen nicht ohne weiteres verglichen werden können. Bekanntlich ist die Gliederung des Bundesgebietes noch nicht endgültig.

An und für sich ist anzunehmen, daß die meisten Stadt- und Landkreise je eine Tuberkulose-Hauptfürsorgestelle hatten; nur einige Stadt- und Landkreise hatten eine gemeinsame Fürsorgestelle, wie z. B. Celle und Göttingen; daher deckt sich die Zahl der Tuberkulose-Hauptfürsorgestellen nicht mit derjenigen der Stadt- und Landkreise, es sind immer weniger Tuberkulose-Hauptfürsorgestellen als Stadt- und Landkreise. Im großen und ganzen dürfte die Zahl der Tuberkulose-Hauptfürsorgestellen jetzt ungefähr dieselbe sein wie 1938. Im Bundesgebiet sind *538* Fürsorgestellen vorhanden.

Über die notwendige Dezentralisation der Tuberkulose-Fürsorgestellen durch Errichtung von Nebenstellen — in besonders großen Städten und in räumlich großen Landkreisen — kann nicht berichtet werden, weil die Angaben noch nicht vollständig sind.

Die Zahl der *Ärzte in den Tuberkulose-Fürsorgestellen* hat sich nach Tab. 9 vermehrt. Zur Zeit betreiben vielfach Ärzte, welche im Hauptberuf praktische Lungenfachärzte sind, die Tuberkulosefürsorge in den Gesundheitsämtern nebenamtlich, und zwar nach dem Kriege viel mehr als vorher. Ein Vergleich der Zahlen von 1950 mit 1938 ist wegen der veränderten Gliederung der Länder nicht möglich. Die Unterteilung der Ärzte in haupt- und nebenamtlich beschäftigte

Tabelle 9. *Personal der Fürsorgestellen. Zahl der Ärzte und der Fürsorgerinnen 1937/38 und 1950.*
Entnommen aus den Länderstatistiken.

	Zahl der Fürsorgestellen		Zahl der Ärzte der Fürsorgestellen		1 Tbc.-Fürsorgearzt auf . . Einwohner		Zahl der Fürsorgerinnen		1 Fürsorgerin auf . . . Einwohner	
	1937 1938	1950	1937 1938	1950	1938	1950	1938	1950	1938	1950
Schleswig-Holstein		20	36	59	44100	43200		122		20960
Hamburg (1939 u. 50)	13	14	14	15	121420	108500	57	77	29824	21043
Bremen	1	3	4	7	88713	79500		76		7400
Niedersachsen . .		69		134		50262		414		16450
Nordrhein-Westfal.		93	245	263	47133	49801	930	1230	12458	10697
Bayern		123		66		138816	288	527	24090	17392
Hessen.		42		69		73060		189		22808
Rheinland-Pfalz. .		80		53		56012		136		21828
Baden		18		13		103908		59		22910
Württemberg-Baden		58		39		100342		201		19494
Württemberg-Hohenzollern . .		18		22		57076		40		31376
Summe		538		740		—		3071		—
Im Bundesgebiet		—		—		64500		—		15600

Ärzte der Gesundheitsämter und der Fachärzte in den Tuberkulose-Fürsorgestellen ist bisher noch nicht einwandfrei möglich, weil ein geeignetes Berichtsschema fehlt. Soviel uns bekannt, war vor dem Kriege in Aussicht genommen, einen hauptamtlich beschäftigten Tuberkulose-Fürsorgearzt auf 75000 Einwohner anzustellen. Im Durchschnitt kamen 1950 auf einen Fürsorgearzt (allerdings einschließlich der nebenamtlich tätigen Ärzte) *64500* Einwohner bzw. rund *680* Personen mit aktiver Tuberkulose.

Die Zahl der *Gesundheitsfürsorgerinnen* hat sich seit 1938 auch vermehrt. Allerdings lassen sich die Berichte nicht genau darüber aus, wieviel Familienfürsorgerinnen und wieviel Fachfürsorgerinnen (für das Fach Tuberkulosefürsorge) 1938 und 1950 vorhanden waren. Bekanntlich sind Spezialfürsorgerinnen meistens nur in großen Städten vorhanden. Im Durchschnitt kam nach Tab. 9 eine Fürsorgerin im Jahre 1950 auf 15600 Einwohner. Die Idealforderung war vor dem Kriege 1 Fürsorgerin auf 10000 Einwohner, 1 Fachfürsorgerin auf 25000 Einwohner.

2. Gesamtzahl der Neuzugänge im Vergleich zum Personal der Fürsorgestellen, Zahl der Versicherten im Vergleich zu den Gesamtzugängen.

Für die *Zahlen der Neuzugänge* von 1937/38 gilt dasselbe wie für Ziffer 1; infolge der anderen Ländergliederung sind die Zahlen für 1937 nicht immer mit denen für 1950 vergleichbar. Unter *Gesamtzahl der Neuzugänge* wird in diesem Abschnitt die Gesamtzahl sämtlicher Besucher der Tuberkulose-Fürsorgestellen verstanden, welche zum erstenmal in der Tuberkulose-Fürsorgestelle untersucht wurden. Es ist also eine Zusammenfassung der Gruppen I bis IV (s. Abschnitt C 2). Die Zusammenstellung soll einen Einblick in den Umfang der Arbeit der Tuberkulose-Fürsorgestellen geben. Diese Gesamtzahl hat sich nach Tab. 10 im Jahre 1950 gegen 1937/38 vervielfacht, und zwar

in Schleswig-Holstein auf das 9fache,
in Hamburg auf das 3fache,
in Nordrhein-Westfalen auf das 2,8fache.

Tabelle 10. *Neuzugänge aller Art I (a—d) bis IV, absolut und auf 10000 Einwohner und im Vergleich zum Personal der Fürsorgestellen.*
Entnommen aus den Länderstatistiken.

	Neuzugänge		Neuzugänge auf 10000 Einwohner		1 Fürsorgearzt auf . . . Neuzugänge		1 Fürsorgerin auf . . . Neuzugänge	
	1937/38	1950	1937/38	1950	1937/38	1950	1937/38	1950
Schleswig-Holstein . .	9093	80833		316	215	1376		662
Hamburg.	12602	45329	88	281	1066	3022	261	588
Niedersachsen		221966		324		1650		536
Bremen (ohne Kr.Wesermünde)	2855	13639	81	242	715	1946		179
Nordrhein-Westfalen .	79880	223597	69	179	326	880	85	182
Baden		35660		264		2743		604
Württemberg-Baden . .		119417		305		3061		594
Württemberg-Hohenzoll.		27773		197		1120		694
Summe		768214						
Durchschnitt der 8 Länder, bezogen auf die Gesamtzahl der Neuzugänge und die Einwohnerzahl der 8 Länder				247		1380		346

Der Durchschnitt der Neuzugänge der Gruppen I bis IV auf 10000 Einwohner betrug 1950 = 247. Ein Vergleich gegenüber 1937/38 ist leider nicht möglich.

Die Tab. 10 zeigt auch den vermehrten *Arbeitsanfall für 1 Fürsorgearzt* an; ein solcher Arzt hatte gegen 1937/38 an Neuzugängen

in Schleswig-Holstein das 6,4fache,
in Hamburg das 2,8fache,
in Bremen das 2,7fache,
in Nordrhein-Westfalen das 2,7fache zu bewältigen.

Ähnlich verhält es sich mit den *Fürsorgerinnen:*

in Hamburg entfiel 1950 auf 1 Fürsorgerin das 2,2fache, ebenfalls
in Nordrhein-Westfalen das 2fache an Neuzugängen gegenüber 1937/38.

Tab. 11 gibt einen kleinen Überblick über die *Versicherten.* Versichert waren im Jahre 1938 = 77% und 1950 = 84% der Gesamtzugänge. Die Rentenversicherungsträger berichten, daß sie 80% der Tuberkulösen mit Heilstättenkuren versorgten. Leider sind auch hier die Unterlagen sehr spärlich.

Nach HABERNOLL rechnet man jetzt bei der Familienfürsorge 1 Fürsorgerin auf 10000 Einwohner. Erwünscht ist, in den Großstädten eine Fachfürsorgerin auf 25000 Einwohner zusätzlich einzusetzen.

Tabelle 11. *Neuzugänge und Versicherte.*
Entnommen aus den Länderstatistiken.

Länder	Zugänge		Versicherte	
	1938	1950	1938	1950
Hamburg	12602	45329	10025	40140
Berlin	64976		56452	
Baden		35660		29612
Bremen		13639		12095
Niedersachsen		221966		185440
Schleswig-Holstein	9093		6490	
Bayern	51118		34201	
Summe	137789	316594	107168	267287

Verhältnis der Versicherten zur Gesamtzahl der Zugänge: 1938 = 77%; 1950 = 84%.

3. Röntgenleistungen in den Tuberkulose-Fürsorgestellen.

Die Zahl der Röntgenleistungen (auf 10000 Einwohner) in den Fürsorgestellen ist in den Ländern der Deutschen Bundesrepublik ziemlich unterschiedlich. Zur Beurteilung der Tätigkeit einer Tuberkulose-Fürsorgestelle kommt es wesentlich auf das Verhältnis der angefertigten Großaufnahmen zur Zahl der Durchleuchtungen an. BRAEUNING stand noch auf dem Standpunkt, daß die unterste Grenze dieses Verhältnisses „1 Großaufnahme auf 10 Durchleuchtungen" sein dürfte. In seiner Fürsorgestelle selbst kamen zuletzt auf 1 Großaufnahme 2 Durchleuchtungen. Die letztere Zahl ist auch heute noch als Idealforderung zu betrachten. Wir geben uns indessen zufrieden, wenn in einer Fürsorgestelle auf *1 Großaufnahme 4 Durchleuchtungen* kommen. Es hat sich im Laufe der Zeit immer mehr herausgestellt, daß die Durchleuchtung die Großaufnahme nicht ersetzen kann, weil viele Feinheiten entgehen können, welche das Fortschreiten oder die Besserung eines Lungenprozesses anzeigen. Spart eine Tuberkulose-Fürsorgestelle an Großaufnahmen, so traut sich der Fürsorgearzt zuviel zu; es gibt aber nur

Tabelle 12. *Röntgenleistungen (1950).*

Länder	Zahl der Röntgendurchleuchtungen	Durchleuchtungen auf 10000 Einwohner	Großaufnahmen	Durchleuchtungen: Großaufnahmen
Schleswig-Holstein	217560	860	26210	8 : 1
Hamburg	136193	840	25270	5 : 1
Bremen	51303	910	3815	13 : 1
Niedersachsen	455207	671	46248	10 : 1
Nordrhein-Westfalen	631011	484	97245	6 : 1
Bayern			30377	
Hessen	225712	523	15178	15 : 1
Rheinland-Pfalz				
Baden	92000	680	7850	12 : 1
Württemberg-Baden	275416	704	39945	7 : 1
Württemberg-Hohenzollern	66832	533	5502	11 : 1
Berlin/Westsektoren	140683	655	16760	8 : 1

wenige Fürsorge- und Röntgenärzte, welche auf dem Röntgenschirm die heute als wichtig erscheinenden Feinheiten wirklich entdecken und auch schriftlich so gut niederlegen können, daß sie für die nächste Durchleuchtung oder Großaufnahme verwertet werden können. Deshalb kann auf die Großaufnahme nicht verzichtet werden.

Auch die *Schirmbildaufnahmen* im Format von 24 × 24 oder 31 × 31 mm ersetzen in bezug auf die Feinheiten nicht die Großaufnahme; hingegen scheinen die sog. Mittelformate 60 × 60 bzw. 90 × 90 mm, welche z. Z. in Schweden in allen Schirmbildstellen, bei uns aber nur erst ausnahmsweise verwendet werden, geeignet zu sein, im allgemeinen genügend Details ähnlich wie die Großaufnahmen aufzuweisen, so daß nur in *besonderen Fällen* eine Großaufnahme gemacht zu werden braucht. Die Zukunft wird lehren, ob man in den Fürsorgestellen und Krankenhäusern die Zahl der Großaufnahmen durch das sog. Mittelformat bis auf besondere Fälle ersetzen und dadurch den Röntgenbetrieb verbilligen kann.

4. Sputumuntersuchungen in den Tuberkulose-Fürsorgestellen im Jahre 1950.

Nach H. Schmidt könnten 47,3% der Offentuberkulösen bereits wesentlich früher als solche erkannt werden, wenn frühzeitig eine Sputumuntersuchung

Tabelle 13. *Sputumuntersuchungen in den Tuberkulose-Fürsorgestellen im Jahre 1950.*

Länder	Gesamtzahl	bezogen auf 1000 Einwohner	bezogen auf a + b + c Bestand [1]	bezogen auf a + b Bestand [1]	bezogen auf a + b + c Neuzugänge
Schleswig-Holstein	21592	8,4	0,64	2,6	2,2
Hamburg	9068	5,6	0,36	1,4	1,4
Bremen	3066	5,45	0,37	1,4	1,4
Niedersachsen	15495	2,28	0,24	0,7	0,8
Nordrhein-Westfalen	88569	6,78	0,65	2,2	3,1
Bayern	48360	5,27	0,79	2,1	2,8
Hessen	17602	4,09	0,63	1,7	2,4
Rheinland-Pfalz	11406	3,84	0,48	1,4	2,0
Baden	3405	2,51	0,36	1,1	
Württemberg-Baden	20390	5,2	0,60	1,8	2,4
Württemberg-Hohenzollern	4619	3,68	0,65	1,9	
Berlin/Westsektoren	33906	15,8	0,98	2,5	3,8
Durchschnitt		5,6	0,60	1,85	2,4

[1] (für Schleswig-Holstein z. B. kommen also 21592 Sputumuntersuchungen auf 33760 I a + I b + I c-Fälle des Bestandes = 0,64; auf einen Tuberkulösen bzw. auf 8444 I a + I b-Fälle = 2,6)

durchgeführt worden wäre; KAYSER-PETERSEN berichtet, daß in der Stadt in 21,6%, auf dem Lande nur in 11,2% der Fälle bei *Offentuberkulösen* Sputumuntersuchungen durchgeführt wurden [zitiert nach LINGEMANN: Med. Klin. **31**, 991 (1949)]. Allein von den Sputumuntersuchungen hängt es ab, ob ein Fall von aktiver Tuberkulose in die Gruppen Ia, Ib oder Ic einzureihen ist.

C. Die Tuberkulose-Morbidität seit 1938 im Bundesgebiet und in Berlin/Westsektoren.

1. Die Anzeige- bzw. Meldepflicht betr. Krankheitsfälle von Tuberkulose.

In Deutschland war die *Anzeigepflicht* betreffend Tuberkulose durch die *Verordnung zur Bekämpfung übertragbarer Krankheiten vom 1. 12. 1938* für den gesamten Bereich des Deutschen Reiches neu geordnet worden. Anzeigepflichtig war danach *jede Erkrankung, jeder Verdacht einer Erkrankung und jeder Sterbefall an a) ansteckender Lungen- und Kehlkopftuberkulose, b) Hauttuberkulose, c) Tuberkulose anderer Organe.* Die „geschlossene" Lungentuberkulose ist in dieser Verordnung nicht erwähnt; sie war also *nicht* anzeigepflichtig im Gegensatz zu vielen außerdeutschen Ländern, z. B. England, wo alle Fälle von aktiver Tuberkulose der Anzeigepflicht unterworfen sind. Die Fälle von geschlossener Tuberkulose, die vor 1938 und auch in den folgenden Jahren in den deutschen Statistiken erschienen, sind also nicht solche, welche von den praktizierenden Ärzten und Krankenhäusern gemeldet worden sind, sondern betreffen diejenigen Fälle, welche in den Tuberkulose-Fürsorgestellen als „geschlossene Lungentuberkulosen" erkannt worden sind; hierunter wurden natürlich viele Fälle eingereiht, welche von den praktizierenden Ärzten als „verdächtig" gemeldet worden sind. *Nach Kriegsbeginn*, etwa von 1939 an, wurden von den Ärzten für viele Personen bei den Gesundheitsämtern wegen „Tuberkulose" Anträge auf Gewährung von Krankenzusatznahrung gestellt. Die Gesundheitsämter bzw. Tuberkulose-Fürsorgestellen mußten dann feststellen, bei welchen dieser Personen der Verdacht auf eine aktive Tuberkulose sich bestätigte, damit Krankenzulagen gewährt werden konnten. Man kann annehmen, daß auf diese Weise seit 1939 den Gesundheitsämtern die Mehrzahl der Fälle auch von geschlossener Lungentuberkulose zur Kenntnis gelangt ist.

Im Jahre *1946* haben die alliierten Militärregierungen gefordert, daß die Anzeigepflicht auf *alle Formen aktiver Tuberkulose* ausgedehnt wird. Dieser Forderung sind bis auf Württemberg-Hohenzollern *alle deutschen Länder* in irgendeiner Form nachgekommen (Baden: Erlaß vom 4. 8. 1949, Bremen: VO. vom 6. 8. 1948, Württemberg-Baden: VO. vom 28. 4. 1948, Rheinland-Pfalz: VO. vom 8. 10. 1946, Niedersachsen: Erlaß vom 18. 10. 1946, Hamburg: VO. vom 3. 9. 1946, Nordrhein-Westfalen: Erlaß vom 4. 10. 1946, Schleswig-Holstein: VO. vom 16. 7. 1947, Berlin: VO. vom 3. 10. 1946). Hessen hat nur auf dem Anzeigeformular den Begriff „ansteckende Tuberkulose" in „aktive Tuberkulose" geändert. Über den Begriff *aktive Tuberkulose* ergeben sich nach Erlassen und Verordnungen verschiedene Auslegungen: in Hamburg und Schleswig-Holstein betrachtet man als „aktive“ Tuberkulose eine solche, bei welcher eine „fortschreitende Tendenz“ erkennbar ist; in Baden deckt sich Aktivität mit „Behandlungsbedürftigkeit“; in Württemberg-Baden ist unter meldepflichtiger Erkrankung an Tuberkulose zu verstehen jede ansteckende Tuberkulose, jede nicht ansteckende Tuberkulose, jede behandlungsbedürftige Tuberkulose und jede Arbeitsunfähigkeit bedingende Tuberkulose (SCHRAG: Südwestdtsch. Ärztebl. **1949,** H. 10, S. 193); in Niedersachsen gilt als „aktiv“ eine Tuberkulose, solange sie noch Aktivitätszeichen aufweist. Zum Vergleich sei *Schweden* angeführt: als „aktiv“ gilt seit 1941 dort eine Tuberkulose, solange sie „nicht offenbar inaktiv“ ist.

Im übrigen muß man unterscheiden zwischen den von den praktizierenden Ärzten und Krankenanstalten den Gesundheitsämtern *angezeigten* Tuberkulosen und den von den Gesundheitsämtern an die vorgesetzten Behörden und statistischen Landesämter weitergegebenen *Meldungen von Tuberkulosefällen* — meist besteht für die Gesundheitsämter die Vorschrift, daß ein Tuberkulosefall als „aktiv“ oder als „ansteckend“ usw. nur weitergemeldet werden soll, nachdem sich das Gesundheitsamt von der Diagnose überzeugt oder die entsprechende Diagnose selbst gestellt hat. Man könnte danach hoffen, daß in den Statistiken nach 1946 die Zahlen den tatsächlichen Verhältnissen entsprechen; die Ergebnisse der Röntgenschirmbilduntersuchungen sprechen aber eine andere Sprache (s. Abschnitt 8).

Aus all dem ergibt sich, daß in den Ländern der Deutschen Bundesrepublik in bezug auf die *Anzeige- und Meldepflicht* von Tuberkuloseerkrankungsfällen noch eine ziemliche Vielfältigkeit besteht. Da die Führung von Krankheitsstatistiken eine Angelegenheit der Länderregierungen ist, so könnte durch eine Übereinkunft der Länderregierungen eine Einheitlichkeit in bezug auf die Führung von Tuberkulosestatistiken herbeigeführt werden, wenn nicht schon durch ein Bundes-Tuberkulosegesetz in dieser Beziehung eine Richtschnur gegeben wird.

2. Gliederung der Tuberkulose-Morbiditätsstatistik nach fürsorgerischen Gesichtspunkten.

Seit über 20 Jahren wird in Deutschland die Krankheitsstatistik für die Tuberkulose nach folgenden Gruppen geführt:

a) Fürsorgefälle.

Gruppe Fa oder Ia = ansteckende Lungentuberkulose mit Bacillennachweis,
Gruppe Fb oder Ib = ansteckende Lungentuberkulose ohne Bacillennachweis,
Gruppe Fc oder Ic = aktive, nicht ansteckende Lungentuberkulose,
Gruppe Fd oder Id = aktive Tuberkulose anderer Organe.

b) Überwachungsfälle.

Gruppe Üa oder IIa = klinisch geheilte Lungentuberkulose,
Gruppe Üb oder IIb = klinisch geheilte Tuberkulose anderer Organe,
Gruppe Üc oder IIc = exponierte und exponiert gewesene Gesunde,
Gruppe Üd oder IId = unentschiedene Diagnosen.

Gruppe III

= nicht tuberkulöse Erkrankung der Atmungsorgane.

Gruppe IV

= Gesunde.

Die *Erläuterungen zur Führung der Tuberkulosestatistik* in den Gesundheitsämtern sind von dem „Arbeitsausschuß für Tuberkulosefürsorge" in bezug auf die Fürsorgefälle, das sind die Gruppen F bzw. I, neugefaßt worden (s. S. 17 und Anhang 3a, S. 223).

3. Neumeldungen bzw. Neuzugänge an aktiven Tuberkulosen im Jahre 1950.

Als *Neumeldungen* bzw. *Neuzugänge* an aktiver Tuberkulose werden nur diejenigen Personen mit aktiver Tuberkulose in die Listen eingetragen, welche

Tabelle 14. *Neuerkrankungen an aktiver Tuberkulose im Bundesgebiet (Ende 1950).* Entnommen aus: Wirtschaft u. Statistik, 3, 684* (1951).

Länder	Tuberkulose						
	der Atmungsorgane					anderer Organe	aller Formen
	a-Fälle	b-Fälle	a+b-Fälle	c-Fälle	a—c-Fälle	d-Fälle	a—d-Fälle
Schleswig-Holstein	1565	859	2424	7038	9462	1178	10640
Hamburg	880	634	1514	5020	6534	493	7027
Niedersachsen	4143	1938	6081	12890	18971	2751	21722
Bremen	276	144	420	1852	2272	353	2625
Nordrhein-Westfalen	7154	2539	9693	19108	28801	4585	33386
Hessen	1916	627	2543	4728	7271	1671	8942
Bayern	3810	1671	5481	11023	16504	2183	18687
Württemberg-Baden	1539	742	2281	6340	8621	1304	9925
Rheinland-Pfalz	1420	778	2198	3492	5690	1380	7070
Baden	877	380	1257	2805	4062	386	4448
Württemberg-Hohenz.[2,1]	690	295	985	2200	3185	353	3538
Berlin/Westsektoren	1644	1725	3369	5667	9036	675	9711
Bundesgebiet + Berlin	25914	12332	38246	82163	120409	17312	137721
Bundesgebiet	*24270*	*10607*	*34877*	*76496*	*111373*	*16637*	*128010*
Verhältniszahlen auf 10000 Einwohner.							
Schleswig-Holstein	6,0	3,3	9,3	26,9	36,2	4,5	40,7
Hamburg	5,5	4,0	9,5	31,6	41,1	3,1	44,2
Niedersachsen	6,1	2,8	8,9	18,9	27,8	4,0	31,8
Bremen	5,0	2,6	7,6	33,3	40,9	6,4	47,3
Nordrhein-Westfalen	5,5	1,9	7,4	14,6	22,0	3,5	25,5
Hessen	4,4	1,5	5,9	11,0	16,9	3,9	20,8
Bayern	4,1	1,8	5,9	12,0	17,9	2,4	20,3
Württemberg-Baden	3,9	1,9	5,8	16,2	22,0	3,3	25,3
Rheinland-Pfalz	4,8	2,6	7,4	11,8	19,2	4,7	23,9
Baden	6,6	2,8	9,4	21,0	30,4	2,9	33,3
Württemberg-Hohenz.[1]	5,6	2,4	8,0	17,7	25,7	2,8	28,5
Berlin/Westsektoren	7,7	8,1	15,8	26,5	42,3	3,2	45,4
Bundesgebiet + Berlin	5,2	2,5	7,7	16,5	24,2	3,5	27,7
Bundesgebiet	*5,1*	*2,6*	*7,3*	*16,1*	*23,4*	*3,5*	*26,9*

[1] Einschließlich Kreis Lindau.

[2] Nur a + b- und d-Fälle bekannt, die übrigen Werte wurden nach dem Verhältnis a : b und (a + b) : c in der Deutschen Bundesrepublik errechnet.

das erstemal in der Tuberkulose-Fürsorgestelle untersucht oder begutachtet werden (notified cases). Wenn ein Krankheitsfall während der Beobachtung in der Tuberkulose-Fürsorgestelle in eine andere Krankheitsgruppe überwiesen werden muß, so wird er dann nicht mehr als „Neuzugang" bezeichnet, sondern als *Übergangsfall,* er erscheint in der neuen Krankheitsgruppe als „Zugang aus anderen Krankheitsgruppen".

Tab. 14 gibt eine Übersicht über die Neuzugänge an aktiver Tuberkulose im Jahre 1950 für die Länder der Deutschen Bundesrepublik und für Berlin/Westsektoren. Im ganzen betrug 1950 in der Bundesrepublik die Zahl der *Neumeldungen* für alle Tuberkuloseformen rund 128000, davon waren ansteckende Fälle mit und ohne Bacillennachweis (Ia + Ib-Fälle) 34877, geschlossene Lungentuberkulosen (Ic-Fälle) rund 76500 und Tuberkulosen anderer Organe (Id-Fälle) rund 16600.

Auf dem unteren Teil der Tabelle sind die *Verhältniszahlen auf 10000 Einwohner* angegeben.

Im Bundesgebiet sind demnach im Jahre 1950 auf *10000 Einwohner* 7,3 ansteckende und 16,1 nichtansteckende Lungentuberkulosen neu bekannt geworden, außerdem 3,5 extrapulmonale Fälle, zusammen also 26,9/10000.

Die Ib-Fälle stellen rund 30% der Gesamtzahl der ansteckenden Fälle (Ia + Ib-Fälle) dar. Nach der Forderung der Fürsorgeärzte soll die Ib-Gruppe möglichst klein sein und 10% der Gesamtzahl der „ansteckenden" Fälle der Lungentuberkulose nicht überschreiten.

Überblickt man die Verhältniszahlen für die einzelnen Länder des Bundesgebietes (ohne Berlin), so bemerkt man im Bundesgebiet im großen und ganzen eine *Abnahme der Neumeldungen von Norden nach Süden.*

In Abb. 2 ist dies graphisch dargestellt.

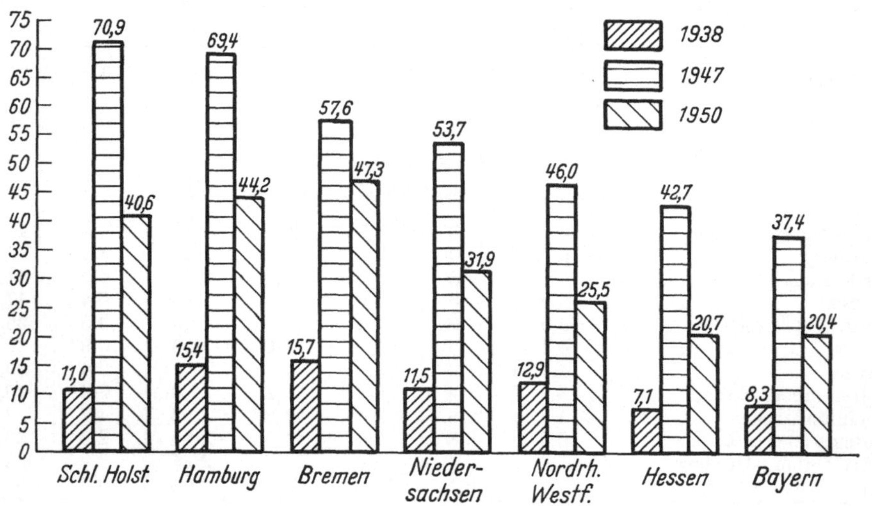

Abb. 2. Neuzugänge an Tuberkulosekranken im Norden und Süden der Bundesrepublik.

4. Bestand an aktiven Tuberkulosen im Jahre 1950.

Nach Tab. 15 zählt man 1950 im Bundesgebiet und Berlin/Westsektoren 537359 Personen mit aktiver Tuberkulose, im *Bundesgebiet* selbst 498173, also *rund* $^1/_2$ *Million.* Im Bundesgebiet und Berlin/Westsektoren waren also 1,08%,

Tabelle 15. *Bestand der an aktiver Tuberkulose Erkrankten im Bundesgebiet Ende 1950.* Entnommen aus: Wirtschaft u. Statistik, **3**, 684* (1951).

Länder	Tuberkulose						
	der Atmungsorgane					anderer Organe	aller Formen
	a-Fälle	b-Fälle	a + b-Fälle	c-Fälle	a—c-Fälle	d-Fälle	a—d-Fälle
Schleswig-Holstein . . .	5032	3412	8444	25316	33760	4278	38038
Hamburg	3989	2361	6350	18795	25145	2939	28084
Niedersachsen	14885	7036	21921	41801	63722	10647	74369
Bremen	1326	896	2222	6165	8387	1262	9649
Nordrhein-Westfalen . .	26691	13823	40514	90103	130617	25299	155916
Hessen.	7905	2163	10068	18018	28086	6039	34125
Bayern	14485	8789	23274	36627	59901	8468	68369
Württemberg-Baden . .	6879	4148	11027	22763	33790	5712	39502
Rheinland-Pfalz.	4642	3312	7954	15765	23719	6281	30000
Baden	2096	947	3043	6412	9455	1887	11342
Württemberg-Hohenz.[1] .	1645	796	2441	4632	7073	1706	8779
Berlin[2]	8382	4996	13378	21296	34674	4512	39186
Bundesgebiet + Berlin[2] .	97957	52679	150636	307693	458329	79030	537359
Bundesgebiet	*89575*	*47683*	*137258*	*286397*	*423655*	*74518*	*498173*
Verhältniszahlen (auf 10000 der Bevölkerung.)							
Schleswig-Holstein . . .	19,4	13,2	32,6	97,6	130,2	16,5	146,7
Hamburg	24,9	14,7	39,6	117,1	156,7	18,3	175,0
Niedersachsen	21,9	10,4	32,3	61,5	93,8	15,7	109,5
Bremen	23,8	16,1	39,9	110,5	150,4	22,6	173,0
Nordrhein-Westfalen . .	20,3	10,5	30,8	68,5	99,3	19,2	118,5
Hessen.	18,4	5,0	23,4	41,9	65,3	14,0	79,3
Bayern	15,9	9,6	25,5	40,2	65,7	9,3	75,0
Württemberg-Baden . .	17,7	10,7	28,4	56,6	87,0	14,7	101,7
Rheinland-Pfalz.	15,5	11,1	26,6	52,7	79,3	21,0	100,3
Baden	15,7	7,1	22,8	48,0	70,8	14,1	84,9
Württemberg-Hohenz.[1] .	13,3	6,4	19,7	37,3	57,0	13,7	70,7
Berlin[2]	39,1	23,3	62,4	99,4	161,8	21,1	182,9
Bundesgebiet + Berlin[2] .	19,7	10,6	30,3	60,6	92,1	15,8	107,9
Bundesgebiet	*18,8*	*10,0*	*28,8*	*60,2*	*89,0*	*15,7*	*104,7*

[1] Einschließlich Kreis Lindau.
[2] Nur Westsektoren.

im Bundesgebiet allein 1,05% der Einwohner als an *aktiver Tuberkulose* erkrankt bekannt. Davon waren im Bundesgebiet 137000 (einschließlich Berlin 150000) *ansteckende Lungentuberkulosen* (Ia + Ib-Fälle); einschließlich Berlin zählte man *knapp 100000 Bacillenhuster* (Ia-Fälle), im Bundesgebiet allein 89575. Im Bundesgebiet hatten also im Jahre 1950 *0,29*% der Einwohner eine ansteckende Lungentuberkulose und *0,19*% der Einwohner schieden mit ihrem Auswurf *Tuberkelbakterien* aus. Mit *aktiver Tuberkulose anderer Organe* hat man im Jahre 1950 im Bundesgebiet *74518* und einschließlich Berlin/Westsektoren rund *79000* Kranke gezählt.

Von den *extrapulmonalen Tuberkulosen* sind bekanntlich mindestens 25% *bovinen Ursprungs*, also rund 19000 im Bundesgebiet. Dazu kann man noch ungefähr 5% der Lungentuberkulosen als bovinen Ursprungs rechnen, also rund 22000; folglich dürften in der *Bundesrepublik* rund *41000* der aktiven Tuberkulosen *bovinen Ursprungs* sein.

Vergleicht man die Verhältniszahlen des Bestandes der einzelnen Länder miteinander, so ist ebenfalls — wie bei den Neuzugängen — eine *Abnahme* der Zahlen von *Norden nach Süden* (s. Abb. 3) festzustellen.

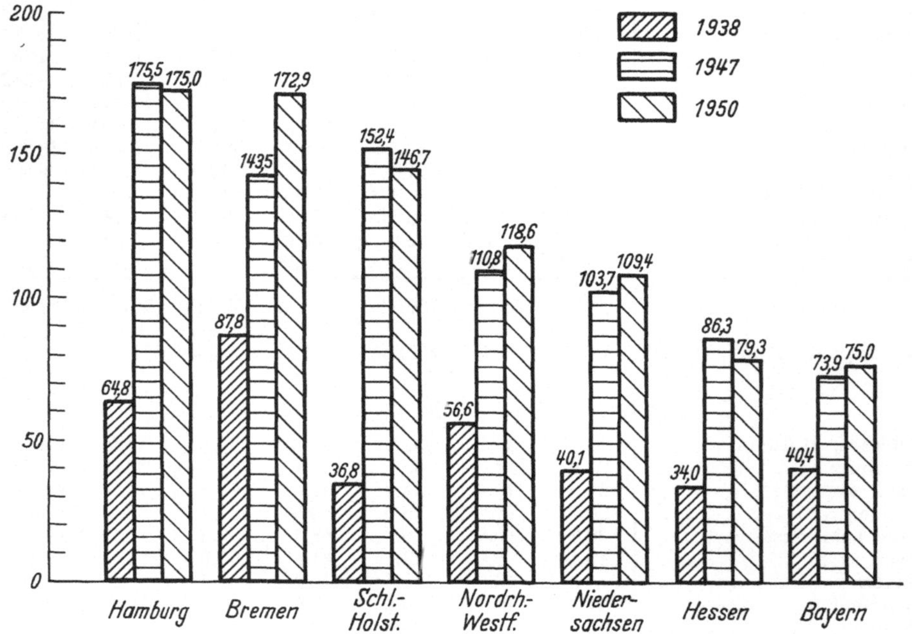

Abb. 3. Bestand an Tuberkulosekranken im Norden und Süden der Bundesrepublik.

5. Die Entwicklung der Tuberkulose-Morbidität in den Ländern und in einigen Großstädten der Deutschen Bundesrepublik und in West-Berlin seit 1938.

Tab. I des Abschnittes IV „Tabellenanhang“ verzeichnet die absoluten und die relativen Zahlen für die *neugemeldeten Erkrankungen* an Tuberkulose, gegliedert nach I a-, I b-, I c- und I d-Fällen, in den einzelnen Ländern der Deutschen Bundesrepublik und in Berlin/Westsektoren, und zwar für die Jahre *1938*, *1947 bis 1950*, also für die Jahre, für welche überhaupt einigermaßen verläßliche Übersichtsstatistiken der Länder vorliegen. Tab. II bringt in gleicher Weise für die Jahre *1938* und *1947 bis 1950* die *Bestandszahlen* für aktive Tuberkulosen in den einzelnen Ländern der Deutschen Bundesrepublik und in Berlin/Westsektoren. Die Zahlen sind den Berichten der Länderregierungen entnommen und mit den alleingültigen Zahlen des *Statistischen Bundesamtes in Wiesbaden* in Einklang gebracht worden. Tab. 16 zeigt die *Zusammenfassung* der relativen Zahlen für Neuerkrankungen und des Bestandes in der *Bundesrepublik* für die angegebenen Jahre.

In den Tabellen spiegelt sich zunächst wider, was in den Abschnitten *C 3* und *C 4* für das Jahr 1950 ausgedrückt ist: die einzelnen Länder differieren in bezug auf die relativen Zahlen nicht nur für das Jahr 1950, sondern mehr oder minder auch in anderen Jahren; wir wissen schon sehr lange, daß die Tuberkulose in verschiedenem Maße die einzelnen Länder, sogar die einzelnen Unterbezirke (Provinzen, Regierungsbezirke, Kreise) befallen kann.

Tabelle 16. *Tuberkulose-Morbidität im Bundesgebiet.*

Jahr	Neuerkrankungen				Bestand			
	a + b	c	d	insgesamt	a + b	c	d	insgesamt
1938[1]	4,3	2,9	1,3	8,5	15,6	15,7	5,3	36,6
1947[2]	10,2	31,0	5,7	46,9	23,9	64,8	12,8	101,5
1948[3]	9,0	30,2	5,7	44,9	26,7	71,3	15,3	113,2
1949[4]	7,6	20,4	4,6	32,6	28,4[5]	65,9[5]	16,2[5]	110,5[5]
1950[4]	7,2	15,8	3,5	26,5	28,8	60,2	15,7	104,7

[1] 8 Länder (ohne Baden, Württemberg-Baden und Württemberg-Hohenzollern).

[2] 10 Länder (Neuerkrankungen ohne Rheinland-Pfalz, Württemberg-Baden und Württemberg-Hohenzollern, Bestand ohne Rheinland-Pfalz).

[3] Vereinigtes Wirtschaftsgebiet.

[4] 11 Länder (Neuerkrankungen ohne Baden und Württemberg-Hohenzollern).

[5] Ohne Württemberg-Hohenzollern.

Betrachtet man die Zahlen im einzelnen, so fällt bei den *Neuzugängen* und beim *Bestand* zunächst der große Sprung der Zahlen von *1938* zu den Zahlen von *1947* auf; die letzteren betragen ein *Vielfaches* von 1938. 1948 sind die Zahlen noch wenig verändert, und dann erfolgt ein geringer *Abfall*, und zwar wesentlich bei den Neumeldungen von *geschlossenen* Lungentuberkulosen, während die übrigen Ziffern nur wenig oder gar nicht absinken.

Wir erinnern uns, daß erst *1946* die *Anzeigepflicht* für alle aktiven Tuberkulosen, also auch für die geschlossenen Lungentuberkulosen, in den meisten Ländern der Bundesrepublik eingeführt wurde (s. Abschn. C1). In früheren Abschnitten wurde auch schon erwähnt, daß bis 1948 manche Eltern danach trachteten, ihren blaß aussehenden Kindern eine Zusatzernährung zu verschaffen, was manchmal unter der Diagnose „Hilusdrüsentuberkulose" gelang; dies kam nach dem Währungsschnitt im Juni 1948 in Wegfall — die Hilusdrüsentuberkulose ist seitdem nicht mehr so häufig wie vordem diagnostiziert worden. Was die Zunahme der Id-Fälle (extrapulmonale Tuberkulose) anbetrifft, so haben wir erst jetzt erfahren, daß bis 1948 mancherorts die Hilusdrüsentuberkulosen zu den extrapulmonalen Tuberkulosen gezählt wurden — sie gehören natürlich zu den Lungentuberkulosen. Von 1947/48 an haben im übrigen auch die Länderregierungen ihr Augenmerk darauf gerichtet, daß unter der Gruppe der Ia + Ib-Fälle nur die Fälle verzeichnet blieben, die wirklich dahin gehörten, mit anderen Worten: in den meisten Ländern haben die Gesundheitsämter in dieser Zeit begonnen, ihre Bestandsstatistik in dieser Beziehung zu bereinigen. Es ist zu hoffen, daß durch die neuen Erläuterungen (s. Anhang 3) nunmehr die Statistik der Erkrankungsfälle gleichmäßiger und zuverlässiger wird.

In den *Länderstatistiken* fehlen die Jahre 1939 bis 1946. Einigermaßen zuverlässige Statistiken für diese Jahre sind nicht zu erhalten, weil es für die Gesundheitsämter infolge fehlenden Personals außerordentlich schwierig war, die

Statistiken ordnungsgemäß zu führen; nach dem Zusammenbruch aber erfolgte eine neue Gruppierung der Länder, und es standen den neuen Ländern für einzelne Landesteile nicht die statistischen Unterlagen für die Zeit vor dem Zusammenbruch zur Verfügung. Um zu versuchen, einen Einblick in die Kriegszeit zu gewinnen, haben wir die Statistiken von *10 Großstädten* zusammengefaßt, d. h. von Städten, welche nach ihren Berichten auch für die Kriegszeit einigermaßen die statistischen Aufzeichnungen fortführen konnten. In Tab. 17 und Abb. 21 geben wir die Gesamtübersicht in Verhältniszahlen auf 10000 Einwohner für diese

Tabelle 17. *Tuberkulose-Morbidität 1938—1950 der Städte Augsburg, Dortmund, Göttingen, Hannover, Herne, Lübeck, München, Oberhausen, Stuttgart und Frankfurt a. M.*

Jahr	Einwohnerzahl absolut	Neuerkrankungen				Bestand			
		insgesamt	a + b	c	d	insgesamt	a + b	c	d
1938	2964182	13,2	7,2	4,8	1,2	48,8	25,2	17,7	5,9
1939	2986282	13,3	6,9	5,1	1,3	50,4	25,9	18,4	6,1
1940	2965338	13,4	6,4	5,4	1,6	55,7	27,3	21,1	7,2
1941	3012961	17,4	7,7	7,7	2,0	61,3	28,9	24,6	7,8
1942	3048408	21,1	9,3	9,1	2,7	71,9	33,3	29,3	8,4
1943	2555628	20,0	8,1	9,4	2,5	82,9	36,6	35,4	10,9
1944	1583593	23,9	10,9	10,9	2,1	102,4	50,4[1]	40,4	11,6
1945	2007018	31,2	12,3	15,7	3,3	90,3	33,0	44,8	12,5
1946	2199699	45,2	11,1	29,7	4,5	111,1	34,0	64,7	12,4
1947	2801992	44,9	9,1	30,8	5,1	112,8	30,3	68,7	13,7
1948	3376348	51,0	9,9	35,1	6,0	115,5	29,0	72,7	13,8
1949	3514359	43,5	9,2	30,0	4,2	123,5	32,9	76,0	14,6
1950	3641354	35,3	9,1	23,2	3,0	115,2	33,0	69,9	12,2

1938—1947 einschließlich ohne Frankfurt a. M., von 1948 an mit Frankfurt a. M.

[1] Wahrscheinlich unzuverlässige Angaben.

10 Großstädte mit zusammen 2,964 Mill. (1938) bzw. 3,641 Mill. (1950) Einwohnern wieder. Es fällt auf, daß der *Bestand und die Neumeldungen der Ia + Ib-Fälle bereits vom Jahre 1944 an* wesentlich in die Höhe gehen. Es ist zu vermuten, daß dieser Anstieg der Neumeldungen und des Bestandes der aktiven Tuberkulosen auch in den *Ländern* des Bundesgebietes bereits vor *1945* begonnen hat. Die Zahl der Neuerkrankungen an *extrapulmonalen* Tuberkulosen (Id-Fälle) steigt wesentlich ab 1945 an, der Bestand an d-Fällen bereits ab 1942.

Die britische Militärregierung hat uns auf diesen Anstieg aufmerksam gemacht und die Ansicht geäußert, daß dieser wohl auf ein Versagen der Pasteurisierung der Milch zurückzuführen sei, da doch wohl ein großer Teil der extrapulmonalen Tuberkulosen bovinen Ursprungs sei. Gleichzeitig möchten wir aber betonen, daß ein Anstieg der extrapulmonalen Tuberkulosen häufig ein Zeichen für Generalisierung des tuberkulösen Prozesses ist.

Überblickt man die Einzelübersichten der Länder (Tab. I und II) sowie die Gesamtübersichten für das deutsche Bundesgebiet (Tab. 16) und für die 10 Großstädte (Tab. 17) für die Jahre 1938 bis 1950, so läßt sich übereinstimmend folgendes erkennen:

I. Neumeldungen.

1. Die Neumeldungen der Länder (Tab. 16) an ansteckender Tuberkulose (Ia + Ib-Fälle) haben von 4,3 (1938) auf 10,2/10000 (1947) zugenommen, um bis zum Jahre 1950 auf 7,2/10000 zurückzugehen.

2. Die Zahl der Neumeldungen an extrapulmonaler Tuberkulose (Id-Fälle) betrug 1950 immer noch ein Vielfaches derjenigen von 1938 — diese Zahlen enthalten den Hauptanteil der bovinen Tuberkulose.

3. Die Zunahme der gemeldeten „geschlossenen Lungentuberkulosen" (Ic-Fälle) beruht z. T. auf der Ausdehnung der Anzeige- und der Meldepflicht auf alle aktiven Tuberkulosen; die betreffenden Zahlen vor 1946 sind daher als unsicher zu betrachten. Seit 1947/48 ist die Zahl der neugemeldeten Ic-Fälle wieder zurückgegangen.

4. Die Zahlen der neugemeldeten „ansteckenden Lungentuberkulosen mit Bacillennachweis", die Ia-Fälle, und diejenigen der „extrapulmonalen Tuberkulosen", die Id-Fälle, stellen objektiv die sichersten Ergebnisse der entsprechenden Ermittlungen dar; diese Zahlen stehen aber noch *weit über den entsprechenden Vorkriegswerten*; die immer noch hohen Zahlen der neugemeldeten Infektionsquellen (Ia + Ib-Fälle) sind dabei besonders beachtenswert.

II. Bestandszahlen.

1. Der Bestand an *Ia + Ib-Fällen*, d. h. der *tuberkulösen Infektionsquellen*, ist noch ungefähr doppelt so hoch als 1938, auf 10000 Einwohner berechnet.

2. Der Bestand an generalisierten Tuberkulosen (meist extrapulmonale Tuberkulosen) beträgt immer noch das Dreifache desjenigen von 1938.

3. Die Zahl der „geschlossenen Lungentuberkulosen" (Ic-Fälle) beträgt immer noch das Vierfache von 1938. Hier ist allerdings die Einschränkung zu machen, daß die Ic-Fälle allgemein erst Ende 1946 anzeigepflichtig geworden sind.

4. Im großen und ganzen ist bei den *Bestandszahlen* nach dem großen Anstieg der Zahlen während und nach dem Zweiten Weltkrieg nur erst ein *kleiner Rückgang seit 1948*, dem Jahr mit der relativ größten Bestandsziffer, zu verzeichnen. (Wir werden auf dessen Ursache noch an anderer Stelle eingehen.)

6. Gliederung der aktiven Tuberkulosen nach Alter und Geschlecht.

a) Die Tuberkulinziffern nach Altersklassen.

Bekanntlich hat die *Tuberkulose-Sterblichkeitskurve* ihren tiefsten Wert um das 12. bis 14. Lebensjahr. Wenn man das Tuberkulosegeschehen unter dem Gesichtspunkt der verschiedenen Lebensalter betrachtet, könnte man unter Bezugnahme auf die Tuberkulose-Sterblichkeitskurve zu der Auffassung kommen, daß die Altersklassen 12—14 Jahre von der Tuberkulose am meisten verschont sind, und unwillkürlich verbinden viele mit dieser Folgerung die Vorstellung, daß die Tuberkulose für diese Altersgruppen überhaupt keine große Rolle spiele. Das ist aber noch zu untersuchen.

Die Tuberkulose ist eine Infektionskrankheit, und zur Entwicklung einer Infektionskrankheit gehört zunächst einmal die Infektion. Wenn wir nach der Tuberkulose-Morbidität der einzelnen Altersgruppen fragen, müssen wir demnach sinngemäß auch die *Ansteckungen* bzw. *Infektionstermine* ins Auge fassen. Die *Primärinfektion* der Tuberkulose vollzieht sich bei der gesamten Bevölkerung bekanntlich allmählich vom 1. Lebensjahre an, und erst mit 30 bis 35 Jahren haben bei uns in Mitteleuropa fast alle Menschen ihre erste Begegnung mit dem Tuberkelbacillus hinter sich. Nach der Erstinfektion bleibt gewöhnlich für lange

Zeit eine allergische Umstimmung zurück, welche wir mittels einer *Tuberkulinprobe* feststellen — mit 30 bis 35 Jahren sind bei uns fast alle Menschen für kürzere oder längere Zeit tuberkulinpositiv.

Massentestungen mit Tuberkulin sind anläßlich der BCG-Schutzimpfungen im Bundesgebiet 1948—50 in großem Maßstabe erfolgt, wenn dabei auch nur die Altersgruppen des Schulalters ziemlich vollständig erfaßt wurden. Eingehend ist darüber u. a. in dem Buche von CATEL und DAELEN: „Die BCG-Schutzimpfung", Berlin 1950, berichtet worden. Das *Bayerische Statistische Landesamt* hat aus den entsprechenden Untersuchungen in Bayern die in Abb. 4 wiedergegebene Kurve zur Verfügung gestellt, welche Tuberkulintestungen bis zum 20. Lebensjahr registriert. Danach waren 1950 in Bayern von den *14jährigen Kindern noch nicht 50%* nach MENDEL-MANTOUX positiv; das besagt, daß die alte Lehre, wonach ungefähr jeder Mensch bis zum 14. Lebensjahre die Ansteckung mit Tuberkulose durchgemacht habe, jetzt völlig illusorisch ist.

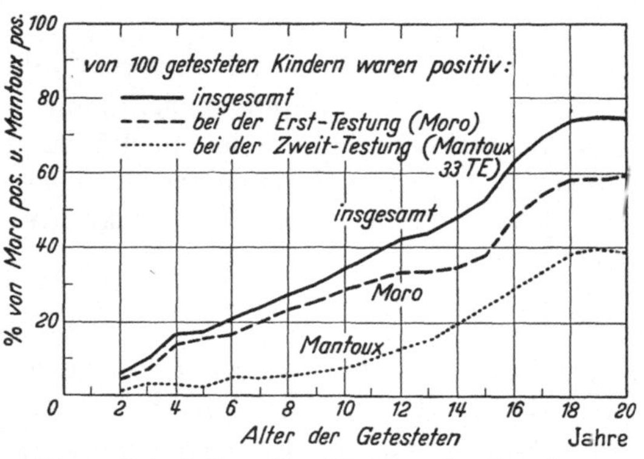

Abb. 4. Tuberkulinpositive Kinder nach Altersjahren in Bayern 1950; getestet anläßlich der BCG.-Schutzimpfungen. Quelle: Bayerisches Statistisches Landesamt.

Viele Ärzte sind heute noch der Meinung, daß bei Personen über 14 Jahre keine (diagnostische) Tuberkulinprobe angesetzt zu werden braucht, weil jenseits des 14. Lebensjahres die Tuberkulinprobe immer positiv sei. Diese Anschauung ist schon seit 20 Jahren überholt, und die negative oder positive Tuberkulinprobe — z. B. beim Antritt eines Krankenpflegeberufes — ist für die Begutachtung einer an Tuberkulose erkrankten Schwester mitunter von weittragender Bedeutung. Die Gesundheitsämter und Tuberkulose-Fürsorgestellen sollten dafür Sorge tragen, daß die alte Lehre bei den Ärzten ihres Bezirkes allmählich aufgegeben wird, und die Ärzte bei Verdacht auf Tuberkulose das Ansetzen einer Tuberkulinprobe — und wenn es auch zunächst nur eine Tuberkulinpflasterprobe ist — nicht unterlassen. Jedenfalls hat schon seit 20 Jahren die Tuberkulose aufgehört, eine „Kinderkrankheit" zu sein, etwa in dem Sinne v. BEHRINGS, daß „die Schwindsucht eines Erwachsenen das Ende eines Liedes sei, welches dem Kinde bereits an der Wiege gesungen werde".

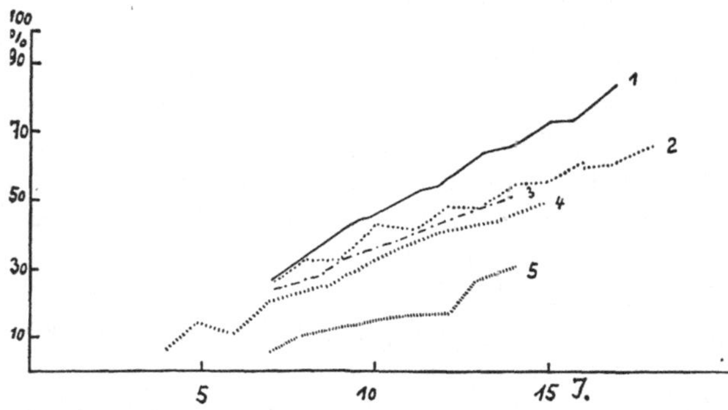

Abb. 5. Tuberkulinpositive auf 100 Untersuchte nach Lebensaltern in Wiesbaden (1), Kassel (2), Frankfurt (3), Hessen-Land (4) und Kopenhagen (5). Aus: W. CATEL u. M. DAELEN: Die BCG.-Schutzimpfung. Herausgegeben von M. DAELEN. Berlin: Walter de Gruyter & Co.

Im übrigen sind die Tuberkulinziffern nicht in allen Ländern und Landesteilen gleich, wie u. a. Abb. 5 über die Verhältnisse in Hessen und in Kopenhagen zeigt. Auch für dieselben Bezirke wechseln die Ziffern im Laufe der Zeit. Prof. RUYS z. B. hat für Amsterdam die Tuberkulinziffern (bei *nichtexponierten*

Personen) für die Jahre 1936—40, 1941—43 und für 1946—48 zusammengestellt (s. Tab. 18); die Primärinfektionen mit Tuberkulose haben sich danach bei *nichtexponierten* Personen in Amsterdam binnen 12 Jahren immer mehr aus dem Kindesalter in die Altersgruppen der Erwachsenen verschoben. Bei uns hat PERETTI, Grevenbroich, seit 1927 systematisch die Tuberkulinziffern zusammengestellt, und zwar für die *Schulneulinge* und für die *Schulentlassenen* (s. Tab. 19). Danach fiel die Tuberkulinziffer bei den Schulneulingen im Kreise Grevenbroich von 26,4% (1927) auf *11,0% (1939)*, dann ist die Tuberkulinziffer *bis 1950* bei

Tabelle 18. *Pirquetpositive Reaktionen bei Personen ohne Kontakt mit ansteckungsfähigen Tuberkulösen in Amsterdam* (in Prozenten der Untersuchten).

Aus: CH. RUYS, M. D. (Amsterdam): Acta tbc. scand. (Københ.) **XXIV**, 178 (1950).

Alter	1936—40	1941—43	1946—48
0— 1	16,2	15,1	7,5
1— 2	12,6	13,9	10,4
3— 4	21,8	12,5	10,3
5— 6	26,6	15,0	14,6
7—10	31,8	21,3	19,5
11—14	44,6	35,1	24,8
15—19	56,0	46,3	35,8
20—29	77,0	70,3	57,1
30—39	88,7	88,4	71,4

Tabelle 19. *Tuberkulosedurchseuchung bei Schulneulingen und -entlassenen in einem deutschen ländlich-industriellen Kreise in den Jahren 1927—1941.*

Entnommen aus PERETTI: Fünfzig Jahre Tuberkulinkataster bei Schulkindern. Dtsch. Tbk.bl. **1941**, 140. Die Untersuchungen wurden vom Autor bis 1950 fortgeführt; schriftliche Mitteilung 1942—47, entnommen aus: Tuberkulose-Lexikon, S. 303 (Roloff).

Jahr	Es hatten eine positive Tuberkulin-Hautprobe	
1927	von 702 Neulingen 26,4%	von 723 Schulentlassenen . . 54,3%
1928	„ 620 „ 23,5%	„ 604 „ . . 49,9%
1929	„ 661 „ 18,2%	„ 697 „ . . 48,8%
1930	„ 779 „ 16,8%	„ 482 „ . . 45,0%
1931	„ 673 „ 16,6%	„ 463 „ . . 43,4%
1932	„ 647 „ 12,5%	„ 387 „ . . 44,2%
1933	„ 926 „ 13,6%	„ 538 „ . . 40,4%
1934	„ 947 „ 11,3%	„ 930 „ . . 38,2%
1935	„ 1102 „ 13,5%	„ 1012 „ . . 37,3%
1936	„ 1509 „ 15,0%	„ 1175 „ . . 32,9%
1937	„ 1677 „ 13,5%	„ 1178 „ . . 35,5%
1938	„ 1556 „ 11,5%	„ 1536 „ . . 38,5%
1939	„ 1605 „ 11,0%	„ 1012 „ . . 39,2%
1940	„ 1761 „ 12,4%	„ 1553 „ . . 34,5%
1941	„ 1302 „ 13,5%	„ 1419 „ . . 39,5%
1942	„ — „ 10,5%	„ — „ . . 35,8%
1943	„ — „ 13,9%	„ — „ . . —
1944	„ — „ 12,8%	„ 1350 „ . . 35,4%
1945	„ — „ . . . . . —	„ 828 „ . . 31,0%
1946	„ — „ 18,2%	„ — „ . . —
1947	„ 2962 „ 21,2%	„ 1500 „ . . 38,6%
1948	„ 2082 „ 20,2%	„ 1640 „ . . 35,6%
1949	„ 1072 „ 24,8%	„ 2303 „ . . 38,6%
1950	„ 1900 „ 26,3%	„ 2178 „ . . 44,2%[1]

[1] Und 14,9% BCG-geimpft.

den *Schulneulingen* wieder auf 26,3 % angestiegen. Bei den *Schulentlassenen* fiel die Tuberkulinziffer von 54,3 % (1927) auf 32,9 % (1936), um dann in den Jahren 1941 und 1947 auf rund 39,0 % wieder anzusteigen; seit 1947 pendelt sie zwischen 35 und 39 %. Das bedeutet, daß vor allem bei den *Sechsjährigen* die Primärinfektionen mit Tuberkulose seit 1939 wieder erheblich zugenommen haben; nicht so stark ist die Wiederzunahme der Zahl der späteren Erstinfektionen bis zur Beendigung des Schulalters gewesen. Betrachtet man die Zahlen nach dem Gesichtspunkt, daß z. B. die Schulneulinge von 1927 im allgemeinen zu den Schulentlassenen von 1935 gehören, dann kommt man zu dem Ergebnis, daß die Zunahme der positiven Reaktion 1935 gegenüber 1927 — also während der Schuljahre — etwa 11 % beträgt und im Jahre 1950 für die 1942 Eingetretenen 34 %. Hierbei kommt recht gut die erhöhte Infektionsgefährdung während des Krieges und der Nachkriegszeit zum Ausdruck.

Augenfällig verlaufen die Tuberkulinkurven ganz anders als die Tuberkulose-Sterbekurven. Die *Tuberkulinziffern* verkörpern sozusagen die Ansteckungen bzw. den *Bestand der Angesteckten* nach Jahresklassen. Man könnte vermuten, daß die Kurven der Tuberkulose-Morbidität nach Altersklassen dem Tuberkulinkataster nach Altersklassen entsprechen; darüber in den nächsten Abschnitten.

b) Gliederung der Tuberkulose-Morbidität nach Alter und Geschlecht.

Eine eingehende Untergliederung der *Neumeldungen* an aktiven Tuberkulosen nach *Alter und Geschlecht* ist nur in den Ländern Hessen, Nordrhein-Westfalen, Niedersachsen, Hamburg, Schleswig-Holstein und Berlin/Westsektoren durchgeführt worden, in bezug auf den *Bestand* aber nur in den Ländern Hessen und Schleswig-Holstein. Die anderen Länder verwenden z. T. nur eine Unterteilung in „Kinder bis zu 15 Jahren", „Männer" und „Frauen", z. B. Bayern.

Nicht immer sind dieselben Altersgruppen für die Untergliederungen gewählt worden, so daß streng genommen ein genauer Vergleich der Statistiken nur bedingt möglich ist.

Die verwendeten Altersgliederungen entsprechen auch nur z. T. denjenigen, welche die Weltgesundheitsorganisation 1948 vorgeschlagen hat:

unter 1 Jahr	25 bis 44 Jahre
1 bis 4 Jahre	45 „ 64 „
5 „ 14 „	65 „ 74 „
15 „ 24 „	75 Jahre und darüber,

wenn nicht eine Gliederung von 0—1, 1—2, 2—3, 3—4, 4—5 und dann in 5-Jahresgruppen von 5 bis 84 Jahren und darüber bevorzugt wird.

Nach unseren Erfahrungen ist es wünschenswert, wenigstens die Altersgruppe 5 bis 14 Jahre noch zu unterteilen in 5 bis 9 und 10 bis 14 Jahre, weiterhin die Altersgruppe 45 bis 64 in 45 bis 54 und 55 bis 64 Jahre, letzteres wegen des Klimakteriums der Frauen, welches vorwiegend in die Zeit zwischen 45 und 54 Jahre fällt.

Die absoluten und relativen Zahlen für die Neumeldungen und den Bestand in *Hessen* finden sich auf den Tab. III, IV, V, VI (Tabellenanhang); die absoluten und die relativen Zahlen für die Neumeldungen in *Niedersachsen* für die Jahre 1948 und 1950 s. Tab. VII, VIII, IX, X, die absoluten Zahlen für die Neumeldungen im Jahre 1950 für Berlin/Westsektoren, Hamburg, Schleswig-Holstein und Nordrhein-Westfalen s. Tab. XI—XIV im Tabellenanhang. Bei der Auswertung der Zahlen aller Berichte, welche wir erhalten konnten, schälen sich folgende Ergebnisse heraus:

1. Abb. 6 zeigt den Bestand an Offentuberkulösen (Ia + b) in Prozent des gesamten Bestandes der (Ia — c) Fälle in Hessen und Schleswig-Holstein. Dem Charakter nach weichen die Kurven nicht voneinander ab. Überwiegend sind in beiden Ländern die Jahrgänge 15 — 65 Jahre an der Zahl der Offentuberkulösen beteiligt.

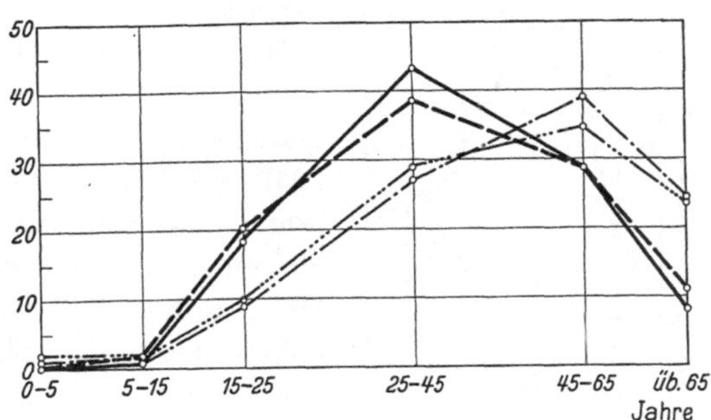

Abb. 6. Bestand an Offentuberkulösen (Ia + Ib) in Prozent des Gesamtbestandes der Ia—Ic-Fälle in Hessen (——) und Schleswig-Holstein (– – –) am 31. 12. 1950. Sterbefälle an Lungentuberkulose nach Altersgruppen in Prozent aller Sterbefälle an Lungentuberkulose im Jahre 1950 in Hessen (–·–) u. Schleswig-Holstein (–·····–). Quelle: Die Tuberkulose in Hessen 1948—1950. Statistisches Landesamt.

Gleichzeitig ist auf derselben Abbildung für beide Länder aufgezeichnet, in welcher Weise sich *100 Todesfälle an Lungentuberkulose* auf die einzelnen Altersgruppen verteilen; der Kurvencharakter ist wieder für beide Länder gleich; der Gipfel liegt zwischen 45 und 65 Jahren, er ist gegen den Gipfel der Erkrankungen um 20 Jahre verschoben.

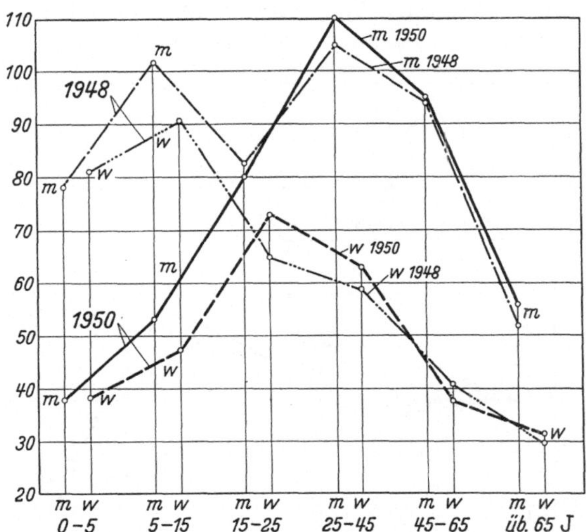

Abb. 7. Bestand an Ia—Ic-Fällen nach Altersgruppen in Hessen (auf 10000 Einwohner).

2. Abb. 7 und 7a zeigen den *Bestand an pulmonalen Tuberkulösen* (Ia bis Ic), auf 10000 Einwohner gerechnet, für *Hessen* für die Jahre *1948* und *1950*. Während für die *Männer und Frauen* in den Altersgruppen „*über 15 Jahre*" die Kurven für 1948 und 1950 ganz gleichartig verlaufen, ist für 1950 der Bestand an *tuberkulosekranken Kindern* (bis zu 15 Jahren) im Vergleich zu 1948 ganz erheblich

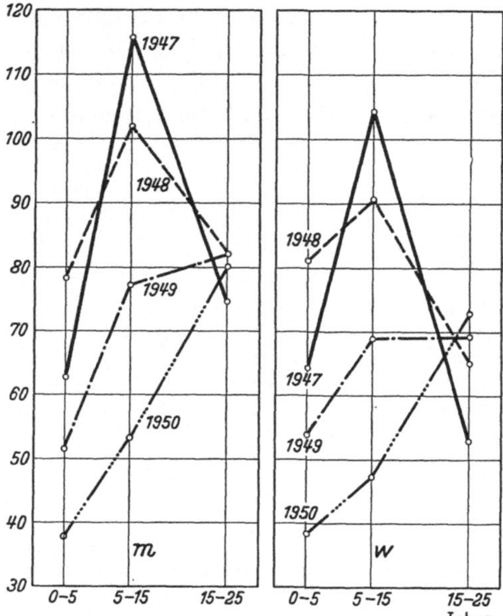

Abb. 7a. Änderung des Bestandes an Ia—Ic-Fällen auf 10000 Einwohner in Hessen von 1947 bis 1950 für 0—25 Jahre. Quelle: Die Tuberkulose in Hessen 1948—1950. Hessisches Statistisches Landesamt 1951.

zusammengesunken. Das gleiche Phänomen finden wir bei den Bestandszahlen für Schleswig-Holstein.

Abb. 7a ergänzt Abb. 7 in bezug auf die Altersklassen *0—25 Jahre*, und zwar für die Jahre 1947, 1948, 1949 und 1950. Der Bestand an kindlichen Lungentuberkulosen stürzt nicht, wie man nach Abb. 7 vermuten möchte, von 1948 auf 1950 plötzlich zusammen; es erfolgt vielmehr ein allmähliches Abgleiten von dem im Jahre 1947 gelegenen Höhepunkt. Die kindlichen Lungentuberkulosen sind also keineswegs seit der Währungsreform ganz plötzlich verschwunden, weil seitdem keine Lebensmittelatteste mehr für die Kinder nötig sind.

3. Um den Ursachen nachzugehen, auf welchen das in Abb. 7 und 7a zum Ausdruck gebrachte Verhalten der Bestandszahlen für 1948 und 1950 beruht, haben wir weiterhin die *Neuzugänge* ausgewertet. Auch bei den Neuzugängen sind im Jahre 1950 die 1948 noch hohen Werte der Neumeldungen für die *Gruppe 0 bis 15 Jahre* mehr oder minder zusammengebrochen, und zwar in Niedersachsen und

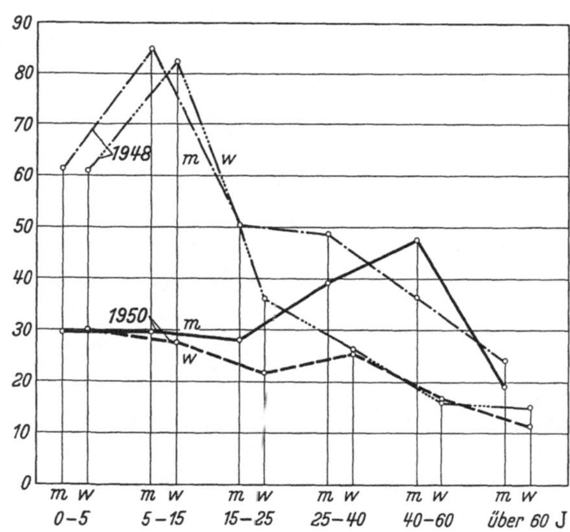

Abb. 8. Neuzugänge an pulmonaler Tuberkulose in Niedersachsen auf 10000 Einwohner.

Hessen sowohl für die pulmonalen als auch für die extrapulmonalen Tuberkulosen. Wir dürfen für das Jahr 1950 auf die flach verlaufenden Kurven der Neuerkrankungen an pulmonaler Tuberkulose in Hessen und diejenigen der extrapulmonalen Tuberkulose in Niedersachsen aufmerksam machen (Abb. 8, 9 und 10).

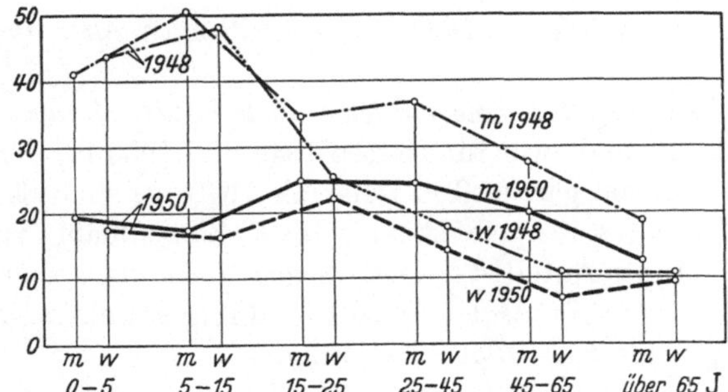

Abb. 9. Neuzugänge an pulmonaler Tuberkulose in Hessen auf 10000 Einwohner.

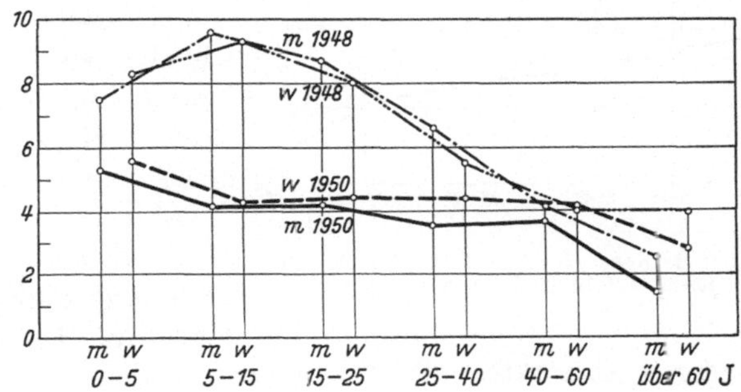

Abb. 10. Neuzugänge an extrapulmonaler Tuberkulose in Niedersachsen auf 10000 Einwohner.

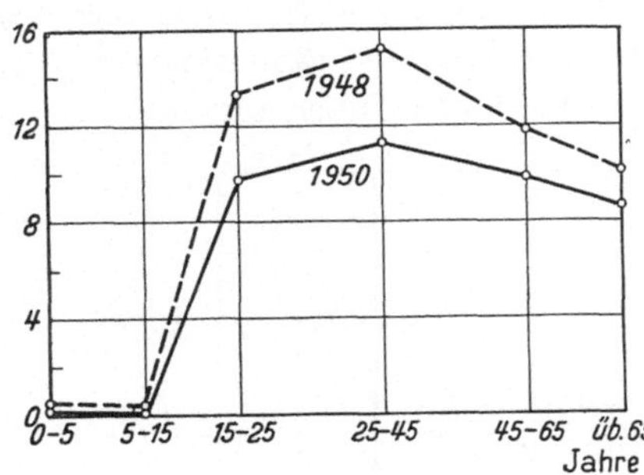

Abb. 11. Neuzugänge (Ia + Ib-Fälle) der Männer in Hessen auf 10000 Einwohner 1948—1950.

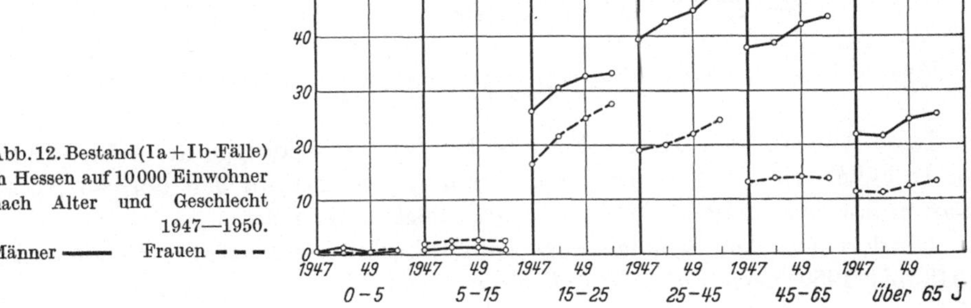

Abb. 12. Bestand (Ia+Ib-Fälle) in Hessen auf 10000 Einwohner nach Alter und Geschlecht 1947—1950.

Männer —— Frauen - - -

4. *Gliederung der Ia + Ib-Fälle und der Ic-Fälle 1948—1950 nach Alter und Geschlecht.*

Die Abb. 11 zeigt die Aufgliederung der *neugemeldeten ansteckenden Lungentuberkulosen*, also der Ia + Ib-Fälle, und zwar für Hessen 1948 und 1950 bei den Männern. Die Kurve für 1950 liegt ein ganzes Teil tiefer als 1948; es sind also *1950 weniger neue ansteckende Tuberkulosen* gemeldet als 1948. Zahlenmäßig ist der Anteil der *ansteckenden Tuberkulosen bei den Kindern* (bis zu 15 Jahren) sowohl *1948* als auch *1950 sehr gering.*

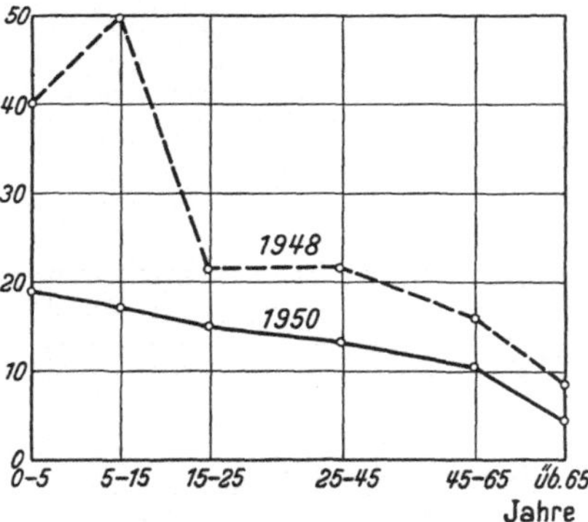

Abb. 13. Neuzugänge (Ic-Fälle) der Männer in Hessen auf 10000 Einwohner 1948—1950.

In *Hessen* hat sich der *Bestand* für die *Ia+Ib-Fälle* in den Altersklassen 0—15 Jahre *1947—1950* kaum geändert (s. Abb. 12). Bei den *Männern* (also „über 15 Jahre") sehen wir aber *von 15 Jahren an bis ins hohe Alter hinauf* von *1947 bis 1950* einen *Anstieg* der Bestandszahlen, bei den *Frauen* aber nur in den Altersklassen 15 bis 45 Jahre.

Abb. 13 ist die Ergänzung der Abb. 11 hinsichtlich der *neugemeldeten geschlossenen Lungentuberkulosen* (Ic-Fälle) bei männlichen Personen. Die Kurven haben einen ganz anderen Charakter als die entsprechenden Kurven für die Ia + Ib-Fälle. Bei den Männern („über 15 Jahre") sind geschlossene Tuberkulosen (wie bei den Ia + Ib-Fällen) 1950 ein ganzes Teil weniger neugemeldet worden, und ganz *weggefallen* ist die *hohe Zahl an Neuzugängen für 1948* bei den *0—15jährigen:* das bedeutet einen *Wegfall von zahlreichen Neuansteckungen*, denn um solche handelt es sich vorwiegend bei den kindlichen Tuberkulosen.

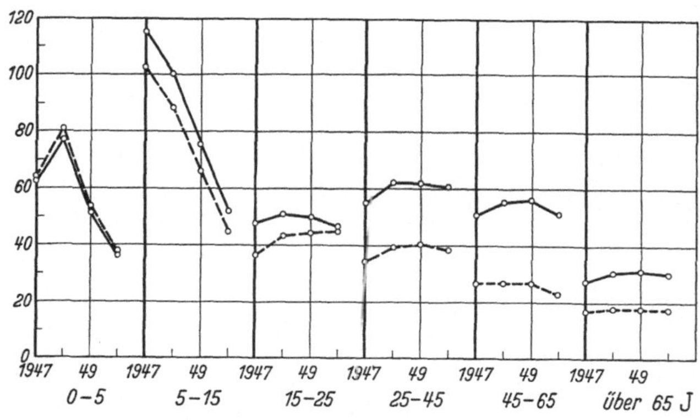

Abb. 14. Bestand (Ic-Fälle) in Hessen nach Alter und Geschlecht auf 10000 Einwohner 1947—1950. ——— = Männer; — — — = Frauen.

Nach Abb. 14 ist in Hessen bis 1950 bei den 0—15jährigen der hohe *Bestand* an Ic-Fällen von 1948 schrittweise zusammengestürzt; in den übrigen Altersklassen hat er sich 1947—1950 nicht grundlegend geändert.

Gliedert man den *Bestand* der aktiven Tuberkulosen *in Bayern* für die Jahre 1948 bis 1950 nach *Ia + Ib-Fällen* und nach *Ic-Fällen* und nach Kindern, Männern und Frauen, so gelangt man zu folgenden Ergebnissen:

Tabelle 20. *Bayern: Bestand an Tuberkulosekranken auf 10000 Einwohner 1948—1950 (Zu- und Abnahme 1948/50).*

	Ia				Ib			
	1948	1949	1950	1948:1950	1948	1949	1950	1948:1950
Kinder . . .	0,38	0,50	0,46	keine Änderung	0,61	0,59	0,51	keine Änderung
Männer . . .	25,15	28,04	30,39	+20,8%	16,87	16,84	16,55	
Frauen . . .	10,64	11,60	13,05	+22,6%	9,16	9,05	9,31	

	Ic				Ia + Ib + Ic			
	1948	1949	1950	1948:1950	1948	1949	1950	1948:1950
Kinder . . .	88,08	76,76	55,23	—37,3%	89,07	77,85	56,20	—37,0%
Männer . . .	45,68	42,96	42,78	— 6,2%	87,70	87,84	89,72	+ 2,3%
Frauen . . .	30,99	28,77	29,19	— 5,8%	50,79	49,42	51,55	+ 1,5%

Bestand (Ki. + Mä. + Fr.): 1948:72,54
Ia + Ib + Ic 1949:69,22
1950:65,35 Abnahme gegenüber 1948 um 9,9%.

Die *Abnahme des Bestandes* an Ia + Ib + Ic-Fällen von 1948 auf 1950 ist somit *eindeutig auf den Rückgang der kindlichen geschlossenen Tuberkulosen zurückzuführen.*

Die Statistik von *Hessen* zeigt *dieselben* Verhältnisse und läßt erkennen, daß an dem Rückgang der Ic-Fälle der Kinder in erster Linie die Altersklasse 5—15 Jahre beteiligt ist.

Auch *Niedersachsen* bestätigt diese Angaben.

Bedeutet das Ganze eine Abnahme des Bestandes an aktiven Tuberkulosen von 1948 bis 1950 um 9,9%, so geht diese *Abnahme* lediglich auf Kosten der *Ic-Fälle,* und zwar ist insbesondere eine *Abnahme* des Bestandes an *kindlichen Tuberkulosen* festzustellen (Abb. 15).

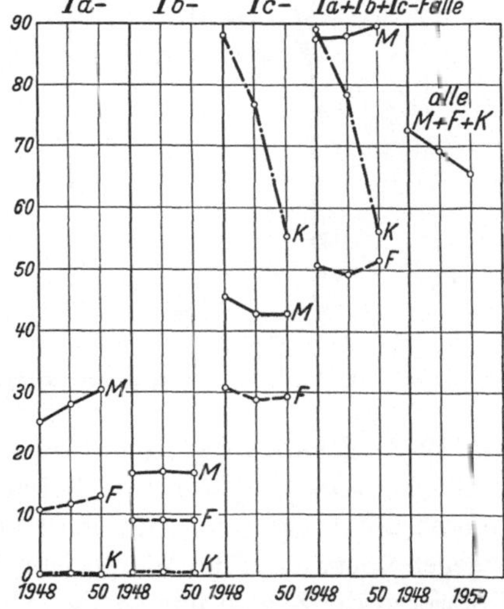

Abb. 15. Änderung des Bestandes (auf 10000 Einwohner) in Bayern 1948—1950. ——— = Männer; — — — = Frauen; —·—·— = Kinder.

5. Im großen und ganzen geht aus den Abb. 7, 8, 9, 12, 14 und 15 ohne weiteres hervor, daß bei den Erwachsenen die Zahl der *Erkrankungen der Männer an Lungentuberkulose diejenige der Frauen in allen Altersklassen* bei weitem *übertrifft.*

6. *Gliederung der extrapulmonalen Tuberkulosen 1948—1950 nach Alter und Geschlecht.*

Die Altersaufgliederungen der *neugemeldeten* extrapulmonalen Tuberkulosen zeigen für *Niedersachsen* 1947 bis 1950 in Tab. 21, daß in den *höheren* Altersklassen die *Frauen* überwiegen, und zwar:

bei den Drüsentuberkulosen ab 1947 die über 60jährigen,

bei den Knochen- und Gelenktuberkulosen ab 1948 die über 60jährigen,

bei den Hauttuberkulosen ab 1947 aber schon die Frauen vom 40. Lebensjahr an.

Tabelle 21. *Neuerkrankungen an extrapulmonaler Tuberkulose auf 100000E. (Niedersachsen).*

Jahr		Knochen und Gelenke		Drüsen		Haut	
		männl.	weibl.	männl.	weibl.	männl.	weibl.
1947	40—60 Jahre	17,0	12,0	12,0	9,7	7,0	*9,7*
	über 60 „	16,0	15,0	5,0	*7,4*	5,0	*11,3*
1948	40—60 „	16,0	14,0	8,0	*9,0*	4,0	*6,0*
	über 60 „	11,0	*17,0*	5,0	*9,0*	2,0	*9,0*
1949	40—60 „	14,2	11,6	4,5	*4,9*	5,8	*6,8*
	über 60 „	12,9	*14,1*	4,2	*4,7*	3,9	*6,8*
1950	40—60 „	13,1	12,8	4,7	*7,9*	3,8	*7,9*
	über 60 „	6,4	*14,5*	1,0	*4,1*	2,9	*6,1*

Von den Ländern Nordrhein-Westfalen, Hamburg, Berlin/Westsektoren, Schleswig-Holstein liegen nur die absoluten Zahlen vor, aber auch diese bestätigen die oben für Niedersachsen angegebenen Verhältnisse.

Nach den Statistiken für *Hessen* differieren die *neugemeldeten* extrapulmonalen Tuberkulosen in allen Altersklassen sehr wenig zwischen beiden Geschlechtern;

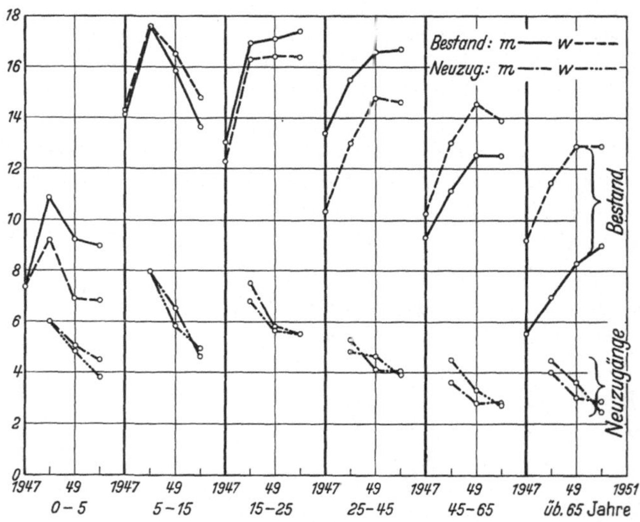

Abb. 16. Bestand und Neuzugänge an extrapulmonaler Tuberkulose in Hessen auf 10000 Einwohner.

von 1948 an haben die Neumeldungen in allen Altersklassen annähernd gleichmäßig *abgenommen* (Abb. 16). Bei den *Bestandszahlen* für extrapulmonale Tuberkulosen überwiegen auch hier in den *höheren Altersklassen* die *Frauen* bei weitem; dagegen überwiegen die Männer von 15 bis 45 Jahren; zwischen 5 und 15 Jahren differieren die Zahlen nur wenig (Abb. 16).

7. Die Übergangsfälle aus anderen statistischen Gruppen.

Der *Bestand* an Tuberkulösen für 1 Berichtsjahr wird sozusagen buchmäßig folgendermaßen zusammengestellt:

1. Bestand des Vorjahres,
2. plus Neumeldungen an Tuberkulosefällen im Berichtsjahr

3. plus Zugängen aus anderen Gruppen der Statistik (sog. „Übergangsfälle")
4. minus „Abgänge", und zwar Todesfälle und übrige „Abgänge" infolge Wegzuges, Überganges in andere Krankheitsgruppen usw.

Die *Gesamtzugänge* für 1 Berichtsjahr sind also die *Neumeldungen und* die sog. *Übergangsfälle.*

Nach den Statistischen Berichten des Statistischen Bundesamtes in Wiesbaden vom 4. 1. 1952 (Arb.Nr. VIII/3/13) betrugen die Neumeldungen der Ia + Ib-Fälle für das Bundesgebiet auf 10000 Einwohner 1948 9,0, 1949 und 1950 7,6 — also seit 1948 eine *Abnahme* um rund 20%. Der *Bestand* an Ia + Ib-Fällen hat aber von 1948 bis 1950 von 26,7 auf 27,5 bzw. 28,9 auf 10000 Einwohner *zugenommen,* also um 8%; dieser Anstieg kann nur durch die *Zunahme der Übergangsfälle* (s. o. Nr. 3) erfolgt sein.

Die Durchsicht der Jahresberichte des ehemaligen Reichstuberkuloseausschusses und der veröffentlichten Berichte der Nachkriegszeit hat ergeben, daß der *Anteil der Übergangsfälle an der Gesamtzahl der Zugänge* seit 1938 tatsächlich immer größer wird. In *Bayern* z. B. betrugen für die Ia + Ib-Fälle die „Zugänge aus anderen Gruppen" *1938* nur 21,7% der Gesamtzahl der Zugänge, *1947* = 39%, *1948* = 46% und *1949* = 52%. Wir haben dieses merkwürdige Phänomen der *Zunahme der Übergangsfälle nach Ia* in allen Ländern und Städten des Deutschen Bundesgebietes festgestellt.

Die *Zugänge aus anderen Gruppen* können einerseits *Verschlechterungen,* andererseits *Verbesserungen* im Krankheitsgeschehen der Tuberkulose darstellen. *Bayern* hat in Erwägung dieses Unterschiedes die „Übergangsfälle" in dem Heft „Die Tuberkulose in Bayern 1950" in „Verschlechterungen" und „Verbesserungen" unterteilt; bei den Ib-Fällen stehen z. B. 48,78% „Verschlechterungen" 51,22% „Verbesserungen" gegenüber, bei den „geschlossenen" Tuberkulosen (Ic-Fälle) sind es 48,53% „Verschlechterungen" und 51,47% „Verbesserungen".

Besseren Einblick in die sog. „Übergangsfälle" gewinnen wir aus einer Statistik, welche auf Grund eines Vorschlages von BLITTERSDORF, Bonn [Tuberkulosearzt **3**, 13 (1949)] nach einem bestimmten Schema geführt wird; s. darüber auch im Aufsatz von ICKERT und KEUTZER: Seuchenhygienische Betrachtungen über die Herkunft der ansteckenden Lungentuberkulosen [Z. Tbk. **100**, H. 1/2 (1952)]; dort ist auch der Vorschlag gemacht worden, die „Übergangsfälle" als „transitive Fälle" zu bezeichnen. Aus dem Jahre *1950* liegen nach diesem *BLITTERSDORFschen Schema* die Ergebnisse aus 17 Fürsorgestellen in Schleswig-Holstein, 60 Fürsorgestellen in Nordrhein-Westfalen und 5 Regierungsbezirken von Niedersachsen vor. Diese Statistik wurde bisher freiwillig geführt. Die entsprechende Aufstellung in Tab. 22 ist als eine *Stichprobenstatistik* zu werten und entspricht etwa $^1/_5$ = *10 Millionen der Bevölkerung* des Bundesgebietes mit Berlin-Westsektoren; sie registriert 50477 „Übergangsfälle". Von diesen seien folgende hervorgehoben:

α) *Übergangsfälle aus der Gruppe der aktiven Tuberkulosen.*

Von 5701 Umschreibungen aus Ib kamen 1442 = 25,3% nach Ia.

Von 28007 Umschreibungen aus Ic kamen 2673 = 9,5% nach Ia und 2128 = 7,6% nach Ib oder 4801 = 17,1% nach Ia und Ib.

Tabelle 22. *Diagnosenübergänge von 1949 nach 1950.*
Nach dem Schema von BLITTERSDORF [(Tuberkulosearzt 3, 13 (1949)].

Länder: *Niedersachsen* (ohne Regierungsbezirke Hannover, Lüneburg, Aurich); *Nordrhein-Westfalen* (Angaben von 60 Kreisen); *Schleswig-Holstein* (Angaben von 17 Fürsorgestellen).

Von den Diagnosengruppen kamen 1950	Ia	Ib	Ic	Id	IIa	IIb	IIc	IId	III	Summe
nach Ia: Ansteckende Lungentbc. *mit* Bacillennachweis	—	1442	2673	66	443	—	73	54	45	4796
nach Ib: Ansteckende Lungentbc. *ohne* Bacillennachweis . . .	1726	—	2128	25	263	—	49	25	32	4248
nach Ic: Aktive nicht ansteckende Lungentbc.	2573	3425	—	113	2350	330	701	447	250	10189
nach Id: Aktive Tbc. anderer Organe	28	53	246	—	137	172	81	52	51	820
nach IIa: Klinisch geheilte Lungentuberkulose . .	368	723	21656	86	—	44	410[1])	1153	421	24861
nach IIb: Klinisch geheilte Tuberkulose and. Organe	2	2	45	2014	9	—	40[1])	27	20	2159
nach IIc: Exponierte und exponiert gewesene Ges.	12	20	805	48	375	7	—	182	259	1708
nach IId: Unentschiedene Diagnosen	14	10	104	47	157	4	51	—	109	496
nach III: Nichttuberkulöse Erkrankungen der Atmungsorgane	20	26	350	57	312	15	112	308	—	1200
Gruppensummen für Ende 1950.	*4743*	*5701*	*28007*	*2456*	*4046*	*572*	*1517*	*2248*	*1187*	*50477*

[1]) Irrtümliche Eintragungen durch die Fürsorgestellen; die gesunden Exponierten (= IIc-Gruppe) können nicht zur Gruppe der „Geheilten“ von IIa und IIb kommen.

Von 2456 Umschreibungen aus Id kamen 66 = 2,7% nach Ia und 25 = 1,0% nach Ib oder 91 = 3,7% nach Ia und Ib.

Bei 25% der 5701 „Übergangsfälle“ der Ib-Gruppe wurden also 1950 neuerdings Tuberkelbakterien gefunden. 17,1% der „Übergangsfälle“ an geschlossenen Lungentuberkulosen wurden ansteckend, hatten sich also verschlechtert; bei 3,7% der extrapulmonalen „Übergangsfälle“ kam noch eine ansteckende Lungentuberkulose hinzu.

β) Die klinisch geheilten, aber noch überwachten Lungentuberkulosen (IIa-Fälle).

Von 4046 Umschreibungen aus IIa kamen 443 = 10,9% nach Ia, 706 = 17,4% nach Ia und Ib, 2350 = 58,0% nach Ic, 3056 = 75,4% nach Ia, Ib und Ic.

Bei den „Übergangsfällen“ aus dieser Gruppe der „geheilten“ Tuberkulösen erlebten im Jahre 1950 nicht weniger als 75% einen neuen Tuberkuloseschub.

γ) Die exponierten und exponiert gewesenen Gesunden (IIc-Fälle).

Von 1517 Umschreibungen aus IIc kamen 122 = 8,0% nach Ia und Ib, 823 = 54,0% nach Ia, Ib und Ic, also erkrankten nicht weniger als 54% dieser Gruppe an aktiver Lungentuberkulose, 8% wurden ansteckend.

In dieser Gruppe werden vornehmlich diejenigen Personen registriert, welche bei Umgebungsuntersuchungen keine Zeichen einer aktiven oder inaktiven Tuberkulose aufweisen; in der Hauptsache sind es Personen, welche bis zum Zeitpunkt der ersten Untersuchung in der Fürsorgestelle mehr oder weniger lange einer Ansteckungsquelle ausgesetzt waren und zu diesem Termin meist als tuberkulosevorinfiziert gelten können.

Von insgesamt 50477 Überschreibungen aus allen Gruppen kamen 4796 = 9,5% nach Ia, 4248 = 8,5% nach Ib und 9044 = 18,0% nach Ia + Ib.

Mit Hilfe der Tab. 22 konnten nach ICKERT und KEUTZER (loc. zit. Berechnungstechnik s. dort) für die einzelnen Gruppen Ia—Id, IIa, IIc und IId für das Bundesgebiet und für das *Jahr 1950* folgende *Risiken* oder *Wahrscheinlichkeiten* berechnet werden:

1. Die Wahrscheinlichkeit, an Lungentuberkulose zu erkranken, betrug für *jeden Einwohner* 0,24%.
2. Die Wahrscheinlichkeit, an ansteckender Lungentuberkulose zu erkranken, betrug für *jeden Einwohner* 0,064%.
3. Die Wahrscheinlichkeit, an ansteckender Lungentuberkulose zu erkranken, betrug für *jeden geschlossenen Lungentuberkulösen* 7,6%.
4. Die Wahrscheinlichkeit, an einem Rückfall von Lungentuberkulose zu erkranken, betrug für *jeden „geheilten" Lungentuberkulösen* 4,0%.
5. Die Wahrscheinlichkeit, an einer ansteckenden Lungentuberkulose zu erkranken, betrug für *jeden „geheilten" Lungentuberkulösen* 0,69%.
6. Die Wahrscheinlichkeit, an einer aktiven Lungentuberkulose zu erkranken, betrug für *jeden „gesunden" Exponierten* 0,65%.

Diese Risikozahlen gelten *ausschließlich für das Jahr 1950*; sie waren im Jahre zuvor sicher ganz andere und werden hoffentlich in den nächsten Jahren besser werden. Jedenfalls konnte durch diese Berechnungen aus der BLITTERSDORFschen Tabelle zuverlässig dargetan werden, wie groß das Risiko für einen Kranken mit geschlossener Lungentuberkulose ist, „ansteckend" zu werden, weiterhin wie groß das Risiko des Rückfalls für eine geheilte Lungentuberkulose ist. Ganz wesentlich erscheint uns aber die Risikoziffer für jeden *gesunden Exponierten*, an aktiver Lungentuberkulose zu erkranken; sie ist mit 0,65% beinahe *3mal so groß* wie die Risikozahl für die Durchschnittsbevölkerung.

Jüngst hat H. GRASS, Berlin, in Beitr. Klin. Tbk. **105/6**, 558 (1951) berichtet, daß er seinerzeit in Bremen 3% der gesunden Ehegatten von Tuberkulösen habe erkranken sehen; nach GRASS ist das das *Dreifache* dessen, was man für die gleichen Altersklassen und gleichen Zeiträume in der allgemeinen Bevölkerung hätte erwarten müssen. HEIMBECK hat unlängst in Rev. Tbk. 1951 ausgeführt, daß tuberkulinpositive Krankenpflegepersonen beim Einsatz auf Tuberkulose-Abteilungen bei dreijähriger Beobachtung viermal so häufig erkrankt sind als tuberkulinpositive Krankenpflegerinnen beim Einsatz auf Stationen ohne Tuberkulöse bei elfjähriger Beobachtung. Diese Zahlen dürften ziemlich einwandfrei die Bedeutung der Superinfektionen beleuchten.

8. Die Röntgenschirmbilduntersuchungen im Bundesgebiet. Suche nach unbekannten Tuberkulösen.

a) Zuständigkeit.

Grundsätzlich muß daran festgehalten werden, daß für die Tuberkulosediagnostik bzw. die Bestätigung der Diagnose „Tuberkulose" nach dem sog.

„Vereinheitlichungsgesetz“ immer noch die *Tuberkulose-Fürsorgestelle des Gesundheitsamtes* zuständig ist. *Alle sog. Volksröntgenuntersuchungen* dürfen daher nur im Auftrage oder mit Genehmigung oder im Benehmen mit dem zuständigen Gesundheitsamt durchgeführt werden.

b) Röntgenschirmbildgesetze.

In den Ländern der Bundesrepublik sind bisher folgende Gesetze für die Röntgenreihenuntersuchungen der Bevölkerung erlassen worden.

Niedersachsen. Gesetz über Röntgenreihenuntersuchungen vom 27. 9. 1948 (GVBl. S. 82), Durchführungsverordnungen vom 15. 7. 1949.

Schleswig-Holstein. Gesetz über Röntgenreihenuntersuchungen vom 16. 6. 1947 (GVOBl. Schl. H. S. 13) in der Fassung des Gesetzes zur Ergänzung des Gesetzes über Röntgenreihenuntersuchungen vom 6. 8. 1947 (GVOBl. Schl. H. S. 36), Durchführungsverordnung zum Gesetz über Röntgenreihenuntersuchungen vom 17. 7. 1947 (GVOBl. Schl.H. S. 14).

Hamburg. Gesetz über Röntgenreihenuntersuchungen vom 22. 10. 1946 (Hamburgisches Gesetz- u. Verordnungsblatt Nr. 41, S. 111).

Bremen. Gesetz über Röntgenreihenuntersuchungen vom 2. 3. 1948 (Ges.Bl. Nr. 10/1948, S. 40).

Württemberg-Baden. Gesetz Nr. 327 über Röntgenreihenuntersuchungen vom 12. 1. 1948 (Regierungsblatt Nr. 2/1948, S. 18).

In *Bayern* und *Nordrhein-Westfalen* befinden sich Schirmbildgesetze in Vorbereitung.

c) Schirmbildaktionen im Bundesgebiet.

Es laufen augenblicklich in *Bayern* 3 Aktionen mit transportablen Geräten, und zwar

a) *Landesversicherungsanstalt Unterfranken, Sitz Lohr:* 1 Trupp im Besitz der LVA.,

b) *Zweckverband zur Bekämpfung der Tuberkulose, Mittelfranken, Sitz Nürnberg:* 1 Trupp, Apparat steht in der Fürsorgestelle der Stadt, Eigentum des Zweckverbandes zur Bekämpfung der Tuberkulose,

c) *Landesversicherungsanstalt Oberbayern, Sitz München:* 1 Trupp im Besitz der LVA.

In *Nordrhein-Westfalen* gibt es eine *Landesschirmbildstelle in Düsseldorf*, die Röntgentrupps und 3 transportable Geräte hat. Weiter läuft ein Röntgenzug der *Bergbauberufsgenossenschaft Bochum.*

Außerdem macht die *Wirtschaftsvereinigung der Eisen- und Stahlindustrie* jährlich regelmäßig 120000 bis 140000 Schirmbildaufnahmen der Arbeiter und Angestellten der angeschlossenen Werke; nach dem letzten Bericht wurden in der Zeit vom 1. 1. 1951 bis 15. 12. 1951 138191 Personen photographiert und dabei 2195 auf Tuberkulose verdächtige Personen festgestellt.

Vom Land *Württemberg-Baden* sind transportable Geräte mit Trupps in den Gesundheitsämtern eingesetzt; die Nachuntersuchungen erfolgen in den Gesundheitsämtern.

In *Hessen* befindet sich in Bad Nauheim bei der Landesärzteschaft die Röntgenschirmbildstelle mit Trupp; die Statistik wird zentral in Bad Nauheim durchgeführt.

Hamburg hat ein feststehendes Gerät, welches der *Vertrauensärztlichen Dienststelle der Landesversicherungsanstalt* gehört; ein zweites steht im Bezirksgesundheitsamt in Hamburg. Das Bezirksgesundheitsamt verfügt über einen Trupp, der gezielte Massenuntersuchungen durchgeführt hat; die Nachuntersuchungen werden ebenfalls von den Gesundheitsämtern vorgenommen.

Bremen hat ein fahrbares und ein stationäres Gerät mit Untersuchungstrupp im Hauptgesundheitsamt in Bremen; die Nachuntersuchungen finden ebenfalls in den Gesundheitsämtern statt.

Württemberg-Hohenzollern besitzt 2 transportable Schirmbildgeräte, die im Gesundheitsamt in Balingen stehen.

Niedersachsen hat die Schirmbilduntersuchungen 1950/51 auf das ganze Land ausgedehnt. Es sind 3 Schirmbildstellen vorhanden, und zwar für Niedersachsen-Süd in Einbeck, für Niedersachsen-Ost in Rotenburg und für Niedersachsen-West in Westerstede/Oldenburg. Jede Schirmbildstelle hat 2 Schirmbildtrupps und 3 Nachuntersuchungstrupps; letztere bestehen aus einem Lungenfacharzt, einer technischen Assistentin und einer Schreibhilfe. Die Auswertung der Schirmbilder geschieht in den Schirmbildstellen selbst. Alle 3 Schirmbildstellen werden von der Landesschirmbildstelle gesteuert (Prof. Dr. ALEXANDER).

Die Städte *Hannover* und *Braunschweig* haben als kommunale Gesundheitsämter ihre eigenen Schirmbildstellen.

In *Schleswig-Holstein* ist die Schirmbildaktion im Haushalt der Landesregierung verankert. Die Landesregierung überwacht die Untersuchungen, die Durchführung liegt in den Händen der Landesversicherungsanstalt Schleswig-Holstein. Die Zentralstelle befindet sich in Tönsheide unter der Leitung von Prof. Dr. HEIN. Die Nachuntersuchungen werden durch Prof. Dr. HEIN veranlaßt und geschehen durch einen Nachuntersuchungstrupp der sog. Bezirksfürsorgestelle. Leider wurde diese Stelle wegen finanzieller Schwierigkeiten aufgehoben. Es wurden durchschnittlich 4—5% der photographierten Personen nachuntersucht. Die Nachuntersuchungen geschehen jetzt in den Tuberkulose-Fürsorgestellen.

d) *Schirmbildauswertung.*

Es ist wünschenswert, daß die Auswertungen der Schirmbilder möglichst nach einem *einheitlichen Schema* geschehen. Im Augenblick ist aber nicht die Möglichkeit vorhanden, ein solches Schema einzuführen, da einzelne Schirmbildstellen bereits viele Hunderttausende ihrer Schirmbilder nach einem bestimmten Schema ausgewertet haben.

Es finden z. Z. 3 Schemata Verwendung, nämlich von JANKER, SCHRAG und GRIESBACH (s. weiter unten). Dasjenige von SCHRAG scheint zugleich mit demjenigen von GRIESBACH bevorzugt zu werden.

1. Auswertungsschema nach Schrag.

1. Kontrollfälle.

Ia/b Ansteckende Lungentuberkulose.
Ic Nichtansteckend, aktiv
IIa Überwachungsbedürftig, klinisch geheilt
IIIa Bronchiektasien.
IIIb Silikose.
IIIc Tumor.
IIId Retrosternale Struma.
IIIe Herz- und Aortenveränderung.
IIIf Artefakte Fremdkörperschatten.
IIIg Sonstiges.

2. Fälle ohne Kontrollnotwendigkeit.

IVa Gesund.
IVb Verkalkte Herde und Primärkomplexe
IVc Pleura- und Zwerchfellveränderungen (in Ic und IIa nicht enthalten).
IVd Retrosternale Struma.
IVe Herz- und Aortenveränderung.
IVf Situs inversus.
IVg Rippen- und Skelettanomalien (Skoliose und Kyphoskoliose).
IVh Emphysem.
IVi Sonstiges (namentlich aufgeführt).

2. Auswertungsschema nach Janker.

Lungen = L.

1. Alte Tuberkulose.
   Primärkomplexe.
   Sonstige verkalkte „harte Herde“.
2. Frische (nicht sicher alte) Tuberkulose.
   Weiche Herde.
   Kavernen.
3. Vermehrte Hilusbesetzung.
   Interlobäre Prozesse.
   Pleuraschwarten.
   Anomalien der Lungenlappen.
4. Sonstige namentlich aufgeführte Befunde.
5. Staubveränderungen I, II, III.

Zwerchfell = Z.

1. Adhäsion.
2. Sonstige Befunde an den Zwerchfellen.

Herz = H.

1. Breites, aber wahrscheinlich noch normales Herz.
2. Herzfehler.
   A = Aortenform.
   M = Mitralform.
3. Perikardadhäsionen.
   Situs inversus.
   Sonstige Befunde (namentlich aufgeführt).
4. Altersveränderungen.

Skelettbefunde = S.

1. Skoliosen, Kyphosen, Kyphoskoliosen.
2. Halsrippen.
   Gabelrippen.
3. Sonstige Befunde (namentlich aufgeführt).

3. Auswertungsschema nach Griesbach.

Gruppe A = Eilfälle.

(Beschleunigte Nachuntersuchung.)

1. Infiltratverschattungen (Pneumonie? Tbc.?).
2. Flächenverschattungen (Pneumonie, Tbc., Exsudat?).
3. Fleckverschattungen ohne Aufhellungen (Silikose, Lg.-Tbc.?).
4. Gemischte Verschattungen mit Ringschatten (offene Tbc., Cystenlunge, Absceß?).

Gruppe B = Kontrollfälle.

(Gelegentliche Nachuntersuchung.)

1. Technisch unbrauchbare Bilder.
2. Übermäßig betonte Strangzeichnungen (Stauungslunge, Bronchitis, Bronchiektasien?).
3. Situs inversus.
4. Alterserscheinungen der Lunge.
5. Retrosternaler Strumaschatten.
6. Skoliose und Kyphoskoliose, Rippen- und sonstige Skelettanomalien.

Gruppe C = Kontrollnotwendigkeit.

1. Verkalkte Tbc.-Herde und Primärkomplexe.
2. Verdacht auf Herz- und Aortenveränderungen.
3. Situs inversus.
4. Alterserscheinungen der Lunge (Emphysem, Fibrose usw.).
5. Retrosternaler Strumaschatten.
6. Skoliose und Kyphoskoliose, Rippen- und sonstige Skelettanomalien.

Gruppe D.

Ohne feststellbare Veränderungen.

e) Die Kosten der Schirmbildaufnahmen.

Die Kosten einer Schirmbildaufnahme liegen je nach Gerät etwa zwischen 0,50 und 1,— DM (s. Beispiel).

In *Niedersachsen* 0,96 DM. Nach Erledigung aller Neuanschaffungen wahrscheinlich 0,50 DM.

In *Nordrhein-Westfalen* liegen die Kosten etwa bei 0,80 DM im Durchschnitt.

Die *Bundesbahn* betreibt eine Schirmbildanlage in einem D-Zug-Wagen. Die Kosten betragen hier 1 DM, die einer vollständigen Nachuntersuchung 17 DM.

Nach einer Ermittlung betragen in Niedersachsen die *Kosten zur Feststellung eines Falles von Lungentuberkulose* durch Schirmbilduntersuchung 123 DM. In den USA sollen die Kosten für die Entdeckung eines Tuberkulösen ein Vielfaches davon betragen.

Die *Anschaffungskosten* einer *stationären Schirmbildanlage* liegen zwischen 30000 und 40000 DM, die einer *transportablen* zwischen 20000 bis 40000 DM. Ein Omnibus für das Schirmbildverfahren kostet 65000 bis 80000 DM.

f) Format.

In Deutschland wird im allgemeinen das Format 24 × 24 mm angewendet, daneben die Formate 31 × 31 mm und bei einzelnen Geräten 80 × 80 mm. Das internationale Mittelformat ist 70 × 70 mm.

g) Die Ergebnisse der Schirmbildaktion 1950/51.

Die Ergebnisse der Schirmbildaktion 1950/51 sind auf Tab. 23 zusammengestellt, soweit ins einzelne gehende Auskünfte darüber erhalten werden konnten.

Die Eisenbahndirektion in Mainz hat uns im November 1951 folgendes berichtet:

Ausgewertete Schirmbilder	33587
davon zeigten tuberkulöse Veränderungen	2943
von diesen hatten kavernöse Lungentuberkulose	30
behandlungsbedürftige Fälle	1085
entdeckte Frühfälle	75
nebenbei wurden noch Staublungen festgestellt.	86

In der Tab. 23 ist über rund *4800000 Schirmbildaufnahmen* berichtet worden, von denen rund 4750000 ausgewertet worden sind.

An *unbekannten aktiven Lungentuberkulosen* wurden bei den Schirmbilduntersuchungen folgende festgestellt, und zwar absolut und auf 10000 ausgewertete Aufnahmen:

In *Hannover*	1950	bei 142000 ausgewerteten Aufnahmen	334	= 23,5/10000
	1951	„ 133000 „ „	332	= 24,9/10000
in *Niedersachsen* (ohne Hannover und Braunschweig)	1950/51	„ 1746000 „ „	4544	= 26,1/10000
mit Hannover	1950	„ 2021000 „ „	5200	= 25,7/10000
in *Stuttgart*	1950	„ 382000 „ „	1284	= 33,7/10000
im *Landesbezirk Baden*	1950	„ 56000 „ „	155	= 27,7/10000
Im Durchschnitt		bei 2459000 ausgewerteten Aufnahmen	6639	= 27,0/10000

Tabelle 23. *Röntgenschirmbilduntersuchungen.*

		Niedersachsen				*Schleswig-Holstein*				Wirtschaftsvereinigung Eisen- und Stahlindustrie 1950		*Württemberg-Baden*				zusammen
		Stadt Hannover 1950/51		3 Schirmbildstellen 1950/51		I. Aktion 1946—26. 6. 1951		II. Aktion ab 26. 6. 1951				Bez. Stuttgart 1950		Landesbez. Baden 1950		
			%d.ausgew. Aufn.		%d.ausgew. Aufn.		%d.ausgew. Aufn.		%d.ausgew. Aufn.		%d.ausgew. Aufn.		%d.ausgew. Aufn.		%d.ausgew Aufn.	
1	Schirmbildaufnahmen .	279023		1773445		1921800		237647		150915		381750		56212		4800792
2	Ausgewertete Schirmbildaufnahmen .	275317		1745767		1911120		233860		146315		381750		56212		4750341
3	Verdächtig befunden . .	8361	3,04	93440	5,35	103860	5,43	22981	9,83					2278	4,05	
4	Nachuntersuchungen .	7891	2,86	109771	6,29	70826	3,70	1659	0,71					1980	3,52	
5	Ermittelte Tbc.-Fälle .	3042	1,10	29765	1,70					10023	6,85	3755	0,98	703	1,25	
	davon: aktive	732	0,26	10425	0,60					3255	2,22	1474	0,39	192	0,34	
	„ inaktive	2310	0,84	19340	1,11					6768	4,62	2281	0,60	511	0,91	
6	Heilstättenbedürftig . .	274	0,01	2628	0,15					620	0,42			79	0,14	
7	Von den unter Nr. 5 Genannten waren den Gesundheitsämtern unbekannt . .	2772		17569										537		
	davon: aktive	666		4544								1284		155		
	„ inaktive	2106												382		

Für das Bundesgebiet sind etwa *128000* (= 27,0 auf 10000 ausgewertete Aufnahmen) *unbekannte* aktive Lungentuberkulosen zu erwarten. *Auf 1 Million Einwohner ist also mit 2700 noch nicht bekannten aktiven Lungentuberkulosen zu rechnen.*

An *heilstättenbedürftigen* Lungentuberkulosen wurden gefunden:

In *Hannover*	1950/51	bei 275317	ausgewerteten Fällen	274 = 10,0/10000
in den *3 Schirmbildstellen von Niedersachsen*	1950/51	„ 1745767	„ „	2628 = 15,0/10000
in der *Wirtschaftsvereinigung Eisen- und Stahlindustrie*	1950/51	„ 146315	„ „	620 = 42,5/10000
im *Landesbezirk Baden*	1950/51	„ 56212	„ „	79 = 14,0/10000
Im Durchschnitt		bei 2223611	ausgewerteten Fällen	3601 = 16,2/10000

Auf 1 Million Einwohner wurden also rund 1620 heilstättenbedürftige Tuberkulosen gefunden, welchen für das gesamte Bundesgebiet rund 77000 Fälle entsprechen dürften. Da rund 50% der gefundenen aktiven Lungentuberkulosen bis dahin „unbekannte“ Tuberkulosen darstellen, darf man annehmen, daß auch von den „Heilstättenbedürftigen“ rund 50% „noch unerkannt“ waren. Also wären für rund *39000 Personen* mit aktiver Lungentuberkulose noch *zusätzliche Heilstättenbetten* zu schaffen.

9. Überblick über die Morbiditätsstatistiken des Abschnittes C.

a) Die Zahl der Neumeldungen von aktiver Lungentuberkulose.

Im Bundesgebiet betrug die Zahl der Neumeldungen an aktiver Lungentuberkulose im Jahre 1950 insgesamt 128010 Fälle, davon 34877 Fälle mit ansteckender Lungentuberkulose (Ia + Ib-Fälle), 76496 Fälle mit geschlossener Lungentuberkulose (Ic-Fälle) und 16637 Fälle mit extrapulmonaler Tuberkulose (Id-Fälle).

Die Zahl der Neumeldungen hat sich von 1938 bis 1947/48 um ein Vielfaches der Zahl von 1938 erhöht, um dann wieder etwas abzufallen — die Zahlen von 1938 werden aber auch noch 1950 um ein Vielfaches übertroffen.

b) Der Bestand an aktiver Tuberkulose im Bundesgebiet 1950.

Im Bundesgebiet betrug die Zahl des Bestandes von aktiver Tuberkulose im Jahre 1950 insgesamt 498173 Fälle davon 137258 Fälle mit ansteckender Tuberkulose, 286397 Fälle mit geschlossener Tuberkulose und 74518 Fälle mit extrapulmonaler Tuberkulose.

Ebenso wie die Zahl der Neumeldungen haben sich die Bestandszahlen seit 1938 im Bundesgebiet vervielfacht; aber *nur* der *Bestand an geschlossener Tuberkulose* ist seit 1948 wieder deutlich — und da auch im wesentlichen nur bei den Kindern — im Rückgang begriffen. Der Rückgang des gesamten Bestandes an aktiver Tuberkulose ist von 113,2 für 1948 auf 104,7 für 1950, auf 10000 der Bevölkerung berechnet, also nur um 7,5% zu verzeichnen.

c) Gliederung nach Alter und Geschlecht.

Neuzugänge. Im Kindesalter 0—15 Jahre weichen die Geschlechter in bezug auf pulmonale und extrapulmonale Tuberkulose nur wenig voneinander ab (Abb. 8, 9 und 10).

Bei den Erwachsenen (über 15 Jahre) liegen die Zahlen für die Neuzugänge von pulmonaler Tuberkulose bei den Männern immer viel höher als bei den Frauen (Abb. 8).

Bei der extrapulmonalen Tuberkulose differieren die Geschlechter nur wenig (Abb. 16).

Bestandszahlen. Im Kindesalter ist der Bestand an pulmonaler Tuberkulose bei den Knaben höher als bei den Mädchen (Abb. 7); desgleichen bei den Erwachsenen (Abb. 7).

Bei der extrapulmonalen Tuberkulose ist der Bestand im Kindesalter bei beiden Geschlechtern ungefähr gleich.

Im Erwachsenenalter überwiegt der Bestand der Männer bis zu 45 Jahren, von 45 Jahren ab überwiegen aber die Frauen (Abb. 15).

d) Gliederung der Ia + Ib-Fälle und der Ic-Fälle nach Alter und Geschlecht für 1948 und 1950.

Ia + Ib-Fälle. Die *Neuzugänge* an Ia + Ib-Fällen sind bei den Kindern nach Abb. 11 im Jahre 1950 nicht viel anders als 1948, während bei den Erwachsenen (d. h. über 15 Jahre) die Neuzugänge, wenigstens die Männer betreffend, 1950 deutlich unter 1948 liegen.

Die *Bestandszahlen* an Ia + Ib-Fällen erfahren nach Abb. 13 bei den Kindern kaum eine Änderung; bei den Männern (über 15 Jahre) steigt aber der Bestand immer noch weiter an, sogar in den Altersklassen über 65 Jahre, während bei den Frauen der Bestand an ansteckender Tuberkulose nur bis 45 Jahre immer noch in die Höhe geht.

Ic-Fälle. Die *Neuzugänge* fallen bei den Kindern von 1948 bis 1950 rapide ab, weniger bei den Erwachsenen, nach Abb. 12 nur wesentlich bei den Männern. Der *Bestand* an Ic-Fällen stürzt von 1948 bis 1950 bei den Kindern ganz erheblich ab, während bei den Zahlen für die Männer und für die Frauen von 1947 bis 1950 sehr wenige Änderungen zu verzeichnen sind (Abb. 14 und 15).

Soweit die Zahlen der Erkrankungen an aktiver Tuberkulose im Bundesgebiet seit 1948 einen Rückgang erfahren haben, bezieht sich der *Abstieg an Neumeldungen und am Bestand der aktiven Tuberkulose* in der Hauptsache auf die Ic-Fälle (geschlossene Lungentuberkulose), *insbesondere bei den Kindern.* Die Tuberkuloseerkrankungen bei den Kindern erfolgen in der Hauptsache bald nach der Primärinfektion Die Tuberkulinzahlen auf Tab. 19 weisen auf eine Vermehrung der Ansteckungen seit Kriegsbeginn besonders bei den *jungen Kindern* hin, wie die Tuberkulinzahlen für die *Schulneulinge* zeigen, während die Tuberkulinzahlen für die *Schulentlassenen* nur mäßig in die Höhe gegangen sind. Seit 1949 folgt augenscheinlich einer Ansteckung im Kindesalter nicht mehr so häufig wie noch im Jahre 1948 auch eine Erkrankung an Tuberkulose.

Wir wissen, daß die Umweltverhältnisse seit Mitte 1948 nach der Währungsreform ganz andere sind als vorher; wir wissen aber auch aus den Erfahrungen von 1945 bis 1947, daß in einem Organismus, der durch chronische Unterernährung und andere schlimme Umweltfaktoren geschwächt ist, die Tuberkulosebakterien häufiger zum Haften gelangen und Krankheitsprozesse verursachen können als in einem kräftigen Organismus. Ein Teil des Wegfalles von Neumeldungen und des Bestandes an kindlicher Tuberkulose ist evtl. darauf zurückzuführen, daß bis zur Währungsreform bei den Kindern vielleicht häufiger als notwendig die Diagnose „Hilustuberkulose" gestellt worden ist, um den Kindern zusätzliche Nahrungsmittel zu verschaffen. Nach der Währungsreform kam das aber in Wegfall. Würde das freilich der einzige Grund für den Rückgang der kindlichen Ic-Fälle sein, so müßte der jähe Absturz der Zahlen schon von 1948 auf 1949 erfolgt sein; das ist nicht der Fall, das Abgleiten in niedrigere Zahlenwerte ist vielmehr allmählich erfolgt (Abb. 7a). Es ist aber auch daran zu denken, daß 1949/50 im ganzen Bundesgebiet stoßweise BCG-Schutzimpfungen erfolgt sind, welche allerdings in der Hauptsache das Schulalter erfaßten; obwohl es uns fernliegt, ohne weitere Beweismittel den Absturz der Ziffern für die kindlichen Ic-Fälle auf die Tuberkulose-Schutzimpfung zurückzuführen, so darf doch aber die Tatsache der BCG-Schutzimpfungsaktion 1949/50 in diesem Zusammenhang nicht verschwiegen werden.

e) Die Übergangsfälle.

Die *Zugänge zum Bestand* an Tuberkulösen gliedern sich

1. in die „Neumeldungen" und
2. in die „Zugänge aus anderen Krankheitsgruppen" (transitive Fälle).

Man bemerkt, daß das Verhältnis der sog. „Übergangsfälle aus anderen Krankheitsgruppen" zur „Gesamtzahl der Zugänge" seit 1938 immer größer wird; 1950/51 beträgt ihr Anteil stellenweise über 50% der Gesamtzugänge. Übergangsfälle aus anderen Krankheitsgruppen in die Gruppe der Ia-Fälle zeigen unbedingt eine Verschlechterung an, desgleichen der Übergang von Ic-Fällen nach Ia oder Ib. *Diese Verschlechterungen* sind nach den Statistiken *häufiger geworden* als sie früher waren, und das ist bedenklich. Nach der „Stichprobenstatistik" kamen nach dem BLITTERSDORFschen Berichtsschema im Jahre 1950 *von 50477 Umschreibungen* aus allen Gruppen

4796 = 9,5% nach Ia
4248 = 8,5% nach Ib
zusammen 9044 = 18 % nach Ia + Ib.

Aus den Zahlen der Tab. 22 konnte für das Jahr 1950 die Wahrscheinlichkeit oder das Risiko, an „geschlossener" oder „offener" Tuberkulose zu erkranken, für die Gruppen Ia bis Id und IIa und IIc berechnet werden. Als besonders wichtig erscheint uns bei diesen Berechnungen, daß die „exponierten gesunden Personen" während des Jahres 1950 dreimal so häufig als die Durchschnittsbevölkerung an Tuberkulose erkrankten.

f) Röntgenschirmbildaktionen im Bundesgebiet.

Durch die Röntgenschirmbildaktionen im Bundesgebiet, welche bisher rund 4,8 Millionen Personen erfaßten, konnte festgestellt werden, daß auf 1 Million Einwohner im Bundesgebiet 2700 Personen mit bis dahin noch nicht bekannter aktiver Lungentuberkulose zu rechnen sind, und daß für rund 39000 Personen mit aktiver Lungentuberkulose zusätzlich noch Heilstättenbetten zu schaffen sind.

D. Die Tuberkulose-Mortalität.

1. Allgemeine Vorbemerkungen.

In Deutschland sind nach den gesetzlichen Vorschriften die *Todesfälle durch Tuberkulose* und die Todesfälle *mit Verdacht auf Tuberkulose* von den behandelnden Ärzten dem zuständigen *Gesundheitsamt* zu melden; das sind die *sanitätspolizeilich gemeldeten Tuberkulose-Todesfälle.* Weiterhin werden *alle Todesfälle,* darunter auch die Tuberkulose-Todesfälle, von den *Standesämtern* registriert.

Stirbt z. B. ein mit seiner Familie in *Hamburg* wohnhafter Tuberkulöser in einem Sanatorium im *Harz,* so meldet das betreffende Sanatorium diesen Todesfall beim zuständigen *Standesamt im Harzort*; dieses Standesamt sendet die Sterbe-Zählkarte an das Statistische Landesamt des Landes Niedersachsen und dieses wieder leitet die Zählkarte an das für den Wohnort des Verstorbenen zuständige Statistische Landesamt, im vorliegenden Falle also nach Hamburg, weiter, wo der Todesfall endgültig registriert und *gezählt* wird. Für die sanitätspolizeilichen Meldungen gilt das *Wohnort-Prinzip*; in dem vorbezeichneten Falle muß also das Sanatorium im Harz den Todesfall beim Gesundheitsamt in *Hamburg* anzeigen, und der Todesfall wird endgültig beim Gesundheitsamt Hamburg sanitätspolizeilich gezählt. Geschieht die Anzeige irrtümlicherweise bei dem Gesundheitsamt, welches für das Krankenhaus oder Sanatorium zuständig ist, so hat das Gesundheitsamt die Meldung an das für den Wohnort des Verstorbenen zuständige Gesundheitsamt weiterzugeben.

Die *Feststellung der Todesfälle* geschieht in den Orten mit *ärztlicher Zwangsleichenschau* durch den Leichenschauarzt, manchmal auch durch den behandelnden Arzt; in den übrigen Fällen durch den Leichenbeschauer — meist in Verbindung mit dem behandelnden Arzt. Die Pathologen sind zwar der Ansicht, daß die *wissenschaftliche* Feststellung einer Todesursache ohne Obduktion im allgemeinen nicht möglich ist. Man kann aber nicht in jedem Todesfalle eine Leichenöffnung vornehmen — im Jahre 1949 wäre sie im Bundesgebiet bei rund 480000 Verstorbenen notwendig gewesen. Deshalb muß man sich mit dem in allen zivilisierten Ländern geübten Brauch begnügen, die Todesursache nach Möglichkeit richtig durch den Leichenschauarzt in Verbindung mit dem behandelnden Arzt feststellen zu lassen.

Gefragt wird immer wieder, ob die Zahl der *standesamtlich* gemeldeten Tuberkulose-Sterbefälle genauer sei als die von den behandelnden Ärzten *(sanitätspolizeilichen)* gemeldeten Todesfälle. Die Meldungen der Todesfälle und auch der Tuberkulose-Todesfälle von seiten der praktischen Ärzte sind ebenso lückenhaft wie die Meldungen der Erkrankungsfälle. Durch Übereinkunft muß man sich darauf festlegen, daß nur *eine* Zahl in dieser Beziehung gültig ist, nämlich die Zahl der *standesamtlich* gemeldeten Todesfälle. Mag auch die Diagnostik in bezug auf die standesamtlichen Meldungen nicht immer ausreichend sein, so gilt doch im Bundesgebiet — wie vorher im Deutschen Reiche — noch die alte Forderung, daß *alle Standesämter monatlich ihre Sterbekarten dem zuständigen Gesundheitsamt zuleiten, damit dort nach Möglichkeit die Todesursachen auf ihre Richtigkeit nachgeprüft* und die Fehlerquellen weitgehend ausgeschaltet werden können. Daß sich dieses System bewährt, geht aus folgender Aufstellung hervor:

Die sanitätspolizeilichen Meldungen betrugen gegenüber den standesamtlichen Meldungen in bezug auf „Tod an Tuberkulose“:

	1947	1948	1949	1950
In Hamburg	94%	—	—	98%
„ Nordrhein-Westfalen .	—	85%	93%	95%
„ Hessen	—	—	89%	89%
„ Rheinland-Pfalz . . .	86%	86%	87%	96%
„ Bayern	77%	83%	89%	87%
„ Baden	71%	74%	82%	89%
„ Württemberg-Baden .	90%	95%	94%	95%

Man sieht aus dieser Zusammenstellung, daß die Übereinstimmung zwischen den standesamtlichen und den sanitätspolizeilichen Todesmeldungen im allgemeinen von Jahr zu Jahr zunimmt.

Die den Gesundheitsämtern zunächst unbekannt gebliebenen Tuberkulose-Todesfälle betrugen in Baden z. B. 1947 noch 29%, 1950 nur noch 11%, in Bayern noch 13%; in anderen Ländern ist die Zahl dieser „unbekannten“ Tuberkulose-Todesfälle sogar auf 4—5% herabgesunken.

Abweichend von diesem Verhältnis der sanitätspolizeilichen zu den standesamtlichen Meldungen der Tuberkulose-Todesfälle findet man in *Bremen* und auch in einer Reihe anderer Großstädte, daß die sanitätspolizeilich gemeldeten Tuberkulose-Todesfälle manchmal die standesamtlich gemeldeten überwiegen. Wir haben des öfteren nach dem Grunde hierfür gefragt, aber die Ursache dieses umgekehrten Verhältnisses konnte bisher noch von keiner Seite ausreichend aufgeklärt werden. Es handelt sich — wie oben gesagt — um sehr große Städte mit vielen großen Krankenhäusern, welche u. a. Patienten aus den Landbezirken um die Großstädte herum aufnehmen. Es ist wahrscheinlich, daß das *Wohnort-Prinzip* (s. oben) in den Gesundheitsämtern dieser Großstädte nicht immer durchgeführt wird und irrtümlicherweise die Todesfälle Ortsfremder mit zu den Todesfällen der Ortsansässigen gezählt werden.

Die Zahl der den Gesundheitsämtern *bis zu ihrem Tode unbekannt gewesenen Tuberkulosekranken* hat also seit 1947/48 zwischen 23 und 5% der Gesamt-Tuberkulose-Todesfälle geschwankt. Wir erinnern daran, daß nach den Schirmbildaktionen (s. Abschn. C8) rund 20% der Zahl der bekannten Tuberkulösen als *unerkannte Lungentuberkulöse* in der Bevölkerung zu erwarten sind — kein Wunder, daß auch in bezug auf die wirkliche Zahl der Tuberkulose-Todesfälle noch keine absolute Übereinstimmung zwischen standesamtlichen und sanitätspolizeilichen Zahlen besteht.

Wenn man sich bezüglich der Durchführung der Tuberkulose-Mortalitätsstatistik durch Konvention auf die Verwendung der standesamtlichen Todesmeldungen als die allgemein gültigen festlegt, könnte kein statistischer Fehler mehr möglich sein. Die Standesämter und statistischen Landesämter müssen monatlich ihre „Sterbekarten“ und Verzeichnisse der Todesursachen an das Statistische Bundesamt in Wiesbaden einsenden, dort werden „vorläufige Zahlen“ ausgerechnet. Auf der anderen Seite erfolgen aber die Nachprüfungen der „Sterbekarten“ durch die Gesundheitsämter erst allmählich, und die statistischen Landesämter und das Statistische Bundesamt in Wiesbaden können erst später die „vorläufigen Zahlen“ als endgültige Zahlen veröffentlichen. Auf diese Weise können jedenfalls Irrtümer bei der Verwendung von statistischen Zahlen entstehen, die zahlenmäßig jedoch nur gering sind.

Betr. Relativzahlen bei der Tuberkulose 1:10000 Einwohner, im Auslande 1:100000 Einwohner, folgendes: Die Einwohnerzahl wird bei uns durch die Volkszählungen alle 4 Jahre festgestellt. In der Zwischenzeit geschieht die Ermittlung der Einwohnerzahl entweder durch die sog. Fortschreibung oder durch Interpolation. Dabei ergeben sich unter Umständen verschiedene Relativwerte, weil heutzutage die Wanderungsbewegungen usw. nicht ausreichend berücksichtigt werden können; es ist ein Unterschied, ob die Bevölkerungszahlen vom Anfang, von der Mitte oder vom Ende des Jahres zur Berechnung der Relativzahl benutzt werden. Bis Mitte 1948 benutzte man die sog. „Lebensmittelkarten-Bevölkerungszahl“, weil man glaubte, die Bevölkerung durch diese Karten, welche jeder zum Erwerb von Lebensmitteln brauchte, am besten zahlenmäßig erfassen zu können; man mußte freilich wahrnehmen, daß auch die „Lebensmittelkarten-Bevölkerungszahl“ nicht die richtige Bevölkerungszahl ergab. Da also die Bevölkerungszahlen zwischen 2 Volkszählungen niemals ganz sicher sind, entsprechen die „Relativzahlen“ nicht ganz den tatsächlichen Verhältnissen[1].

Für die Berechnung der Verhältniszahlen auf 10000 Einwohner gilt folgende Betrachtung:

Zur Berechnung der Verhältniszahlen auf je 10000 Einwohner.

1. Verwendete Abkürzungen.

g_n Grundzahl, zu der die Verhältniszahl gesucht wird.

g_{gest} Grundzahl der Gestorbenen insgesamt.

g_b Bevölkerungszahl (Einwohnerzahl).

v_n gesuchte Verhältniszahl.

v_{gest} Verhältniszahl der Gestorbenen insgesamt. $10^4 = 10.000$

2. Berechnung der Verhältniszahl aus der Grundzahl und der Bevölkerungszahl.

$$v_n = \frac{g_n \cdot 10^4}{g_b} = \frac{10 \cdot g_n}{g_b \cdot 10^{-3}} \quad \text{d. h.} \quad \frac{10 \times \text{Grundzahl}}{\text{Bevölkerungszahl in Tausend.}}$$

3. Berechnung der Verhältniszahl aus der Grundzahl und der Grund- und Verhältniszahl der Gestorbenen, wenn die Bevölkerungszahl nicht angegeben ist.

$$v_n = \frac{g_n \cdot 10^4}{g_b}; \; v_{gest} = \frac{g_{gest} \cdot 10^4}{g_b}$$

daraus läßt sich g_b eliminieren und die beiden Gleichungen zusammenfassen. Die gesuchte Verhältniszahl ist dann:

$$v_n = \frac{g_n \cdot v_{gest}}{g_{gest}}$$

Das Komma erscheint an der richtigen Stelle, v_n ist auf je 10000 Lebende bezogen.

[1] Ein Vergleich der heutigen Relativzahlen mit denen aus den Jahren vor dem Kriege ist streng genommen nicht berechtigt, da sich die Zusammensetzung der Bevölkerung besonders durch die Kriegsverluste geändert hat. Wir haben aber bei einer Rechnung, bei der wir die heutige Mortalität der einzelnen Altersklassen auf die Altersgliederung von 1939 bezogen, festgestellt, daß sich dabei für die Tuberkulose-Mortalität im Bundesgebiet nur so geringe Änderungen der Mortalitätsziffern ergeben, daß eine Berücksichtigung dieser Verhältnisse sich erübrigt und Vergleiche durchaus statthaft sind. An Stelle der tatsächlichen Tuberkulose-Mortalität von 4,96/10000 Einwohner (für 1949) würde sich der Wert von 4,78/10000 Einwohner ergeben, der nur um 3,7% niedriger liegt.

Die Genauigkeit ist um eine Stelle niedriger als die Stellenzahl von v_{gest}, also allgemein 3 Stellen, wovon die letzte Stelle um eine Einheit unsicher ist.

4. Berechnung der Bevölkerungszahl aus der Grund- und der Verhältniszahl der Gestorbenen insgesamt.

$$g_b = \frac{g_{gest} \cdot 10^4}{v_{gest}}$$

2. Sterben alle Tuberkulösen an Tuberkulose?

Bei einer Untersuchung über den Anteil der Tuberkulose-Sterblichkeit an der *Gesamt-Sterblichkeit* fanden wir, daß von *100 Todesfällen im Alter von 15 bis 30 Jahren* in der Deutschen Bundesrepublik, in Frankreich und in Großbritannien 1947/48 bei den *Männern 30—35* auf die Tuberkulose entfielen, bei den *Frauen* aber *38—51,5*. Ganz anders sind die Verhältnisse in den *USA:* hier waren nur *9,1*% der verstorbenen *Männer* und *15,5*% der verstorbenen *Frauen* dieser Altersklasse der Tuberkulose zum Opfer gefallen [s. weiteres darüber bei ICKERT und KEUTZER: Die derzeitige Tuberkulose-Mortalität nach Alter und Geschlecht im deutschen Bundesgebiet und in einigen außerdeutschen Ländern. Dtsch. med. Wschr. *76*, H. 37, S. 1133; s. a. Tab. 24 und Abb. 17). Wir fragten uns, worauf dieser sehr große Unterschied zwischen den USA und den anderen vorgenannten Ländern beruht, bzw. *woran in den USA die übrigen im Alter von 15 bis 30 Jahren Verstorbenen zu Tode gekommen waren.* Es stellte sich heraus, daß in den USA in diesem Lebensabschnitt im Jahre 1948 von 100 Todesfällen der *Männer 47 durch Unfälle, 4,2 durch Selbstmord und 6,9 durch Mord* sich ereignet hatten, d. h. also zusammen *58,1* durch *unnatürliche* Todesursachen. Man muß vermuten, daß ein ganzer Teil der Tuberkulösen durch diese unnatürlichen Todesursachen dem eventuellen späteren natürlichen Tod an Tuberkulose entzogen wurde. Die Sterblichkeit an Tuberkulose bleibt in den USA aber auch dann noch weit hinter der in den anderen angeführten Ländern zurück.

Tabelle 24. *Die Tuberkulose-Mortalität der 15—30jährigen in Großbritannien 1947, USA, Frankreich und der Bundesrepublik 1948.*

Entnommen aus Dtsch. med. Wschr. **76**, Nr. 37 (1951).

Länder	auf 100 Verstorbene		auf 10000 Lebende	
	m	w	m	w
Großbritannien (1947) . .	30,6	51,5	6,0	8,5
USA (1948)	9,1	15,5	1,7	2,4
Frankreich (1948)	30,0	41,0	7,4	9,5
Bundesrepublik (1948) . .	33,0	38,0	8,0	5,5

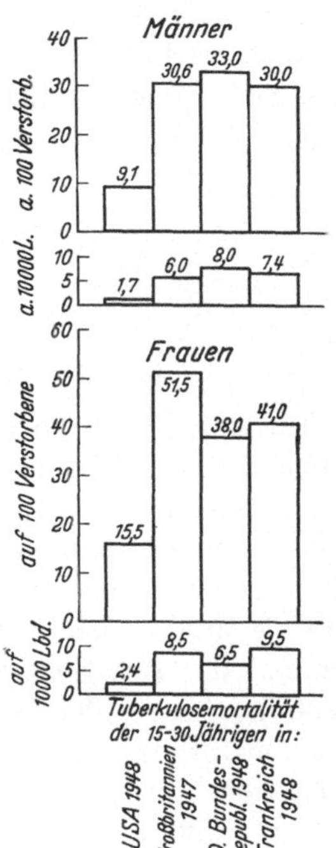

Abb. 17. Tuberkulose-Mortalität der 15—30jährigen in Bundesgebiet, USA, Frankreich und Großbritannien. Nach: Dtsch. med. Wschr. **76**, Nr. 37 (1951).

Mit dem Rückgang der Tuberkulose-Sterblichkeit nimmt natürlich der Tod der Tuberkulösen aus nicht tuberkulöser Ursache allenthalben zu. In Niedersachsen z. B. starben 1949 3545 Personen an Tuberkulose, außerdem 555[1] Tuberkulöse an anderen Todesursachen = 13,5% der Zahl aller verstorbenen Tuberkulösen. Im Jahre 1950 starben an Tuberkulose 2643 Personen, außerdem aber 457[1] Tuberkulöse an anderer Todesursache = 14,8% der Zahl aller Todesfälle der Tuberkulosen.

3. Tuberkulose-Sterbefälle und Tuberkulose-Sterbeziffern.

Die Sterbeziffern-Tabellen für die Länder des Bundesgebietes, für Berlin/Westsektoren und für die Länder des ehemaligen Deutschen Reiches sind im „Tabellenanhang" zusammengestellt (Tab. XVI und folgende). Auszugsweise sei hier nur folgendes angeführt:

Die Zahl der Tuberkulose-Todesfälle im Deutschen Reich betrug:

1910 bei 64,0	Millionen Einwohnern	104322 = 16,3/10000	Einwohner
1920 „ 60,9	„ „	92902 = 15,4/10000	„
1930 „ 64,6	„ „	50646 = 7,9/10000	„
1940 „ 69,3	„ „	41277 = 6,0/10000	„
im Bundesgebiet:			
1950 bei 47,6	„ „	18806 = 3,94/10000	„

Die Zahl der im Bundesgebiet 1950 an Tuberkulose Verstorbenen ist nur noch ein Bruchteil derjenigen vom Jahre 1910; die Verhältniszahlen sind von 16,3 (1910) auf 3,94 (1950) auf 10000 Einwohner = auf etwa ein Viertel zurückgegangen. Die Zahl der Tuberkulose-Sterbefälle wird heute u. a. von der Zahl der Todesfälle durch *Unfall* übertroffen.

Noch bis 1928 stand die Tuberkulose bezüglich *Häufigkeit der Todesursachen* an 2. Stelle, dagegen 1947/48 an der 5. Stelle, 1950 an der 8. Stelle.

Von 100 „Todesfällen überhaupt" entfielen

im Jahre 1910	9,8	auf die Tuberkulose
„ „ 1920	10,2	„ „ „
„ „ 1930	7,1	„ „ „
„ „ 1950	3,9	„ „ „

4. Die säkulare Kurve der Tuberkulose-Sterblichkeit.

Auf Abb. 18 ist die Kurve der Tuberkulose-Sterblichkeit in Deutschland ab 1892 und von 1940 bis 1948 für Bayern zusammengestellt (aus: Mitt. Stat. Bundesamt, Wiesbaden 1951). Die Tuberkulose-Sterblichkeit sinkt bekanntlich in allen zivilisierten Ländern seit Mitte/Ende des vorigen Jahrhunderts ständig ab. Bei uns verzeichnen wir einen Wiederanstieg und entsprechenden Abfall von 1914 bis 1921 — die Jahre des Ersten Weltkrieges —, dann einen Wiederanstieg während der Inflationszeit 1922/23; dann aber einen Abfall von 1924 derart, als ob der Anstieg der Tuberkulose-Sterblichkeit während des Ersten Weltkrieges und der Inflation gar nicht bestanden hätte; endlich sehen wir während des Zweiten Weltkrieges wiederum einen Anstieg bis 1945 und einen Abfall, welcher 1950 mit 3,94 auf 10000 Einwohner unter den Werten der Vorkriegszeit liegt.

[1] Wahrscheinlich handelt es sich dabei noch keineswegs um alle Tuberkulösen, die an anderen Ursachen verstorben sind, da derartige Todesfälle mehr oder weniger durch Zufall entdeckt werden.

Auf Abb. 19 ist die Tuberkulose-Sterblichkeit verschiedener *Länder des Deutschen Reiches* verzeichnet. Das bis 1914 mehr *landwirtschaftlich* orientierte *Bayern* hatte bis vor dem Ersten Weltkriege eine höhere Tuberkulose-Sterblichkeit als die mehr industriellen Länder (z. B. Sachsen, Preußen, Hamburg u. a. m.).

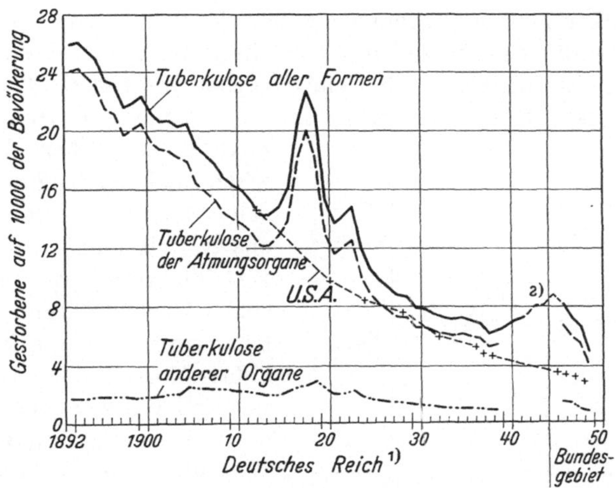

Abb. 18. Tuberkulose-Sterblichkeit im Deutschen Reich und im Bundesgebiet auf 10000 Einwohner. Quelle: Statistisches Bundesamt.

Ickert hat wiederholt darauf hingewiesen, daß die Tuberkulose-Sterblichkeit in den landwirtschaftlichen Gebieten im allgemeinen höher lag als in industriellen Gebieten; z. B. war sie in der Provinz Ostpreußen im Frieden viel höher als im Industriezentrum von Westfalen;

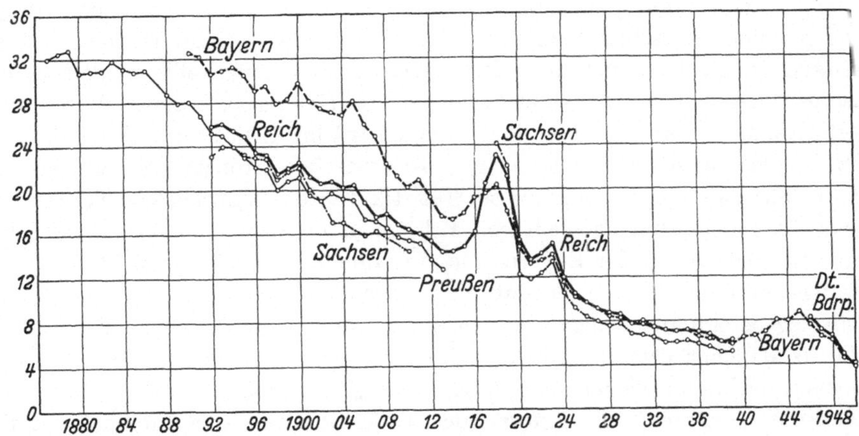

Abb. 19. Tuberkulose-Mortalität (alle Formen) im Deutschen Reich, Preußen, Sachsen, Bayern und der Deutschen Bundesrepublik auf 10000 Einwohner.

in Krisenzeiten aber, z. B. während des Krieges oder in der Inflationszeit, waren die Verhältnisse umgekehrt; die Industriegegenden sind in bezug auf die Tuberkulose-Sterblichkeit empfindlicher als die landwirtschaftlichen Bezirke, und die Tuberkulose-„Kriegsgipfel“ sind in Industriegebieten höher als in Gebieten mit Landwirtschaft.

Die Abb. 20 und Tab. XXIII a (s. Tabellenanhang) über die Tuberkulose-Sterblichkeit in Hamburg ab 1820 zeigt den *säkularen Charakter der Tuberkulose-Kurve* an. Der Ausdruck „säkulare Kurve“ ist von A. GOTTSTEIN und ALFRED FLATZECK-HOFBAUER im Jahre 1931 geprägt worden. Wie wir aus den Studien der früheren Hygiene-Kommission des Völkerbundes wissen, verlaufen alle Sterbekurven der ansteckenden Krankheiten wellenförmig (mit Wellenbergen und Wellentälern), wenn sie nicht endlich aus irgendeiner Ursache gänzlich verschwinden. Auch die Tuberkulose-Sterblichkeitskurve hat einen solchen *Wellenverlauf*, wie u. a. GOTTSTEIN und FLATZECK-HOFBAUER gezeigt haben. Die Kurve für Hamburg (Abb. 20) zeigt einen solchen Wellenberg zwischen *1825 und 1830* und eine allmähliche Abnahme der Sterbeziffern bis in unsere Zeit hinein. Im übrigen zeigt auch die Hamburger Kurve für die beiden Kriege 1866 und 1870/71 je einen Kriegsgipfel. Die säkularen Tuberkulose-Mortalitätskurven aller zivilisierten Länder weisen den wellenförmigen Verlauf auf, und zwar mit dem Wellenberg in England 1840—50, in Preußen 1870—80, in Bayern 1880—90, in Norwegen und Japan 1890—1900 usw.

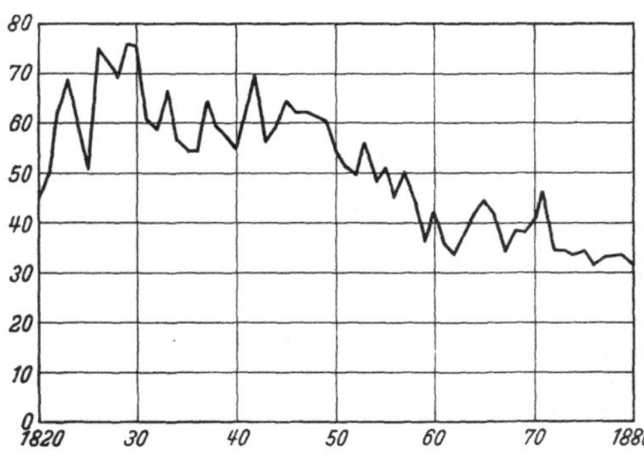

Abb. 20. Tuberkulose-Sterblichkeit in Hamburg auf 10000 Lebende.

5. Die Tuberkulose-Sterblichkeit im Zweiten Weltkrieg und in der Nachkriegszeit.

Im vorigen Abschnitt war schon darauf hingewiesen worden, daß in Krisenzeiten wie Krieg und Inflation die Tuberkulose-Sterbeziffern in die Höhe zu schnellen pflegen; so ist es bei uns auch während des Zweiten Weltkrieges und in der Nachkriegszeit gewesen. Die entsprechenden deutschen Kurven zeigen im allgemeinen zwischen 1940 und 1945 eine Lücke, weil in Deutschland eine vollständige Statistik für diese Zeit nicht zusammengestellt werden konnte. Unseres Wissens ist es nur Bayern gelungen, die Kriegszeit in dieser Beziehung zu überbrücken, wie Abb. 19 für die Zeit von 1940 bis 1945 zeigt. Wir haben deshalb — wie im Abschnitt C — von 10 deutschen Großstädten, welche auch für die Kriegszeit die Tuberkulose-Statistik führen konnten, die Tuberkulose-Sterblichkeit zusammengestellt (s. Tab. 25 und Abb. 21). Aus dieser Übersicht, aus derjenigen für Bayern und aus den sonstigen Übersichten, die wir erhalten konnten, geht hervor, daß die Tuberkulose-Sterblichkeit in Deutschland seit Kriegsbeginn allmählich angestiegen ist, um in manchen deutschen Ländern 1944, in manchen erst 1946, in der Hauptsache aber 1945 ihren Höhepunkt zu erreichen und dann wieder abzusinken. Das gilt vornehmlich für die pulmonale Tuberkulose, während die Kurven der Todesfälle an extrapulmonalen Tuberkulosen wenig ihren Charakter ändern. In *Berlin* betrug die gesamte Tuberkulose-Mortalität 1945 29,1 und 1946 26,0, die pulmonale dagegen 26,8 bzw. 23,6/10000 (s. Tab. XLV im Tabellenanhang, S. 214). Wie aus den Kurven der Abb. 21 ersichtlich ist, sind bis 1950 die Tuberkulose-Sterbeziffern mit 3,8 auf 10000 Einwohner unter die Werte von 1938 mit 6,2/10000 abgesunken. Im übrigen ist dieses Absinken der Ziffern unter die Werte von 1938 ein *internationales*

Tabelle 25. *Tuberkulose-Mortalität und allgemeine Sterblichkeit in 10 Großstädten des Bundesgebietes 1938—1950.*

10 Städte: Augsburg, Dortmund, Göttingen, Hannover, Herne, Lübeck, München, Oberhausen, Stuttgart, Frankfurt a. M. (Absolutzahlen errechnet).

Jahreszahl	Anzahl der Städte	Allgemeine Sterblichkeit auf 1000 Lebende	Tuberkul.-Sterblichk. a. 10000 Lebende: Tuberkulose der Lungen	anderer Organe	insgesamt
1938	9 (ohne Frankfurt)	11,1	5,3	0,9	6,2
1939	9 (ohne Frankfurt)	12,0	5,1	1,1	6,2
1940	9 (ohne Frankfurt)	12,0	6,0	1,0	7,0
1941	9 (ohne Frankfurt)	11,4 a)	5,9	1,0	6,9
1942	9 (ohne Frankfurt)	11,5	5,9	1,1	7,0
1943	8 (ohne Frankfurt und Hannover)	11,1	5,8	1,0	6,8
1944	7 (ohne Frankfurt, Hannover und Dortmund)	17,0	7,5	1,1	8,6
1945	7 (ohne Frankfurt, Hannover und Dortmund)	16,6	8,3	1,0	9,3
1946	8 (ohne Frankfurt und Dortmund)	12,4	7,5	0,9	8,4
1947	9 (ohne Frankfurt)	10,8	6,3	1,0	7,3
1948	10	9,7	5,6	0,8	6,4
1949	10	9,8	4,1	0,6	4,7
1950	10	10,0	3,4	0,5	3,9

a) Ohne Hannover.

Phänomen: die Ziffern der Tuberkulose-Sterblichkeit haben jetzt teilweise früher unvorstellbar tiefe Werte erreicht, wie z. B. Dänemark 1,4/10000, USA 2,0/10000 usw.

Den Abfall der Tuberkulose-Sterblichkeit nach Kriegsende führt man zunächst allgemein darauf zurück, daß während des Krieges und nach Kriegsende viele hinfällige und alte Tuberkulöse vorzeitig weggestorben sind, so daß sozusagen der Tod seine Hypothek vorweggenommen hat. Man hat diese Begründung auch für den Rückgang der allgemeinen Sterblichkeit seit Kriegsende herangezogen; wir kommen im nächsten Abschnitt noch einmal darauf zurück. Diese Ansicht von der vorzeitig eingelösten Todes-Hypothek ist wohl zum großen Teil richtig; aber auch in den USA, wo es keinen Kriegs- und keinen Nachkriegsgipfel der Tuberkulose-Sterblichkeitskurve gibt, ist die Tuberkulose-Mortalität gemäß dem Verlauf der säkularen Kurve stetig — sozusagen programmmäßig — weiter abgesunken (s. Abb. 18).

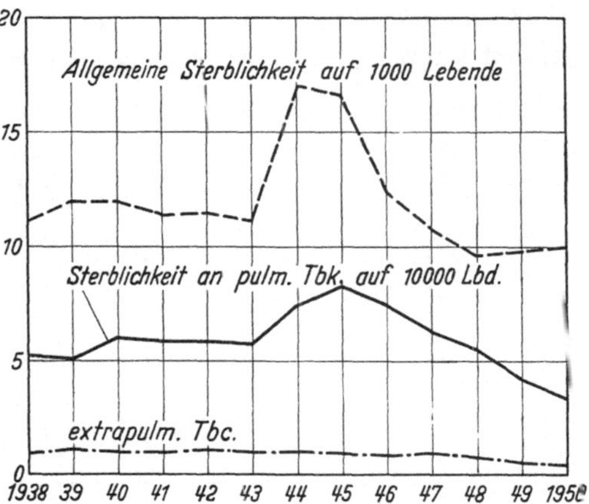

Abb. 21. Allgemeine Sterblichkeit und Sterblichkeit an pulmonaler Tuberkulose im Durchschnitt von 10 deutschen Großstädten.

In Tab. 26 sind die *Tuberkulose-Sterbeziffern für die einzelnen Länder des Bundesgebietes* ab 1946 zusammengestellt. Wie in den Großstädten gemäß Tab. 25 und Abb. 21 sind in allen Ländern des Bundesgebietes und auch in Berlin/Westsektoren die Ziffern abgesunken. Auch für die Sterbeziffern verzeichnen wir

Tabelle 26. *Tuberkulose-Sterbeziffern in den Ländern des Bundesgebietes 1946—1950.*

	1946		1947		1948		1949		1950	
	p	e	p	e	p	e	p	e	p	e
Schleswig-Holst.	8,5	2,2	6,5	1,6	5,7	1,3	4,2	0,9	3,1	0,7
Hamburg . . .	7,2	1,2	7,08	0,95	6,16	0,66	4,59	0,56	3,64	0,32
Niedersachsen .	·	·	5,9	1,6	5,6	1,2	4,3	1,0	3,1	0,8
Bremen . . .	8,5	1,5	6,6	1,2	6,3	1,3	5,1	0,6	3,5	0,8
Nordrhein-Westf.	7,3	1,9	6,2	1,7	5,9	1,0	4,5	0,8	3,7	0,7
Rheinland-Pfalz	·	·	·	·	6,4	1,4	4,2	1,0	3,1	0,8
Hessen	6,0	1,3	5,7	1,2	4,9	1,0	3,6	0,8	2,8	0,6
Baden	·	·	·	·	5,7	1,2	3,9	0,9	2,7	0,8
Bayern	6,64	1,04	5,84	0,89	5,49	0,85	3,93	0,70	3,41	0,64
Württ.-Baden .	6,3	1,3	5,6	1,1	5,4	1,0	3,9	0,7	3,0	0,6
Württ.-Hohenz.	7,3	1,6	5,6	1,7	4,8	1,2	3,1	0,9	2,6	0,8
Bundesgebiet .	*6,78*	*1,49*	*5,96*	*1,36*	*5,61*	*1,04*	*4,2*	*0,8*	*3,3*	*0,67*
	8,27		7,32		6,65		5,0		3,97	

ähnlich wie für die Neumeldungen und für den Bestand von Tuberkulose-Erkrankungen in den nördlichen Ländern des Bundesgebietes höhere Ziffern als im Süden, dagegen zeigt die allgemeine Mortalität ab 1948 das umgekehrte Gefälle mit den niedrigsten Werten im Norden und den höchsten im Süden der Bundesrepublik.

6. Die Tuberkulose-Sterblichkeit im Vergleich zu der allgemeinen Sterblichkeit. Die allgemeine Sterblichkeit der Tuberkulösen.

Tab. XV (im Tabellenanhang): Allgemeine Mortalität in Deutschland und in einigen außerdeutschen Ländern 1901—47.

Aus der Abb. 21, und Tab. 27, weiterhin aus der Abb. 23 (Niederlande) ersieht man, daß die *Kurve für die allgemeine Sterblichkeit* der Tuberkulose-Sterblichkeitskurve in der Form sehr ähnlich ist. Nach dem Ersten Weltkrieg beginnt

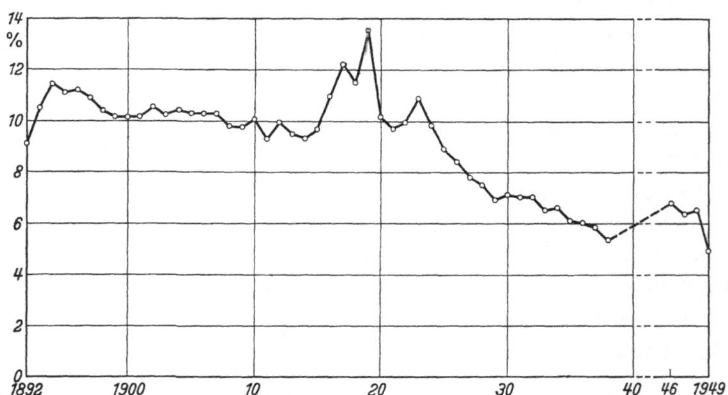

Abb. 22. Tuberkulose-Sterblichkeit in Prozent der allgemeinen Sterblichkeit im Deutschen Reich.

(s. Abb. 23) aber die Kurve der Tuberkulose-Mortalität weit rascher abzusinken als diejenige der allgemeinen Sterblichkeit. Während der Kriegszeiten (Erster und Zweiter Weltkrieg) steigen beide Kurven wieder an, um dann bei der Tuberkulose gemäß dem Gesetz der „säkularen Kurve" schicksalsmäßig weiterhin

Tabelle 27. *Tuberkulose-Sterblichkeit in Prozent der allgemeinen Sterblichkeit (m + w) im Deutschen Reich und in der Bundesrepublik.*

Jahr	%	Jahr	%	Jahr	%	Jahr	%	Jahr	%	Jahr	%
1892	9,1	1902	10,6	1912	10,0	1922	9,9	1932	7,0	1942	—
1893	10,5	1903	10,3	1913	9,5	1923	10,9	1933	6,5	1943	—
1894	11,4	1904	10,4	1914	9,3	1924	9,8	1934	6,6	1944	—
1895	11,1	1905	10,3	1915	9,7	1925	8,9	1935	6,1	1945	—
1896	11,2	1906	10,3	1916	11,0	1926	8,4	1936	6,0	1946	6,8
1897	10,9	1907	10,3	1917	12,3	1927	7,8	1937	5,9	1947	6,4
1898	10,4	1908	9,9	1918	11,6	1928	7,5	1938	5,3	1948	6,5
1899	10,2	1909	9,8	1919	13,6	1929	6,9	1939	—	1949	4,9
1900	10,2	1910	10,1	1920	20,2	1930	7,1	1940	—		
1901	10,2	1911	9,3	1921	9,7	1931	7,0	1941	—		

abzugleiten. Die Kurven für die allgemeine Sterblichkeit werden nach dem Ersten Weltkrieg flacher[1].

Auf der Abb. 23a ist für die *Niederlande* die allgemeine Sterblichkeit auf 1000 Einwohner von 1898 bis 1947 dargestellt. Der Anstieg der Kurve während des Ersten Weltkrieges ist sowohl bei der allgemeinen Sterblichkeit als auch bei der *Tuberkulosesterblichkeit* (s. Abb. 23b) vorhanden, desgleichen während des Zweiten Weltkrieges. Auf der Abb. 23b sind zusätzlich die Sterbekurven für

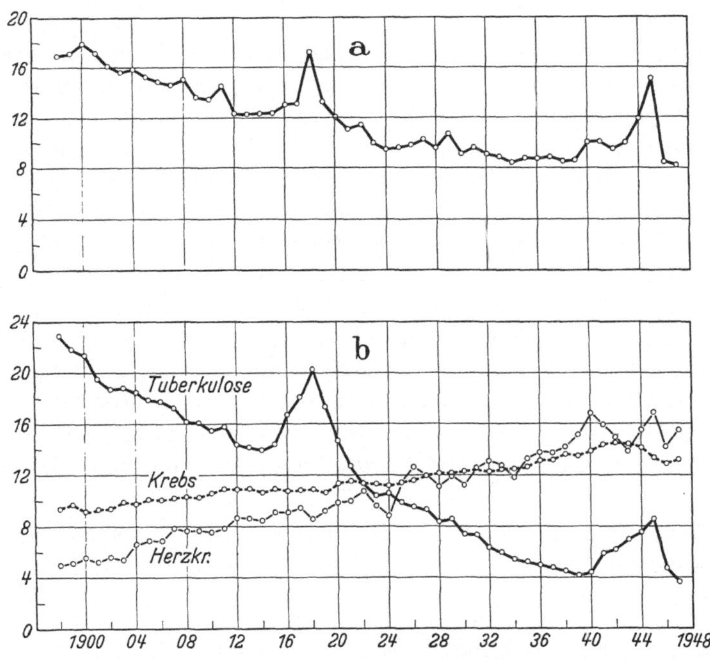

Abb. 23a u. b. a) Allgemeine Sterblichkeit in den Niederlanden auf 1000 Einwohner. Quelle: Monthly Rev. b. Chief Med. Off. of Publ. Health in the Netherlands Nr. 6 (1948). b) Sterblichkeit an Tuberkulose, Herzkrankheiten und Krebs in den Niederlanden auf 10000 Einwohner. Quelle: Wie oben.

[1] Das nähere Studium der „allgemeinen Sterblichkeit“ allein und derjenigen der „allgemeinen Sterblichkeit abzüglich der Tuberkulose“ zeigt indessen, daß diese beiden Kurven schon ziemlich miteinander parallel gehen, so daß sicher Einflüsse, uns noch verborgen, vorhanden sein müssen, welche den Charakter aller dieser Kurven bestimmen.

die *Herzkrankheiten* und für den *Krebs* eingetragen; während die Tuberkulose-Sterblichkeit schicksalsmäßig immer weiter absinkt, steigt die Sterbekurve für Herzkrankheiten und für Krebs ebenfalls schicksalsmäßig stetig weiter an. Wenn also bei uns gemäß Abb. 21 die allgemeine Sterblichkeit nicht mehr mit der Tuberkulose-Sterblichkeit parallel geht, so bedeutet das, daß die Menschen bei uns eben jetzt weniger oft an Tuberkulose sterben, vielmehr genau so wie in anderen Ländern mehr durch andere chronische Krankheiten wie Herz- und Kreislauferkrankungen sowie Krebs dahingerafft werden. Länder mit hoher Tuberkulose-Sterblichkeit haben relativ geringe Sterblichkeit an Krebs und umgekehrt. Die Tuberkulose rafft die Menschen der jüngeren und mittleren Altersklassen hinweg, bevor sie dem Krebs und den Kreislaufkrankheiten, als den Todesursachen der höheren Altersklassen, zum Opfer fallen können. Nimmt die Tuberkulose-Sterblichkeit ab, so führt dies im Laufe der Zeit zwangsweise zu einem Ansteigen der Sterbefälle an Krebs usw., da entsprechend mehr Menschen davon befallen werden können.

Nach dem Bericht von APPEL (aus dem Pathologischen Universitätsinstitut in Kiel) auf der Tagung der Nordwestdeutschen Gesellschaft für innere Medizin Februar 1952 in Hamburg besteht zwischen der durch Obduktion einwandfrei festgestellten Zunahme der *Erkrankungen des Herzens und des Kreislaufsystems* seit 1948 und dem *Mehrverbrauch von Fett und Eiweiß* seit der Währungsreform eine sichere Korrelation. Der *Wiederanstieg* der Kurve der *allgemeinen Sterblichkeit seit 1948* auf Abb. 21 wird durch den zahlenmäßigen Bericht von APPEL sehr gut kommentiert.

Setzt man die Tuberkulose-Sterblichkeit mit der allgemeinen Sterblichkeit ziffernmäßig in Beziehung, d. h. errechnet man, *welchen Prozentsatz der allgemeinen Sterblichkeit die Tuberkulose-Sterblichkeitszahlen ausmachen*, so erhält man die Zahlen in Tab. 27 und in Abb. 22. Die Abb. 22 läßt zunächst erkennen, daß während der beiden Weltkriege und der Inflation der prozentuale Anteil der Tuberkulose an der allgemeinen Sterblichkeit sprunghaft in die Höhe geht, um dann wieder abzufallen. Von etwa 1905 bis 1914 hält sich der Anteil der Tuberkulose-Sterblichkeit an der allgemeinen Sterblichkeit ungefähr auf gleicher Höhe. Ab 1924 wird aber dieser Anteil immer kleiner, d. h. unter 100 Todesfällen betreffen immer weniger den Tod an Tuberkulose.

Der Anteil der Tuberkulose-Mortalität an der Gesamt-Mortalität weicht im übrigen in den außerdeutschen Ländern von den Ziffern der Bundesrepublik mehr oder weniger ab, wie Tab. 28 zeigt; der Anteil war 1949 am kleinsten in *Dänemark* mit 2,3% (m.) und 1,9% (w.) und am größten in *Finnland* mit 13,6% (m.) und 9,4% (w.).

In den Jahren 1910—1950 (s. Abschn. D3 auf S. 84) betrug in Deutschland

	die allgemeine Mortalität	die Tuberkulose-Mortalität
1910	16,2 /1000 Einw.	16,3 /10000 Einw.
1920	15,1 /1000 „	15,4 /10000 „
1930	11,0 /1000 „	7,9 /10000 „
1940	12,7 /1000 „	6,0 /10000 „
1950 (Bundesgeb.)	10,2[1]/1000 „	3,94/10000 „

[1] Vorläufige Zahl.

Wir haben noch folgende Überlegungen angestellt: Zu dem Bestand an Tuberkulösen am *31. 12. 1948* (VWG), nämlich 473909, müssen wir 27283 im Laufe des Jahres 1948 an Tuberkulose Verstorbene und etwa 4440 im Jahre 1948 an „anderen

Tabelle 28. *Tuberkulose-Mortalität in Prozent der allgemeinen Mortalität.*

Berechnet aus: „Organisation Mondiale de la Santé“, Rapport Épidémiologique et Démographique, Vol. IV, Nr. 5—6, Seiten 200—209, 228—233, 238—239, 246—249, 252—253, 260—261, 268—269.

1949	m	w
Finnland	13,6	9,4
Portugal	12,3	9,1
Spanien	11,7	9,2
Irland	7,1	7,2
Österreich	6,5	4,3
Frankreich	6,1	3,9
Bundesrepublik	5,7	4,0
Italien	5,4	4,1
England	4,6	3,1
Schweiz	4,3	3,6
Niederlande	3,1	2,9
Dänemark	2,3	1,9

Ursachen außer Tuberkulose“ verstorbene Tuberkulöse (nämlich 9,6‰ der 473909 Tuberkulösen vom 31. 12. 1948 als Anteil der allgemeinen Sterblichkeit ohne Tuberkulose) hinzuzählen, zusammen also *505632* Tuberkulöse, welche am 31. 12. 1948 ohne die Sterbefälle aller Art vorhanden gewesen wären. Von diesen 505632 Personen sind im Laufe des Jahres 1948 27283 (an Tuberkulose) und 4440 (nicht an Tuberkulose) verstorben = *6,3%*. Da die *allgemeine Sterblichkeit* einschließlich Tuberkulose rund 10/1000 Einwohner oder rund *1%* betrug, war also die *Gesamtsterblichkeit der Tuberkulösen 6,3mal* so hoch wie die Gesamtsterblichkeit der Durchschnittsbevölkerung. Für das *Jahr 1949* gelangen wir auf gleichem Wege für die Deutsche Bundesrepublik zu einer Gesamtsterbeziffer der Tuberkulösen von 5,1, also das 5,1fache der allgemeinen Mortalität der Durchschnittsbevölkerung. Im Jahre *1948* und auch im Jahre *1949* verstarb also *je 1 Person von 100 Personen* der *Durchschnittsbevölkerung* des Bundesgebietes, aus der *Gruppe der Tuberkulösen* verstarben aber im Jahre 1948 *6,3* und im Jahre 1949 je *5,1 Personen von 100 Tuberkulösen.* Danach dürfte die Gesamtmortalität der Tuberkulösen sich zu bessern beginnen. [Die vermutlich rund 20% unbekannten (inapperzepten) Tuberkulösen (s. S. 77) unter der Bevölkerung des Bundesgebietes (s. Abschn. C8) sind bei diesen Berechnungen nicht berücksichtigt.]

7. Die Tuberkulose-Mortalität nach Alter und Geschlecht.

a) Die Verteilung von 100 Tuberkulose-Sterbefällen auf die verschiedenen Altersgruppen.

Auf Abb. 6 war zum Ausdruck gebracht, in welcher Weise sich im Jahre 1950 in Hessen und in Schleswig-Holstein *100 Tuberkulose-Todesfälle* auf die einzelnen Altersgruppen verteilen. Wir ersehen aus den Kurven, daß für 1950 diese Verteilung für die beiden Länder ganz gleichmäßig ist. In der Altersgruppe *45 bis 65 Jahre* fand sich die größte Häufigkeit; das Hauptsterbealter für Tuberkulose lag nach dieser Abbildung also etwa 20 Jahre höher als das Vorzugsalter für die Neumeldungen von ansteckenden Lungentuberkulosen.

b) Die typische Tuberkulose-Sterbekurve nach Alter und Geschlecht.

Die Tab. 29 gibt die Relativzahlen für die Tuberkulose-Sterblichkeit (alle Formen) in Niedersachsen auf 10000 geschlechtsgleiche Angehörige in Altersgruppen von 5 zu 5 Jahren an, und zwar für die Jahre 1947—1949.

Tabelle 29. *Tuberkulose-Sterblichkeit (alle Formen) in Niedersachsen auf 10000 geschlechtsgleiche Angehörige der untenstehenden Altersgruppen.*
(Standesamtlich gemeldete Zahlen.)

Altersstufe	1947			1948			1949		
	männl.	weibl.	insges.	männl.	weibl.	insges.	männl.	weibl.	insges.
1	2	3	4	5	6	7	8	9	10
0— 1 Jahre	10,6	7,2	9,0	8,4	6,5	7,5	4,1	5,8	5,0
1— 5 „	4,5	4,8	4,7	4,3	4,6	4,5	3,5	2,9	3,2
5—10 „	1,6	2,2	1,9	1,3	1,6	1,4	1,0	1,1	1,1
10—15 „	1,5	1,9	1,7	1,0	1,9	1,4	0,8	0,9	0,8
15—20 „	6,3	5,8	6,1	4,8	6,4	5,6	2,8	2,9	2,8
20—25 „	16,1	9,2	12,0	13,9	8,7	11,0	8,1	5,0	6,3
25—30 „	13,6	7,0	9,6	13,4	6,9	9,5	11,3	5,2	7,7
30—35 „	10,8	6,6	8,3	11,1	6,5	8,4	7,5	3,1	5,0
35—40 „	10,8	5,2	7,6	9,7	4,2	6,6	6,8	3,8	5,2
40—45 „	10,4	4,7	7,3	9,0	3,9	6,2	6,6	2,9	4,6
45—50 „	11,5	4,3	7,6	10,1	4,5	7,1	9,1	3,6	6,2
50—55 „	11,8	4,8	7,8	12,6	3,8	7,6	11,5	3,8	7,2
55—60 „	13,9	6,1	9,5	14,1	4,1	8,2	11,1	4,0	7,1
60—65 „	13,6	7,1	10,0	13,0	5,6	8,8	11,2	5,3	7,8
65—70 „	13,2	7,8	10,3	14,0	8,1	10,8	11,9	7,2	9,3
70 Jahre und älter . .	10,9	7,4	9,0	10,3	7,2	8,6	13,4	8,1	10,4
Zusammen	*8,9*	*5,5*	*7,3*	*8,4*	*5,0*	*6,6*	*6,7*	*3,7*	*5,1*

Die absoluten und Relativzahlen für andere Jahre und für die anderen Länder der Bundesrepublik haben wir in dem vorliegenden Jahrbuch 1950/51 noch nicht unterbringen können.

Abb. 24 betrifft die altbekannten *typischen Alterskurven der Tuberkulose-Sterblichkeit für die beiden Geschlechter.* Im frühen Kindesalter ist die Tuberkulose-Mortalität hoch, besonders im frühesten Kindesalter — bei den Knaben höher als bei den Mädchen. Dann kommt der typische *Tiefpunkt* der Kurve für das Alter *12—15 Jahre.* Es folgt ein *Gipfel* bei der Altersgruppe *25—35 Jahre,* gefolgt von einem zweiten Gipfel bzw. einem endgültigen in den höheren Altersklassen. Diese charakteristische Kurve ist für die einzelnen deutschen und außerdeutschen Länder mehr oder minder und in den verschiedenen Jahren, seit es eine Tuberkulose-Statistik gibt, etwas abgewandelt; überall fällt aber die verhältnismäßig hohe Säuglings- und Kleinkinder-Tuberkulose-Mortalität auf, weiter ganz allgemein der Tiefpunkt um 12—15 Jahre und dann der Anstieg im Pubertäts- und Postpubertätsalter. Sieht man von den Zeiten des Ersten und Zweiten Weltkrieges und den entsprechenden Nachkriegsjahren ab, so bemerkt man ein allmähliches Flacherwerden des Pubertätsgipfels und ein immer weiteres Verschieben der Tuberkulose-Mortalität nach den hohen Altersklassen. Wie u. a. Redeker 1939 und Ickert 1940 gezeigt haben, schicken sich diese Kurven an, allmählich die bekannte *U-Form* der Kurven für die allgemeine Sterblichkeit der Herz- und Gefäßkrankheiten, für Krebs usw. anzunehmen (s. Abb. 25).

Vergleicht man auf Abb. 24 die Kurven für 1905, 1938, 1946 und 1948 miteinander, so sieht man deutlich den Rückgang der Tuberkulose-Sterblichkeit in

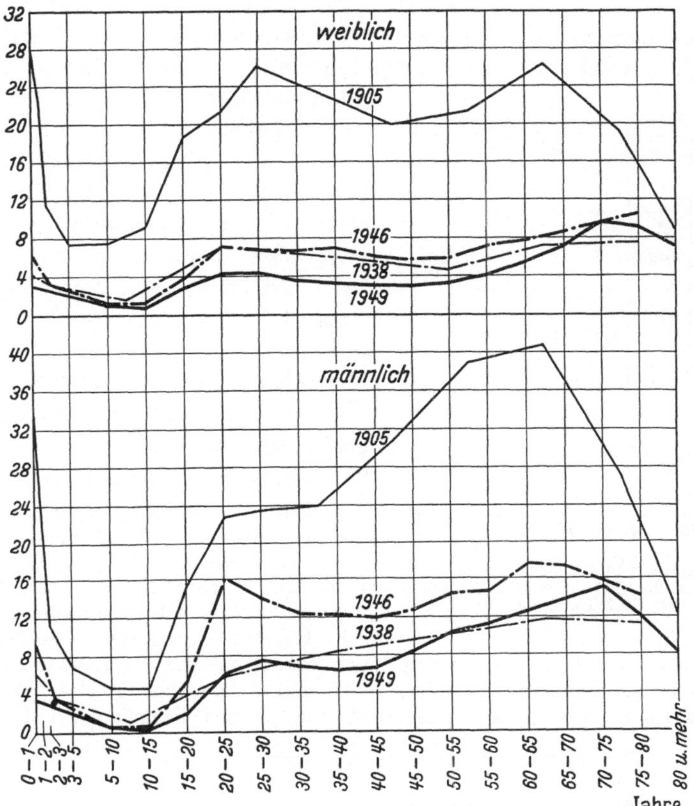

Abb. 24. Tuberkulose-Sterblichkeit auf 10000 Einwohner. (——— = Preußen 1905; —·—·—·— = Deutsches Reich 1938; —·—·—·— = Bayern 1946; ——— = Bundesgebiet 1949).

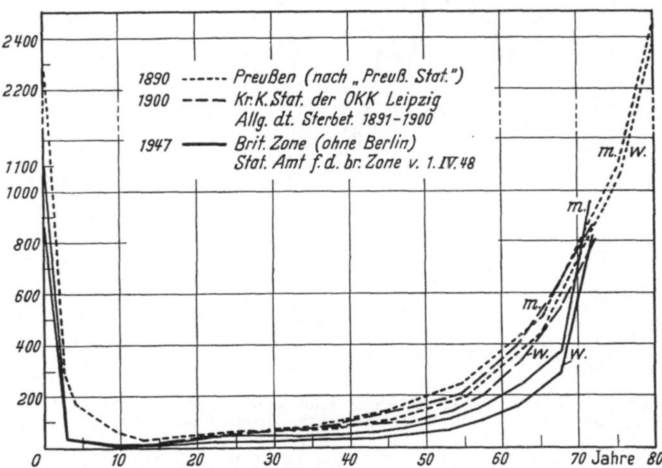

Abb. 25. Allgemeine Sterblichkeit auf 10000 Einwohner (Preußen 1890, Leipzig 1900, Britische Zone 1947).

allen Altersklassen bis zum Jahre vor dem Zweiten Weltkriege; dann gibt es einen Rückschlag am Ende des Zweiten Weltkrieges, gefolgt von einer Besserung nach 1950 hin, welche wir schon festgestellt haben. Charakteristisch ist das Verhalten der Geschlechter. Die Kurven der *Frauen* haben immer einen mehr oder weniger ausgeprägten Gipfel um *20—25 Jahre* herum; sonst sind die Kurven im allgemeinen niedriger als die Kurven der Männer. Das war aber nicht immer so; in Abb. 26 (aus den Schriften von Prof. REDEKER, mit dessen Genehmigung veröffentlicht) liegt die Frauen-Kurve in *Viktoria* 1860—62 viel höher als die Männer-Kurve. REDEKER hat sich über solche Verhältnisse 1939, 1950 und zuletzt auf der Tagung in Bad Kissingen 1951 eingehend ausgesprochen:

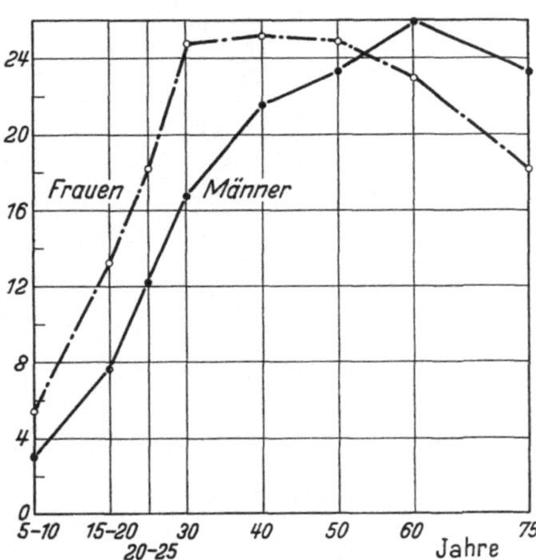

Abb. 26. Tuberkulose-Sterblichkeit im australischen Staat Viktoria 1860—1862 auf 10000 Einwohner. Nach REDEKER.

Zu Zeiten der Frühzivilisation, z. B. zur Zeit der primitiven Bewirtschaftung neubesiedelter Gebiete, wurden die Frauen in der gleichen Weise wie die Männer körperlich angestrengt und überanstrengt; der weibliche Organismus beantwortete solche Überanstrengung mit einer Übersterblichkeit an Tuberkulose. Je weiter die Zivilisation in dem betreffenden Lande fortschreitet, je mehr die Frau als Individuum geachtet wird und Arbeitsschutzgesetze für die Frauen aufgestellt werden, um so mehr sinkt die Tuberkulose-Sterblichkeit der Frau.

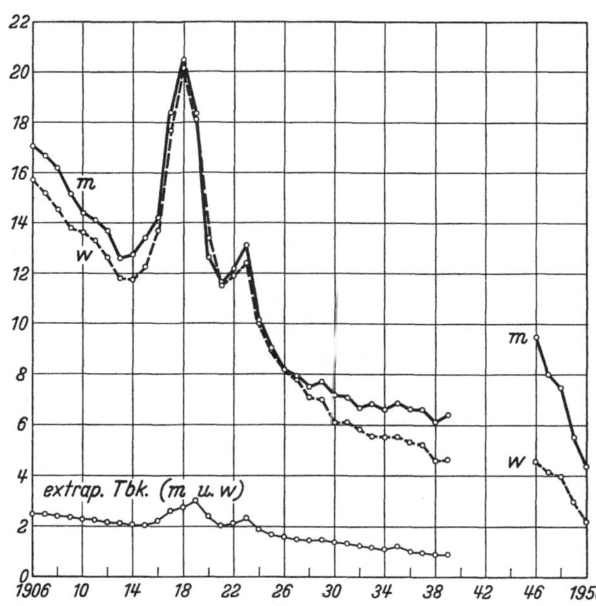

Abb. 27. Sterblichkeit der Männer und Frauen an Tuberkulose der Atmungsorgane im Deutschen Reich und in der Bundesrepublik 1906—1950 auf 10000 Einwohner. Quelle: Statistisches Bundesamt, Wiesbaden.

Im *Ersten Weltkrieg* (s. Abb. 27) kehrte sich das Verhältnis vorübergehend wieder um, indem die Tuberkulose-Sterblichkeit der Frauen diejenige der Männer zeitweise übertraf. Wir kommen später nochmals darauf zu sprechen. *Nach dem Zweiten Weltkrieg* überraschte uns eine ganz erhebliche Steigerung der Tuberkulose-Mortalität der Männer (s. Abb. 27, 27a und 27b), welche allmählich wieder abebbte. Wir haben aus den Jahren der schweren Unterernährung in Deutsch-

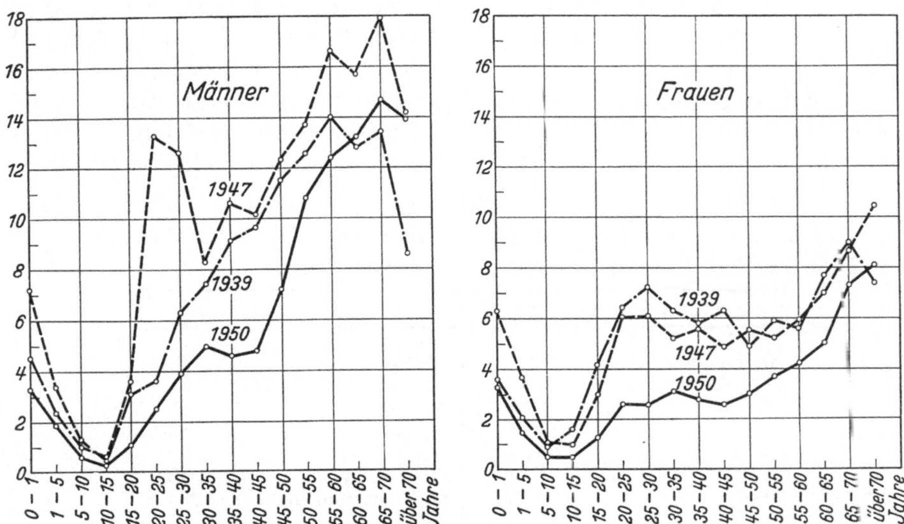

Abb. 27a. Tuberkulose-Sterblichkeit (alle Formen) in Bayern nach Alter und Geschlecht auf 10000 Einwohner. Quelle: Die Tuberkulose in Bayern 1950. Bayer. Statistisches Landesamt.

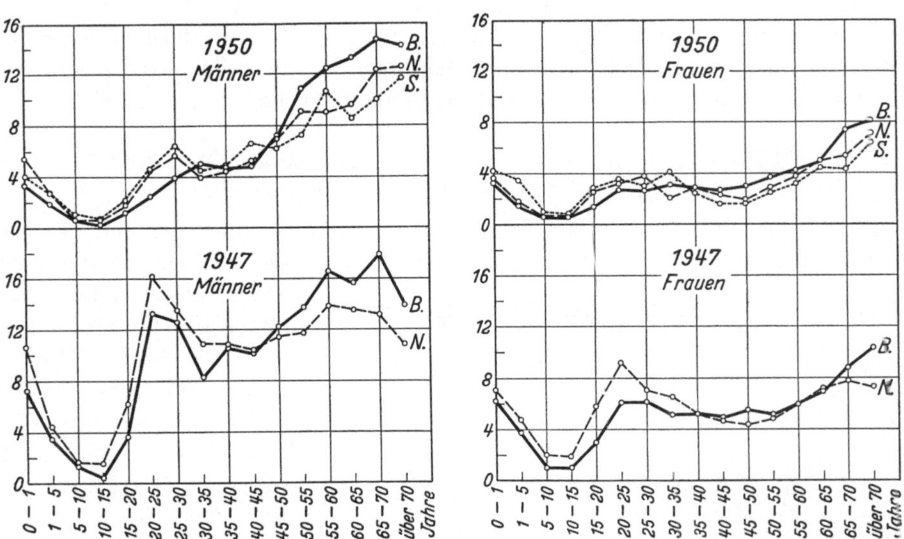

Abb. 27b. Tuberkulose-Sterblichkeit (alle Formen) nach Alter und Geschlecht auf 10000 Einwohner in Bayern (B.), Niedersachsen (N.) und Schleswig-Holstein (S.) 1950.

land gelernt, wie stabil an und für sich der weibliche Organismus sich gegenüber den Unbilden der Umwelt verhält, wie leicht die Mütter die schwere chronische Unterernährung 1945—1948 ertragen haben, während die Männer durch die hohe Übersterblichkeit an Tuberkulose überraschten. Einzelne Biologen weisen dabei darauf hin, daß bereits *vor* der Geburt das männliche Geschlecht weit im Überschuß vorhanden ist; zur Zeit der Geburt kamen 1950 107 Knaben auf 100 Mädchen. Zwischen 15—20 Jahren sind beide Geschlechter gleichmäßig in der Bevölkerung vertreten. Für die Altersklassen von 25—40 Jahren ist im Jahr 1950 das Verhältnis auf unter 80 Männer auf 100 Frauen gesunken, und in den höheren Altersklassen kommen auf 100 Frauen 77—85 Männer. Man ist sich im allgemeinen noch nicht ganz klar, worauf die scheinbar geringere biologische Wertigkeit der Männer gegenüber den Frauen beruht; es scheint sich die Ansicht durchzusetzen, daß nicht nur das Berufsleben an der höheren Sterblichkeit der Männer im allgemeinen und auch der Tuberkulose-Sterblichkeit die Schuld hat (s. Tab. 30).

Tabelle 30.

[Nach Wirtschaft u. Statistik, 3, 129* (1951)].

Auf 100 weibliche Personen kommen ... männliche Personen:

	1950		1950
0— 1 Jahr . .	108	35—40 Jahre . .	78
1— 5 Jahre . .	107	40—45 „ . .	85
5—10 „ . .	106	45—50 „ . .	93
10—15 „ . .	103	50—55 „ . .	83
15—20 „ . .	105	55—60 „ . .	77
20—25 „ . .	96	60—65 „ . .	82
25—30 „ . .	74	65 Jahre und mehr	85
30—35 „ . .	73		

Abb. 27b läßt im übrigen erkennen, daß die Tuberkulose-Mortalität besonders der Männer in Schleswig-Holstein und Niedersachsen für die Altersklassen unter etwa 40 Jahren höher liegt als in Bayern, während für die darüber liegenden Altersklassen Bayern die höchste und Schleswig-Holstein die niedrigste Tuberkulose-Sterblichkeit aufweist. Auch dieses Phänomen bedarf der Klärung.

c) *Die pulmonale und extrapulmonale Tuberkulose-Mortalität nach Alter und Geschlecht im 20. Jahrhundert.*

In Tab. 31 sind die Sterbeziffern für die beiden Geschlechter und die verschiedenen Altersklassen ab 1913 zusammengestellt. Leider fehlen die amtlichen Zahlen zwischen 1913 und 1922. Auf Abb. 28 konnten die Tuberkulose - Sterbekurven für die *Kinder* ab 1905 aufgezeichnet werden, und zwar für die Altersgruppen 0—1 Jahr, 1—5 Jahre und 5—15 Jahre. Alle diese Kurven streben zunächst einem Tiefpunkt im Jahre 1938 zu, um dann wieder in die Höhe zu gehen; 1949 sind sie bereits unterhalb der Werte von 1938 angelangt. Die Nachteile der

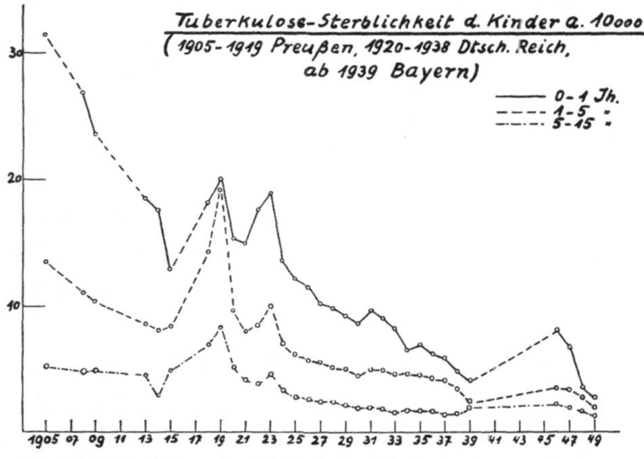

Abb. 28. Tuberkulose-Sterblichkeit der Kinder auf 10000 Einwohner (1905—1919 Preußen, 1920—1938 Deutsches Reich, ab 1939 Bayern).

Kriegs- und Nachkriegszeiten haben sich mehr bei den jüngsten als bei den älteren Kindern bemerkbar gemacht, in der Zeit nach dem Zweiten Weltkrieg besonders bei den Säuglingen, für welche damals die Umweltsverhältnisse infolge Mangels jeglicher Pflegemittel ganz besonders schlimm waren. Auf den Abb. 29—31 fehlen leider die Werte für die Jahre 1914—1921.

Tabelle 31. *Sterbeziffern für pulmonale und extrapulmonale Tuberkulose auf 10000 Lebende im Deutschen Reich 1913—1938 und in der Deutschen Bundesrepublik 1948 und 1949.*

Jahr		0—1		1—5		5—15		15—30		30—60		60—70		70 u. m.	
		p	e	p	e	p	e	p	e	p	e	p	e	p	e
1913	m	9,6	9,6		1—15:	2,4	2,8	13,9	1,5	19,8	1,5	25,0	2,3	14,0	1,9
	w	7,9	8,0			3,6	2,8	16,6	1,5	15,4	1,3	15,6	2,1	10,1	2,1
1922	m			3,2	5,5	1,6	1,5	16,5	1,8	15,3	1,6	19,8	2,9	13,2	2,9
	w			3,1	5,2	3,0	1,7	16,6	1,6	14,0	1,5	14,4	2,7	10,8	2,9
1923	m	10,5	9,7	4,1	6,2	1,8	1,8	17,8	2,0	16,2	1,6	20,4	2,9	12,5	2,8
	w	8,9	8,5	3,8	6,1	3,5	2,0	17,9	1,7	14,1	1,7	13,9	3,1	10,1	3,7
1924	m	6,9	7,8	2,3	4,8	1,3	1,4	13,4	1,6	12,8	1,5	16,0	2,6	10,5	2,6
	w	5,8	6,8	2,5	4,5	2,7	1,5	14,5	1,4	11,4	1,3	10,9	2,8	9,0	2,9
1925	m	5,7	7,0	1,9	4,6	1,0	1,3	11,2	1,4	11,7	1,2	14,6	1,9	9,9	2,2
	w	5,2	5,9	1,8	4,2	2,0	1,4	13,0	1,3	10,0	1,2	10,5	2,2	7,9	2,6
1926	m	5,7	7,0	1,7	4,2	0,9	1,3	9,7	1,3	10,9	1,2	13,6	2,0	9,5	1,8
	w	4,7	5,7	1,5	4,1	1,8	1,4	12,1	1,2	9,0	1,0	9,9	2,0	8,2	2,3
1927	m	4,5	5,9	1,5	4,3	0,8	1,3	8,9	1,2	10,9	1,1	12,9	1,7	9,0	1,7
	w	4,4	5,6	1,4	4,2	1,6	1,4	11,4	1,1	8,5	1,0	9,4	1,9	8,2	2,1
1928	m	4,0	6,5	1,2	4,0	0,8	1,4	8,2	1,1	10,3	1,1	12,6	1,7	7,9	1,7
	w	3,5	5,7	1,3	3,9	1,4	1,3	10,5	1,1	7,9	0,9	8,3	1,6	6,8	2,3
1929	m	3,9	6,0	1,3	3,9	0,6	1,3	8,2	1,1	11,0	1,0	12,3	1,6	8,5	1,5
	w	3,8	4,8	1,3	3,7	1,1	1,2	10,2	1,0	7,6	0,9	8,3	1,6	7,0	2,1
1930	m	3,4	5,9	1,1	3,8	0,6	1,2	7,4	0,9	10,7	1,0	11,4	1,5	8,0	1,7
	w	3,0	5,2	1,0	3,3	1,0	1,3	8,9	1,0	6,7	0,8	7,5	1,4	6,0	1,9
1931	m	3,4	6,6	1,1	4,0	0,5	1,3	7,4	0,9	10,2	0,9	11,4	1,4	7,7	1,7
	w	2,9	6,6	1,0	3,9	0,8	1,4	9,0	0,9	6,7	0,7	7,5	1,5	6,1	1,8
1932	m	2,9	6,7	0,97	4,1	0,4	1,3	6,9	0,9	9,6	0,8	11,1	1,2	8,4	1,6
	w	2,8	5,9	0,9	4,0	0,8	1,4	8,5	0,9	6,3	0,7	7,4	1,5	7,0	1,7
1933	m	2,6	5,9	1,1	3,6	0,4	1,1	6,8	0,8	9,9	0,7	10,8	1,3	8,4	1,5
	w	2,4	5,6	0,9	3,7	0,8	1,2	8,3	0,8	6,1	0,6	7,2	1,2	6,4	2,0
1934	m	2,3	5,1	1,0	4,0	0,4	1,2	6,6	0,9	9,6	0,7	11,4	1,1	8,1	1,3
	w	1,7	4,3	0,9	3,4	0,8	1,3	8,1	0,8	6,0	0,7	7,1	1,3	6,2	1,9
1935	m	2,6	4,8	1,0	3,6	0,4	1,1	6,4	0,9	9,9	0,7	11,9	1,2	8,5	1,5
	w	1,8	4,6	1,0	3,5	0,8	1,3	8,1	0,9	5,9	0,6	7,7	1,3	7,1	1,9
1936	m	2,1	4,4	1,0	3,8	0,4	1,1	6,1	0,8	9,7	0,7	11,5	1,1	8,4	1,6
	w	1,7	4,3	0,9	3,0	0,8	1,1	7,6	0,8	5,9	0,6	7,1	1,3	6,9	1,8
1937	m	1,9	4,1	1,1	3,3	0,4	1,1	6,0	0,8	9,5	0,7	11,3	1,0	8,6	1,4
	w	2,4	3,4	1,0	3,0	0,8	1,1	7,4	0,8	5,6	0,6	6,7	1,2	6,6	1,9
1938	m	2,3	3,1	1,0	2,7	0,4	0,9	5,2	0,8	8,9	0,6	11,0	1,0	8,1	1,3
	w	1,7	2,5	0,9	2,3	0,7	0,9	6,6	0,6	5,0	0,5	6,2	1,1	6,2	1,7
1947	m														
	w														
1948	m	2,2	3,3	1,1	2,4	0,3	0,8	7,7	1,2	10,1	0,8	14,3	1,2	12,1	1,5
	w	2,2	2,7	1,2	2,3	0,6	0,9	5,5	1,9	4,1	0,6	5,8	1,2	7,6	1,8
1949	m	1,8	2,0	0,7	2,0	0,2	0,5	4,2	0,9	7,4	0,7	12,3	1,0	11,8	1,3
	w	1,4	2,0	0,7	1,8	0,3	0,6	3,2	0,7	3,0	0,4	5,2	1,1	7,0	1,9
Rückgang		81	79					70	70	63	53	51	57	16	
13/49 um %		82	75					80	53	80	69	67	48	31	

Tabelle 32. *Anteil einzelner Altersklassen an der Gesamtzahl der Sterbefälle an Lungentuberkulose.* (Deutsches Reich 1906—1938.)

Jahr	Gesamtzahl der Sterbefälle an pulmonaler Tuberkulose	Männer						Gesamtzahl der Sterbefälle an pulmonaler Tuberkulose	Frauen					
		15—30 J.	% der Gesamtzahl	30—60 J.	% der Gesamtzahl	15—60 J.	% der Gesamtzahl		15—30 J.	% der Gesamtzahl	30—60 J.	% der Gesamtzahl	15—60 J.	% der Gesamtzahl
1906	50542	13775	27,2	25339	50,1	39114	77,3	47610	16707	35,2	19571	40,9	36278	76,1
1907	50488	13615	27,1	25660	50,7	39275	77,8	47067	16426	35,0	19785	42,0	36211	77,0
1908	49628	13631	27,4	25264	50,9	38895	78,3	45774	16020	35,0	19269	42,1	35289	77,1
1909	46962	12790	27,2	24015	51,2	36805	78,4	44000	15279	34,7	18585	42,3	33864	77,0
1910	45271	12695	28,0	23021	50,8	35716	78,8	44056	15517	35,3	18737	42,4	34254	77,7
1911	45030	12919	28,7	22633	50,2	35552	78,9	43583	15605	35,8	18491	42,4	34096	78,2
1912	44293	13009	29,4	22584	50,9	35593	80,3	41682	15113	36,4	17811	42,6	32924	79,0
1913	41187	12170	29,5	20780	50,6	32950	80,1	39580	14539	36,7	16730	42,4	31269	79,1
1914	40902	12492	30,5	20668	50,5	33160	81,0	38728	14438	37,3	16515	42,5	30953	79,8
1915	42908	13520	31,5	21478	49,9	34998	81,4	40526	15143	37,3	17365	42,9	32508	80,2
1916	44922	13879	30,9	22177	49,3	36056	80,2	45653	16728	36,7	19836	43,3	36564	80,0
1917	57655	18915	32,8	28255	49,0	47170	81,8	58614	21778	37,1	25852	42,4	46630	79,5
1918	63332	22289	35,2	30258	47,9	52547	83,1	66608	25462	38,2	29180	43,6	54642	81,8
1919	53793	19269	35,8	24699	46,0	43968	81,8	59024	22102	37,4	25240	42,9	47342	80,3
1920	36443	13292	36,4	16071	44,0	29363	80,4	42053	15746	37,4	18343	43,7	34089	81,1
1921	33976	12687	37,3	14855	43,9	27542	81,2	37156	14129	38,0	16181	43,6	30310	81,6
1922	35910	13681	38,1	15710	43,6	29391	81,7	37817	15057	39,7	15986	42,4	31043	82,1
1923	38797	15029	38,8	16783	43,4	31812	82,2	39756	16402	41,3	16318	41,1	32720	82,4
1924	30193	11574	38,4	13322	44,2	24896	82,6	32291	13381	41,4	13453	41,8	26834	83,2
1925	27094	9929	36,7	12387	45,7	22316	82,4	28725	11945	41,4	12017	41,9	23962	83,3
1926	25001	8760	35,1	11679	46,8	20439	81,9	26576	11125	41,8	10926	41,3	22051	83,1
1927	24197	8155	33,7	11790	48,8	19945	82,5	25438	10597	41,7	10553	41,4	21150	83,1
1928	23010	7597	33,0	11344	49,3	18941	82,3	23417	9748	41,3	9914	42,5	19662	83,8
1929	23963	7637	31,9	12237	50,9	19874	82,8	22931	9446	41,2	9764	42,6	19210	83,8
1930	22429	6815	30,3	11768	52,4	18583	82,7	20140	8863	40,5	8686	43,1	16849	83,6
1931	22302	6639	29,7	11829	53,1	18468	82,8	20182	8073	40,1	8861	43,9	16934	84,0
1932	21121	6056	28,7	11260	53,5	17316	82,2	19453	7394	38,0	8670	44,6	16064	82,6
1933	21446	5551	25,9	11960	55,7	17511	81,6	18830	6796	36,1	8662	46,0	15458	82,1
1934	21151	5398	25,5	11644	55,0	17042	80,5	18541	6579	35,4	8588	46,4	15167	81,8
1935	22070	5260	23,8	12374	55,9	17634	79,7	19036	6552	34,5	8681	45,6	15233	80,1
1936	21779	5006	23,0	12337	56,7	17343	79,7	18461	6147	33,3	8625	46,7	14772	80,0
1937	21824	4941	22,6	12335	56,4	17276	79,0	17988	5956	33,1	8357	46,7	14313	79,8
1938	20336	4242	20,8	11597	57,0	15839	77,8	16140	5228	32,4	7464	46,2	12692	78,6

Bei den Kurven für die *15—30jährigen* (Abb. 29) liegen die Werte für die Männer und die Frauen bis 1924 dicht beieinander, und bis 1938 liegt die Kurve für die Frauen höher als die Kurve für die Männer; wahrscheinlich während der Zeit des Zweiten Weltkrieges erfolgt eine Überschneidung der Kurven der beiden Geschlechter, und nach dem Zweiten Weltkrieg liegen auch bei den 15—30jährigen die Kurven für die Männer höher als die Kurven für die Frauen.

Bei den *30—60jährigen* (Abb. 30) liegt wieder die Männer-Kurve höher als die Kurve für die Frauen, besonders in der Nachkriegszeit. Für die 15—30- und für die 30—60jährigen haben wir für *1949* viel tiefere Werte als für 1938. Das letztere gilt jedoch nicht für die *über 60 Jahre alten Männer:* hier fällt immer

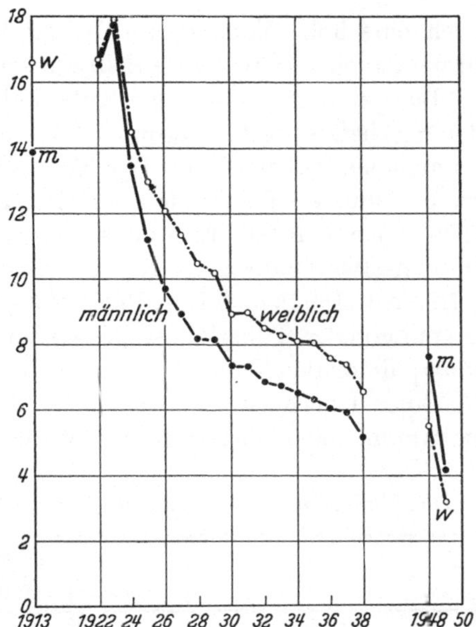

Abb. 29. Sterblichkeit an pulmonaler Tuberkulose von 15—30 Jahren auf 10000 Lebende im Deutschen Reich und in der Bundesrepublik.

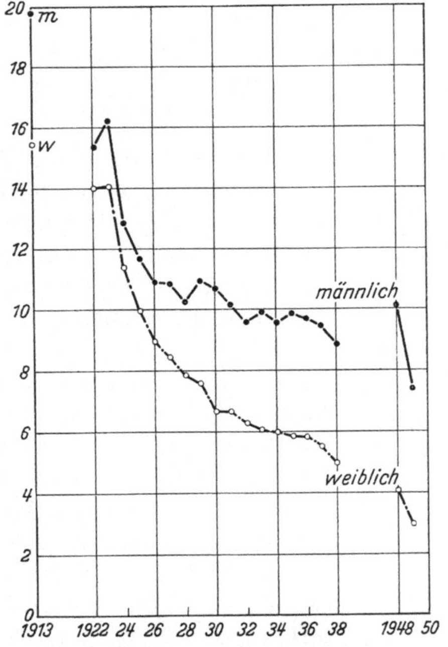

Abb. 30. Sterblichkeit an pulmonaler Tuberkulose von 30—60 Jahren auf 10000 Lebende im Deutschen Reich und in der Bundesrepublik.

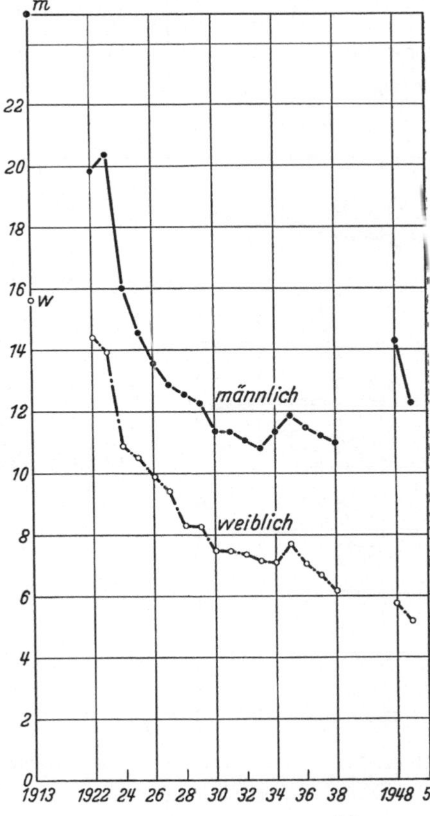

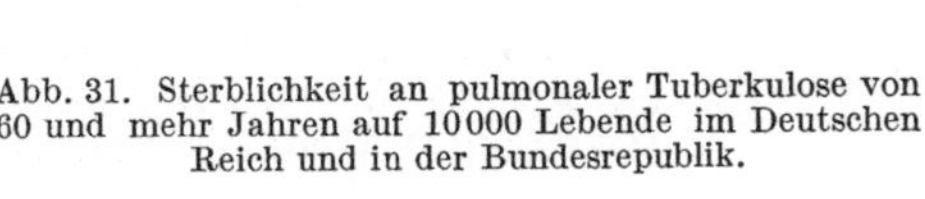
Abb. 31. Sterblichkeit an pulmonaler Tuberkulose von 60 und mehr Jahren auf 10000 Lebende im Deutschen Reich und in der Bundesrepublik.

noch eine hohe Tuberkulose-Übersterblichkeit auf, während die Werte für die Frauen auch hier im Jahre 1949 unterhalb derjenigen von 1938 liegen (s. Abb. 31).

Bei der extrapulmonalen Tuberkulose stellen wir ebenfalls einen Rückgang der Sterbefälle fest, allerdings bei weitem nicht in dem Ausmaß wie bei der pulmonalen Tuberkulose. Wie Tab. XVI zeigt, betrug z. B. 1892 die Mortalität an pulmonaler Tuberkulose im Deutschen Reich 23,6 auf 10000 Einwohner, 1936 6,0 auf 10000 Einwohner; sie ging mithin auf rund ein Viertel zurück. In denselben Jahren betrug die Mortalität an extrapulmonaler Tuberkulose 1,7/10000 (1892) und 1,1/10000 (1936); bis zum Jahr 1950 ist die Sterblichkeit an pulmonaler Tuberkulose gegenüber 1892 auf annähernd ein Achtel, die der extrapulmonalen Tuberkulose auf etwa ein Drittel gefallen.

Einen Überblick über den Anteil der Sterblichkeit der einzelnen Formen der extrapulmonalen Tuberkulose gibt die nachstehende Tabelle:

Sterblichkeit an extrapulmonaler Tuberkulose in Niedersachsen auf 100000 Einwohner.

	Männer			Frauen		
	1948	1949	1950	1948	1949	1950
Gesamt	10,0	8,3	6,5	9,0	6,6	5,6
Knochen und Gelenke	2,0	1,7	1,5	1,0	0,9	1,3
Drüsen	1,0	0,5	0,4	1,0	0,3	0,4
Haut	0,0	0,1	0,06	0,0	0,1	0,2
Meningitis	5,0	4,4	3,8	5,0	3,8	2,6
Sonstige	2,0	1,6	0,8	2,0	1,5	1,0

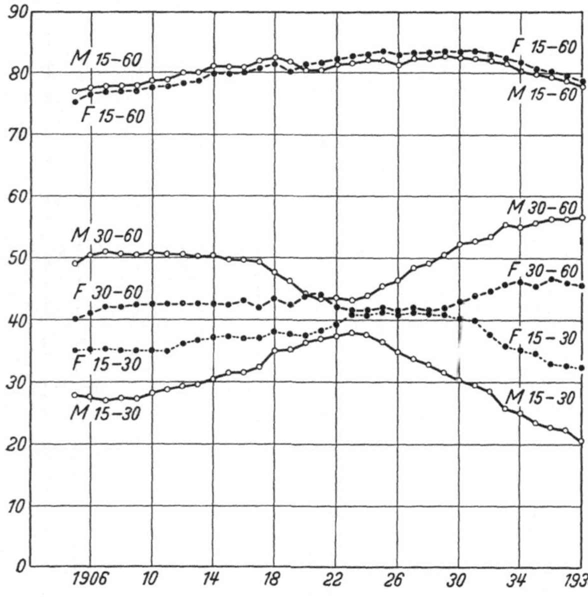

Abb. 32. Von je 100 an Lungentuberkulose verstorbenen Männern und Frauen befanden sich ... im Alter von 15—60, 15—30 und 30—60 Jahren (Deutsches Reich).

Wir ersehen aus dieser Aufstellung, daß die Sterblichkeit an tuberkulöser Meningitis immer noch rund 50% von allen Sterbefällen an extrapulmonaler Tuberkulose beträgt.

Im Jahre 1950 sind in den Ländern Berlin/Westsektoren, Niedersachsen und Nordrhein-Westfalen die tuberkulöse Meningitis mit 49,4%, die Knochen- und Gelenktuberkulose mit 20,8%, sonstige Tuberkulose mit 19,9%, Drüsentuberkulose mit 7,0% und Hauttuberkulose mit 2,9% an der Gesamtmortalität an extrapulmonaler Tuberkulose beteiligt.

Merkwürdige Verhältnisse weist die Abb. 32 (mit den zugehörigen Zahlen auf Tab. 32) auf. Während der Jahre 1906—1938 gingen die Anteile der Tuberkulose-Sterbefälle bei den *Männern und Frauen* von *15—60 Jahren* auf 100 Tuberkulose-Todesfälle gerechnet immer einander parallel. Trennt man aber die Sterbefälle für die Männer und die Frauen in die Gruppen *15—30* und *30—60 Jahre*, so streben zunächst alle Kurven in der Zeit nach dem Ersten Weltkrieg etwa 1918—1923 zusammen, um sich gleichsam während dieser Jahre nahezu miteinander zu verknoten; dann laufen sie wieder auseinander (s. a. Abb 27).

Seit der Inflationszeit wird der Anteil der *15—30jährigen* Männer und Frauen an der Gesamtzahl der Tuberkulose-Todesfälle immer *kleiner*, derjenige der *30—60jährigen* aber immer *größer* — wie wir schon wiederholt festgestellt haben, verschiebt sich das Tuberkulose-Sterbealter auch nach diesen Kurven anscheinend immer mehr nach den höheren Altersklassen, und zwar bei den Männern mehr als bei den Frauen.

Diese merkwürdigen Kurven haben wir auch in den anderen Ländern gefunden; bei den Kurven für die Niederlande hält die dauernde Verknotung der Kurven etwa bis 1928 an.

Eine ganze Reihe der Länder des ehemaligen Deutschen Reiches zeigt übrigens bis etwa zu den Jahren 1928—30 eine ziemliche Gleichartigkeit der Relativzahlen für die Tuberkulose-Sterblichkeit der Männer und Frauen, vielfach liegen bis etwa zum Jahre 1929 diese Werte für die Frauen höher als für die Männer, und erst von diesem Zeitpunkt an (1929) sinken die Relativzahlen für die Frauen unter die für die Männer ab. In diesen Jahren beginnt die auch heute noch anhaltende Tuberkulose-Übersterblichkeit der Männer.

d) Das Verhältnis der Tuberkulose-Mortalität zur allgemeinen Sterblichkeit nach Alter und Geschlecht.

In Tab. 33 und auf Abb. 33 ist das Verhältnis der Tuberkulose-Sterblichkeit zur allgemeinen Sterblichkeit *prozentual* in Ziffern ausgedrückt und kurvenmäßig dargestellt. Diese Aufstellung ist als eine *Altersaufgliederung* für die im Abschnitt D6 dargestellten Verhältnisse zu betrachten. Es zeigt sich, daß der Anteil der Tuberkulosezahlen an den Zahlen der allgemeinen Sterblichkeit von 15—30 Jahren am höchsten ist. Die Kurven auf Abb. 33 stehen eigentlich im Gegensatz zu derjenigen auf Abb. 6, die Sterbefälle betreffend; in Abb. 6 ist aber

Tabelle 33. *Tuberkulose-Sterblichkeit (alle Formen) als Anteil der allgemeinen Mortalität nach Alter und Geschlecht (Deutsche Bundesrepublik 1949).*

Alter	Männer			Frauen		
	Gesamtzahl der Verstorbenen	Tuberkulose-Sterbefälle	%	Gesamtzahl der Verstorbenen	Tuberkulose-Sterbefälle	%
0— 1 Jahr . . .	26527	146	0,55	19816	123	0,61
1— 4 Jahre . . .	3778	360	9,5	3115	310	10,0
5— 9 „ . . .	2089	171	8,2	1503	186	12,4
10—14 „ . . .	1744	140	8,0	1152	185	16,1
15—19 „ . . .	2652	371	14,0	1710	489	28,6
20—24 „ . . .	3902	1045	26,8	2677	843	31,5
25—29 „ . . .	3869	1120	29,0	3402	912	26,8
30—34 „ . . .	2746	614	22,3	2702	529	19,6
35—39 „ . . .	5251	1024	19,5	4961	727	14,6
40—44 „ . . .	7610	1175	15,4	6269	654	10,4
45—49 „ . . .	11416	1473	12,9	8234	587	7,1
50—54 „ . . .	13197	1400	10,6	10678	582	5,5
55—59 „ . . .	15733	1228	7,8	13393	573	4,3
60—64 „ . . .	20554	1197	5,8	18798	656	3,5
65—69 „ . . .	26964	1086	4,0	26205	688	2,6
über70 „ . . .	97010	1492	1,5	110096	1233	1,1

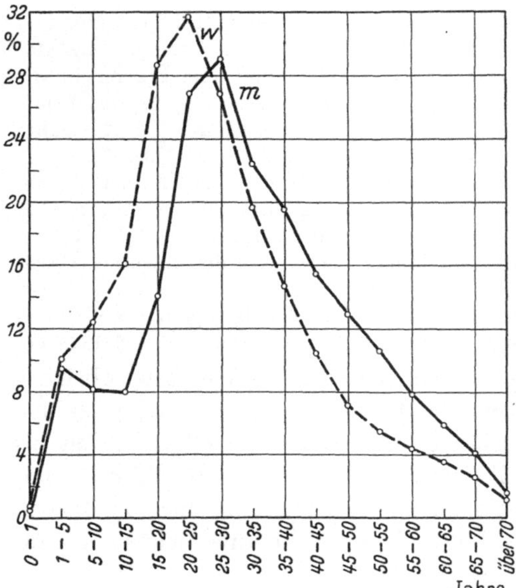

Abb. 33. Tuberkulose-Sterblichkeit als Anteil der allgemeinen Mortalität nach Alter und Geschlecht in der Bundesrepublik 1949. Quelle: Wirtschaft u. Statistik 3, 672* (1951).

dargestellt, welche Altersklassen den meisten Anteil an den Tuberkulose-Todesfällen haben, während bei den Zahlen der Abb. 33 es sich darum handelt, wieviele Tuberkulose-Todesfälle auf 100 Sterbefälle „an allen Todesursachen" derselben Altersklasse überhaupt kommen. Die Abb. 33 für 1949 ist dahin zu verstehen, daß in den Altersklassen von *15—30 Jahren* überhaupt *sehr wenige* Menschen sterben, aber *von den Todesfällen* in diesen Altersklassen betreffen eben *die meisten* die Tuberkulose. Es geht weiterhin aus der Abbildung hervor, daß die betreffenden Werte für die Männer um ungefähr 10 Jahre verschoben sind. Die Frauen sind bekanntlich während der Jahre von 15—30 am meisten von der Tuberkulose bedroht.

Wir haben nun hinsichtlich der *allgemeinen Sterblichkeit der einzelnen Altersklassen der Tuberkulösen* für Hessen [Die Tuberkulose in Hessen, Beiträge zur Statistik Hessens 1948—1950, Nr. 43 (Hess. Stat. Landesamt, Okt. 1951)] folgende Berechnung angestellt:

Von den *Tuberkulösen* des Bestandes (a—d) starben im Jahre 1949 an *Tuberkulose* in den einzelnen Altersklassen:

Alter	Bestand an Tuberkulose-kranken (alle Formen)	Sterbefälle an Tuberkulose (alle Formen)	Sterbefälle in % des Bestandes $= \frac{\text{Sterbefälle} \times 100}{\text{Bestand} + \text{Sterbefälle}}$
0—5 Jahre	1786	56	3,0
5—15 „	6045	39	0,6
15—25 „	5570	222	3,8
25—45 „	12043	518	4,1
45—65 „	8346	626	7,0
über 65 „	2251	411	15,4

Im Bundesgebiet verstarben im Jahre 1949 in den einzelnen Altersklassen „an *allen* Todesursachen *ohne* Tuberkulose":

Alter	%	Alter	%	Alter	%
0— 5 Jahre	1,59	15—25 „	0,12	45—65 „	0,9
5—15 „	0,08	25—45 „	0,25	über 65 „	6,1

Wir können diese Verhältnisse angenähert auf Hessen übertragen.

Zur Feststellung der *Gesamt-Sterbewahrscheinlichkeit der Tuberkulösen* müssen die Prozentzahlen für beide Kategorien addiert werden. Es ergeben sich dabei folgende Werte:

Alter	%	Alter	%	Alter	%
0— 5 Jahre	4,6	15—25 „	3,9	45—65 „	7,9
5—15 „	0,7	25—45 „	4,4	über 65 „	21,5

Diese Zahlen besagen also z. B. für die *über 65jährigen Tuberkulösen*, daß diese im Jahre 1949 *mit 21,5% Wahrscheinlichkeit* mit ihrem Ableben im Jahre 1949 rechnen mußten. Die *allgemeine* Sterbequote (*einschließlich* Tuberkulose) der über 65jährigen lag 1949 bei 6,2 %; die *Sterbequote dieser Altersgruppe der Tuberkulösen* betrug mindestens 21,5%, lag also $3^1/_2$*mal so hoch* wie die allgemeine Sterblichkeit der über 65jährigen. Wenn wir dieselbe Überlegung für die übrigen Altersklassen anstellen, so ergibt sich, daß für das *Jahr 1949* für die *hessischen Tuberkulösen* die *Sterbewahrscheinlichkeit* gegenüber den nichttuberkulösen Altersgenossen auf das

Alter		Alter		Alter	
0— 5 Jahre	2,9 fache	15—25 Jahre	32,6 fache	45—65 Jahre	8,8 fache
5—15 „	8,8 „	25—45 „	17,6 „	über 65 „	3,5 „

$$\left(\text{Berechnet aus: } \frac{\text{Mortalität der Tuberkulosekranken}}{\text{Mortalität der Nichttuberkulosekranken}}\right)$$

erhöht war.

E. Das Verhältnis der Tuberkulose-Mortalität zur Tuberkulose-Morbidität.

1. Das Verhältnis der Tuberkulose-Todesfälle zu den neu gemeldeten Erkrankungen.

Für eine Verhandlung im Arbeitsausschuß für Kinder-Tuberkulose hatten wir diese Verhältniszahlen für die *Kindertuberkulose* zusammengestellt. Diese Verhältniszahlen sind für die 0—1 jährigen und z. T. noch für die 1—5 jährigen gleichbedeutend mit „*Letalität*". Wir erhielten dabei die Zahlen der Tab. 35. Es geht daraus hervor, daß die Kinder mit *ansteckender Lungentuberkulose* im Säuglings- und Kleinkindesalter immer noch fast so häufig sterben wie etwa vor 30 Jahren. Außerdem sieht man, daß die Einwirkung des Streptomycin auf die tuberkulöse Meningitis im Kindesalter durchaus noch nicht die Erwartungen erfüllt, welche man gehegt hat. In jener Sitzung des Arbeitsausschusses für Kindertuberkulose gelangte man deswegen zu dem Schluß, daß für das *Säuglings- und Kleinkindesalter immer noch die absolute Verhütung der Ansteckung mit Tuberkulose* das beste Mittel ist, um die Säuglings- und Kleinkindertuberkulose zu bekämpfen.

Auf der Tagung der Norddeutschen Tuberkulose-Gesellschaft am 8./9. 2. 1952 in Hamburg wurde dargelegt, daß der größte Teil der tuberkulösen Meningitis durch Ausstreuung von Tuberkelbakterien auf dem Blutwege dadurch zustandekommt, daß die Tuberkelbakterien zunächst in den Capillaren der subcorticalen Schichten des Gehirns hängenbleiben und dort tuberkulöse Herde verursachen — erst von da aus komme es sekundär zur Infektion der

Tabelle 35. *Verhältnis der Tuberkulose-Sterbefälle zu Tuberkulose-Erkrankungsfällen (Zugänge) in Niedersachsen 1947—1949.*
(Etwa dem Begriff „Letalität" entsprechend.)
Aus Tab. VII—IX des Tabellenanhangs.

	1947 in %	1948 in %	1949 in %
0—1 Jahr			
„Ia + Ib"-Fälle	·	·	100,0
Meningitis tbc.	·	·	70,3
Gesamt-Letalität Ia + Ib + Ic-Fälle	·	·	22,8
1—5 Jahre			
„Ia + Ib"-Fälle	·	·	66,6
Meningitis tbc.	·	·	76,6
Gesamt-Letalität Ia + Ib + Ic-Fälle	·	·	5,2
0—5 Jahre			
„Ia + Ib"-Fälle	100,0	79,5	74,5
Meningitis tbc.	100,0	97,4	75,1
Gesamt-Letalität Ia + Ib + Ic-Fälle	7,3	6,2	6,7
5—15 Jahre			
„Ia + Ib"-Fälle	30,3	37,1	22,8
Meningitis tbc.	100,0	83,7	65,5
Gesamt-Letalität Ia + Ib + Ic-Fälle	1,5	1,8	1,8
Alle Altersklassen			
Gesamte „Ia + Ib"-Fälle	46,7	48,7	47,6
Gesamte Meningitis tbc.	100,0	92,0	72,5
Gesamte Tuberkulose-Fälle	11,7	12,5	13,7
Verhältnis der gesamten „Ia + Ib"-Fälle zu den gesamten Sterbefällen an Lungentuberkulose	2,1:1,0	2,2:1,0	2,1:1,0

weichen Hirnhäute und zur tuberkulösen Meningitis; nur ein kleiner Teil der tuberkulösen Meningitis soll die direkte Folge einer hämatogenen Streuung sein. So versucht man sich zu erklären, warum Streptomycin nur bei einem Teil der Meningitiden vollen Erfolg hat; an die Herde in den subcorticalen Schichten gelangt eben das Streptomycin, intralumbal gegeben, nur schwer heran.

C. Meyer, Berlin, hat in seinem Aufsatz „Über die Entwicklung der Tuberkulose in Berlin" [Beitr. Klin. Tbk. *105*, 408—428 (1951)] die „Letalität" im weiteren Sinne für die an ansteckungsfähiger Tuberkulose Erkrankten für Berlin berechnet. 1938 starben von diesen 18, 1945 dagegen 50; seit 1949 ist diese sog. „Letalität" von 24 auf etwa 8 zurückgegangen, womit unzweifelhaft zahlenmäßig ausgedrückt sei, in welchem Grade die Bösartigkeit der Erkrankung nachgelassen habe.

Wir haben das Verhältnis der Neuerkrankungen (Ia- + Ib- + Ic-Fälle) zu den Sterbefällen an pulmonaler Tuberkulose für *1947* und *1950* berechnet, und zwar altersgegliedert für Niedersachsen 1947 und für Niedersachsen, Hamburg, Schleswig-Holstein, Berlin und Nordrhein-Westfalen 1950. Die errechneten Werte sind nach Alter und Geschlecht gegliedert (s. Tab. 36). Aus den entsprechenden Kurven auf der Abb. 34 ersieht man, daß für die Jahrgänge 15 bis 45 Jahre die Verhältniszahlen der Sterbefälle zu den Neuerkrankungen an Tuberkulose aller Art erheblich kleiner geworden sind; für die Jahrgänge bis 15 Jahre haben sich die Verhältnisse wenig geändert, und für die *höheren* Jahrgänge ist das Verhältnis ungünstiger geworden, indem die Verhältniszahlen größer

Tabelle 36.

Aus Tab. VII—XIV des Tabellenanhangs.

Auf 100 Neuerkrankungen (Ia + Ib + Ic) kommen ..... Sterbefälle an pulmonaler Tuberkulose (Niedersachsen 1947; Niedersachsen, Hamburg, Schleswig-Holstein, Berlin, Nordrhein-Westfalen 1950).

$$\frac{\text{Sterbefälle} \times 100}{\text{Neuerkrankungen} + \text{Sterbefälle}}.$$

	Männer		Frauen	
	1947	1950	1947	1950
0— 5 Jahre	2,0	1,94	2,8	1,9
5—15 „	0,61	0,49	1,1	0,93
15—25 „	11,5	5,32	13,2	5,58
25—45 „	15,8	10,9	14,7	9,3
45—65 „	16,7	20,8	16,6	16,9
über 65 „	27,8	33,7	22,5	32,2

geworden sind — hieraus ergibt sich wieder, daß sich das Hauptsterbealter der Tuberkulose in die höheren Altersklassen verschiebt.

Wie C. MEYER, Berlin, haben auch wir die Neuerkrankungen an *ansteckender Lungentuberkulose* zu den Sterbefällen an Lungentuberkulose in Beziehung gesetzt, und zwar wiederum für 1947 und 1950, abermals altersgegliedert (s. Tab. 37). Die Kurven auf der entsprechenden Abb. 35 sehen ganz anders aus als diejenigen auf der Abb. 34 für alle Lungentuberkulosen. Hier sind die Verhältniszahlen für beide Geschlechter für die Jahrgänge zwischen 5 und 45 Jahren kleiner geworden, die sog. „Letalität" ist also geringer geworden. Aber auch hier sehen wir eine Verschiebung des Todes an Tuberkulose in die höheren Altersklassen.

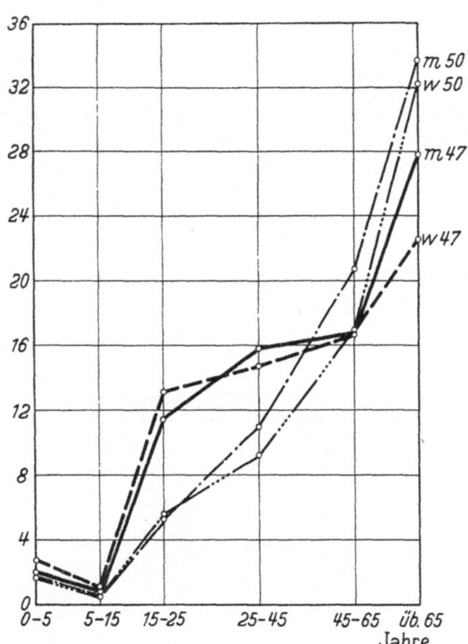

Abb. 34. Auf 100 Neuerkrankungen (Ia—Ic-Fälle) der Länder Niedersachsen, Nordrhein-Westfalen, Schleswig-Holstein, Hamburg und der Stadt Berlin kommen im Jahre 1950 im Mittel ... Sterbefälle an pulmonaler Tuberkulose (zum Vergleich Niedersachsen 1947).

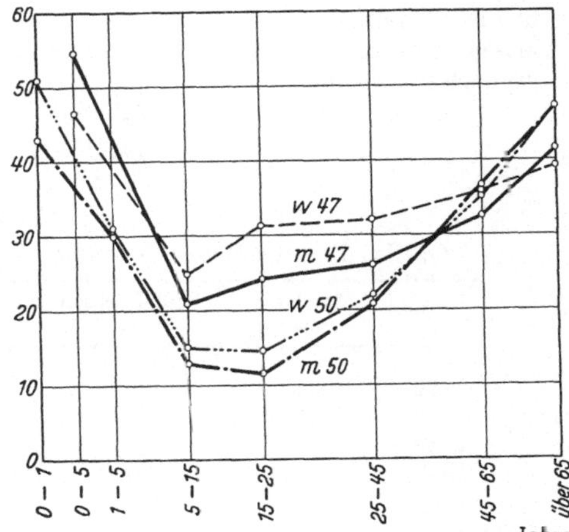

Abb. 35. Verhältnis der Sterbefälle an pulmonaler Tuberkulose zu den Neuerkrankungen an ansteckender Tuberkulose (Ia + Ib-Fälle) in Niedersachsen 1947 und Norddeutschland 1950. $\frac{\text{Sterbefälle} \times 100}{\text{Neuerkr.} + \text{Sterbefälle}}$.

Tabelle 37.

Aus Tab. VII—XXV des Tabellenanhangs.

Auf 100 Neuerkrankungen (Ia + Ib) kommen .... Sterbefälle an pulmonaler Tuberkulose (Niedersachsen 1947, Niedersachsen, Hamburg, Schleswig-Holstein, Nordrhein-Westfalen und Berlin 1950).

$$\frac{\text{Sterbefälle} \times 100}{\text{Neuerkrankungen} + \text{Sterbefälle.}}$$

	Männer		Frauen	
	1947	1950	1947	1950
0— 5 Jahre	54,6	34,2	46,8	36,3
5—15 „	21,1	13,4	25,0	15,1
15—25 „	24,3	11,7	31,5	14,2
25—45 „	26,3	20,9	31,7	21,3
45—65 „	32,7	36,4	35,9	35,4
über 65 „	41,8	47,3	39,4	47,2

Wir können aus dem Zahlenmaterial und aus den Abbildungen schließen, daß die *Prognose sowohl für die ansteckende Lungentuberkulose als auch für die nichtansteckende mindestens für die mittleren Jahrgänge von 15—45 Jahren in den letzten 3 Jahren besser geworden ist* und bestätigen damit die von C. MEYER, Berlin, vertretene Anschauung hinsichtlich der *Besserung* der sog. „Letalität".

Die nachfolgende Tab. 34 zeigt die Tuberkulose-Sterblichkeit (M_T) der *Tuberkulösen* für die Länder Hamburg, Niedersachsen und Bayern für die Jahre 1947—50, und zwar bezogen auf den Bestand der Kranken mit aktiver Tuberkulose (Ia + Ib + Ic + Id-Fälle). Bei der Berechnung der entsprechenden Prozentzahlen darf der Anteil der Sterbefälle natürlich nicht auf den Bestand der Tuberkulösen am Ende des betreffenden Jahres bezogen werden, sondern auf die Gesamtzahl an Tuberkulösen, welche am Ende des betreffenden Jahres noch vorhanden gewesen wären, wenn keine Tuberkulösen verstorben wären; die Berechnung erfolgt also nach der Formel:

$$M_T = \frac{\text{Tuberkulose-Sterbefälle} \times 100}{\text{Bestand} + \text{Tuberkulose-Sterbefälle}} \%$$

Tabelle 34.

Quelle: die betreffenden Veröffentlichungen der Statistischen Landesämter.

Jahr	Hamburg %	Niedersachsen %	Hessen %	Bayern %	Bayern: Hamburg
1947	4,2	6,6	7,35	8,35	2,0 :1
1948	3,44	5,55	6,35	7,15	2,08:1
1949	2,7	4,35	4,95	5,5	2,04:1
1950	2,19	3,4	4,08	5,15	2,35:1

Wenn wir die Reihenfolge der erhaltenen Zahlen Jahr für Jahr betrachten, so finden wir die niedrigsten Zahlen im Norden des Bundesgebietes und die höchsten im Süden. Da diese Zahlen gewissermaßen eine Sterbewahrscheinlichkeit oder eine Prognose ausdrücken, so müßte man auf Grund dieser Aufstellung den Schluß ziehen, daß die Erkrankungen an Tuberkulose im Norden des Bundesgebietes seit 1947 eine bessere Prognose als die Erkrankungen im Süden haben. Diese Überlegung ist berechtigt dann, wenn die von den Ländern gemeldeten Zahlen des Bestandes innerhalb der im Norden und Süden der Bundesrepublik wohl gleichen Fehlerquellen reell sind. Zum mindesten dürfte der Bestand an Ia + Ib-Fällen als einigermaßen zuverlässig betrachtet werden. Stellt man nun die obige Überlegung für diesen Bestand an Ia + Ib-Fällen und die pulmonalen Sterbefälle für Niedersachsen und Bayern an, so kommt man zu folgenden Zahlen:

	Niedersachsen %	Bayern %		Niedersachsen %	Bayern %
1947	18,4	22,6	1949	12,3	14,1
1948	16,4	19,5	1950	8,8	11,8

In diesem Falle ergibt sich, daß die Sterblichkeit der Offentuberkulösen in Bayern um 15—30% höher liegt als in Niedersachsen.

Welche Gründe für diese Verhältnisse maßgebend sind, kann im Rahmen dieses Jahrbuches nicht geklärt werden.

2. Die Diskrepanz zwischen den Tuberkulose-Mortalitäts- und Morbiditätsziffern.

Nach Abschnitt *C* stiegen in Deutschland bzw. im Bundesgebiet die Zahlen für die *Neumeldungen* von Tuberkulose-Erkrankungen und der *Bestand* an Tuberkulosefällen seit Kriegsbeginn bis zu einem erhöhten Wert an, um in bezug auf die Neuerkrankungen wieder etwas abzufallen, ohne aber den Vorkriegswert zu erreichen, während die Bestandszahlen überall sich noch in hohen Werten bewegen, in einzelnen Ländern sogar noch weiter in die Höhe gehen.

Nach Abschnitt *D* hingegen ist die *Tuberkulose-Mortalität* nach einem Anstieg während des Zweiten Weltkrieges und einem Höchststand im Jahre 1945/46 weit unter den Vorkriegswert herabgesunken. Dieses Verhältnis gilt insbesondere für die pulmonale Tuberkulose.

Tuberkulose-Mortalität und Tuberkulose-Morbidität gehen also bei uns ungefähr seit Kriegsende auseinander; man nennt das die *Diskrepanz von Tuberkulose-Mortalität und Tuberkulose-Morbidität.*

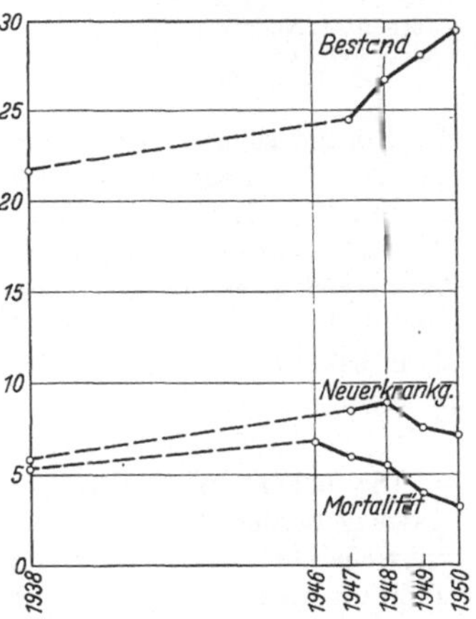

Abb. 36. Bestand und Neuerkrankungen an Tuberkulose (Ia + Ib-Fälle) im Vereinigten Wirtschaftsgebiet und Mortalität an pulmonaler Tuberkulose im Bundesgebiet je auf 10000 Lebende (Diskrepanz).

Die Abb. 36 skizziert diese Verhältnisse, allerdings mit der Lücke aus der Kriegszeit (s. Abschn. *C* und *D*). Wir haben für eine der Großstädte, wo die Tuberkulose-Statistik während des Krieges möglich war, nämlich Stuttgart, die Ziffern zusammengestellt, welche die Tab. 38 und die Abb. 37 wiedergeben; die Abbildung zeigt diese Diskrepanz in vollkommenerem Maße als Abb. 36, wenn auch mit Lücken. Auch die Abbildungen im Aufsatz von C. Meyer, Berlin, lassen diese Diskrepanz mühelos erkennen.

Bei der Besprechung der Tuberkulose-Mortalitätskurven in Abschn. *D*/*5*, S. 87, ist bereits erwähnt, daß man den Abfall der Ziffern der Tuberkulose-Sterblichkeit und auch derjenigen der allgemeinen Sterblichkeit in Deutschland vorwiegend dem Umstand zuschreibt, daß es sich bei der

Tabelle 38. *Stuttgart. Neuerkrankungen, Bestand, Tuberkulose-Sterbeziffern (Ia—d-Fälle) aus den Jahren 1938—1950 auf 10000 Lebende.*

Entnommen aus den Städte-Statistiken.

	1938	1939	1940	1941	1942	1943	1944	1945	1946	1947	1948	1949	1950
Neuzugänge . . .	14,9	16,4	13,7	28,1	21,6	19,3	9,7	11,9	37,4	35,6	39,2	50,4	37,1
Bestand	38,9	43,6	47,3	66,8	76,5	80,6	—	118,2	116,2	109,4	115,8	139,7	140,1
Tbc.-Sterbeziffern	6,0	6,1	7,0	6,9	8,0	7,5	9,1	10,4	8,6	7,5	6,5	4,5	3,4

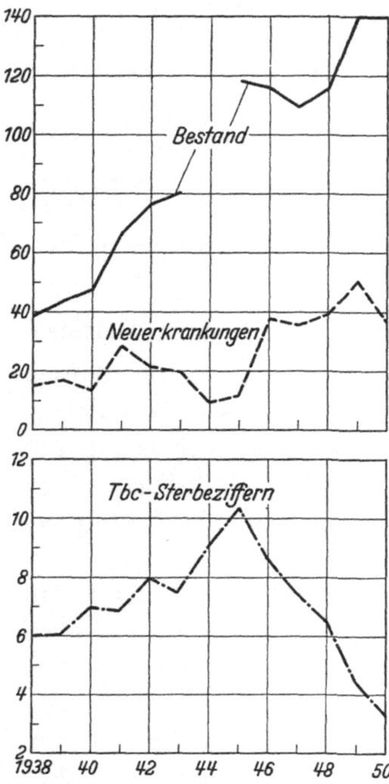

Abb. 37. Stuttgart: Die Diskrepanz zwischen Tuberkulose-Mortalität und -Morbidität. Neuerkrankungen (------) und Bestand (———) auf 10000 Einwohner.

Zunahme der Todesfälle bis 1945/46 um sog. „Vorweg-Todesfälle" handele, also um Krankheitsfälle, bei denen der Tod seine Hypothek vorweg eingelöst hat; das erkläre die nachfolgende rasche Abnahme der Todesfälle. Das ist wenigstens zum Teil richtig. Die „Diskrepanz" ist jedoch ein *internationales Phänomen*; sie ist bei allen zivilisierten Völkern zu beobachten, z. B. auch in den *USA*, obwohl die Tuberkulose-Mortalität dort gar nicht durch den Krieg beeinflußt worden ist — dort geht die „säkulare Kurve" (s. Abschn. *C4*) schicksalsmäßig während des Krieges weiter herunter, während die Morbiditätszahlen bereits seit etwa 1940, also zu einer Zeit, als die USA noch gar nicht in den Krieg eingetreten waren, angestiegen sind.

Auch für die „Diskrepanz" ist — wie vielfach bei der Tuberkulose — an ein multiples Ursachengeflecht zu denken; bis jetzt haben sich für die Diskrepanz 3 Erklärungsversuche herausgeschält [s. ICKERT: Gesundheitsfürsorge *1*, H. 6, S. 93 (1951)]:

a) Die bessere Erfassung.

Sicher erfahren die Tuberkulösen in allen zivilisierten Ländern seit etwa 10 Jahren eine viel bessere Erfassung als vorher. Wir brauchen nur daran zu erinnern, daß durch das Röntgenschirmbildverfahren bei uns noch rund 20% den Gesundheitsämtern bis dahin unbekannte Lungentuberkulöse erfaßt werden.

In „Brit. J. Tbc." *46*, I, 9 (1952) berichtet B. A. DORMER folgendes:

Nach Einführung des englischen Gesundheitsgesetzes wurde eine große Anzahl von guten *Lungenfachärzten* für den Dienst in den *Chest-Clinics* (Polikliniken für Lungenkranke) eingesetzt. In vielen Fällen verdreifachte sich der Zustrom zu den Sprechstunden; diese Tatsache allein sei für die beträchtliche Vermehrung von Tuberkulose-Meldungen verantwortlich zu machen.

b) Die Umweltverhältnisse.

Die Lebensverhältnisse und damit ein Teil der Umweltverhältnisse sind jetzt überall besser geworden. Nach allgemeiner Ansicht hängt mit der Besserung der Lebensverhältnisse wahrscheinlich auch zusammen, daß die *allgemeine Sterblichkeit in allen zivilisierten Ländern* (auch bei uns) unter die Vorkriegszahlen abgesunken ist — freilich nicht so erheblich wie die Tuberkulose-Sterbeziffern. Die Lebenserwartung ist heute größer als früher (s. Abschn. *A5*). In Abschn. *C6* haben wir dargetan, welchen Einfluß der Mehrverbrauch von Fett und Eiweiß bei uns seit 1948 auf die Todesfälle an Erkrankungen des Herzens und des Kreislaufsystems hat.

c) Die Chemotherapie.

Aus Newcastle wird berichtet, daß die Zahl der Tuberkulose-Todesfälle im 1. Vierteljahr 1951 die Hälfte derjenigen vom 1. Vierteljahr 1950 betrage; man führt dort diesen Rückgang wesentlich auf die Antibiotica zurück. Es muß zugegeben werden, daß das Leben der Tuberkulösen durch die neuen Chemotherapeutica verlängert wird. Nach DÜGGELI, Davos, und nach unseren eigenen (noch nicht veröffentlichten) Untersuchungen sterben von den Tuberkelbakterienausscheidern (also von den Ia-Fällen) immer noch über 50% binnen 2,5—2,7 Jahren nach der Entdeckung ihrer offenen Tuberkulose, falls es nicht gelingt, diese Kranken von ihren Tuberkelbakterien zu befreien. Schon BRAEUNING hatte vor etwa 25 Jahren auf diese betrübliche Tatsache aufmerksam gemacht; die Prognose für die Bacillenhuster, bei denen es nicht gelingt, sie bacillenfrei zu machen, ist also heute genau so ernst wie vor 25 Jahren. Durch die Anwendung der 3 neuen Chemotherapeutica sehen wir aber oft die Tuberkelbakterien im Auswurf nach geeigneter Behandlung für kürzere und auch für längere Zeit schwinden. Da durch die genannten Chemotherapeutica mit Hilfe von Penicillin und Sulfonamiden eine aktive (charakteristische) Behandlung von Kavernenträgern erst möglich geworden ist, hat sich die Prognose für die *vorübergehend* offengewordenen Lungentuberkulösen entschieden gebessert.

Die Tuberkulösen werden jetzt älter und das Tuberkulose-Sterbealter wird — wie wir das immer wieder hervorgehoben haben — immer weiter in die höheren Altersklassen verlegt. *Die Tuberkulose hat aufgehört, ein Mortalitätsproblem zu sein, sie ist vielmehr ein Invaliditätsproblem geworden*, weil viel mehr Tuberkulöse als früher längere Zeit am Leben bleiben. Das führt uns zu neuen Aufgaben. Die Zahl der tuberkulösen Invaliden und die Zahl der Tuberkulösen, die wegen ihrer Krankheit keine Arbeit finden, wächst in allen zivilisierten Ländern der Erde von Jahr zu Jahr. Vor uns tut sich eine neue große Aufgabe auf, welche wir freilich schon vor 40 Jahren ins Auge gefaßt hatten: die *Versorgung des chronischen Tuberkulösen mit Arbeit.*

F. Stationäre Behandlung.

1. Isolierung sämtlicher Bacillenhuster?

Bei der Eröffnung der Großen deutschen Gesundheitsausstellung im Juni 1951 in Köln äußerte sich Prof. DOMAGK etwa folgendermaßen: Wenn man alle tuberkulösen Bacillenhuster isolieren und damit jegliche Neuansteckung verhüten würde, könnte in etwa 10 Jahren die Tuberkulose getilgt sein.

Wir haben im Bundesgebiet und in Berlin-Westsektoren zusammen rund 100000 Ia-Fälle, also Bacillenhuster — ohne Berlin-Westsektoren rund 89500. Nach den Berichten der Länder befinden sich in stationärer Behandlung rund ein Drittel Bacillenhuster = 33000 im Bundesgebiet und in Berlin-Westsektoren bzw. 30000 ohne Berlin-Westsektoren. Zur Asylierung aller Bacillenhuster würden also noch 67000 bzw. 60000 Betten notwendig sein, da die Tuberkulosebetten in den Krankenanstalten usw. ohnehin nicht ausreichen.

2. Die Krankenanstalten für Tuberkulöse.

Wir teilen jetzt die Krankenanstalten für Tuberkulöse folgendermaßen ein:

a) Tuberkulose-Krankenhäuser und Tuberkulose-Heilstätten,

welche für solche Kranken in Frage kommen, die nach Möglichkeit einer Heilung zugeführt werden können. An und für sich wurde der Begriff „Tuberkulose-Krankenhaus" einst in dem Sinne geprägt, daß dort alle Arten von Tuberkulösen Aufnahme finden sollten. Die Fortschritte der Thorax-Chirurgie haben es aber mit sich gebracht, daß in den Tuberkulose-Krankenhäusern — wo fast überall die große Thorax-Chirurgie zur Anwendung kommt — infolge Überbelegung dieser Anstalten mit operierbaren und anderen heilbaren Kranken Asylierungsfälle im allgemeinen keinen Platz finden.

b) *Tuberkulose-Heime.*

In Niedersachsen besteht seit 1946 die Verordnung, daß jeder Kreis ein „Tuberkulose-Heim" schaffen soll, in welchem ansteckende Tuberkulöse Aufnahme finden können, die zu Hause zur Verhütung der Ansteckung nicht genügend isoliert werden können. Da es sich hierbei vorwiegend um Schwerkranke handelt, von denen ab und zu welche sterben, so besteht die Gefahr, daß diese Tuberkulose-Heime als „Sterbehäuser" betrachtet werden könnten. Es ist daher in der genannten Verordnung die Bestimmung getroffen worden, daß nur 50% der Betten mit „Absonderungskranken" belegt werden sollen; die übrigen Betten sollen den heilbaren Fällen zur Verfügung stehen, für welche die entsprechenden Betten in den Tuberkulose-Heilstätten im Augenblick noch nicht frei sind. Im übrigen wird bei genügend langer stationärer Behandlung manch ein bisher als unheilbar angesehener Fall noch wieder besserungs- und sogar arbeitsfähig. Dieser Gedanke hat auch in Nordrhein-Westfalen Fuß gefaßt. Soviel uns bekannt ist, werden solche Heime in Ostdeutschland vorzugsweise auch als Rekonvaleszenzheime benutzt. In Niedersachsen gehen bereits über 40% der Heilstätten-Patienten zunächst durch solche Tuberkulose-Heime.

Wie notwendig „Tuberkulose-Heime" als Auffangstätten für tuberkulöse Invalide bzw. für wohnungslose ansteckende Tuberkulöse sind, geht aus folgendem kleinen Bericht hervor — über 1 Jahr wurde nach einer Krankenanstalt gesucht, um eine invalide, d. h. nicht mehr erwerbsfähige Schwester mit einer offenen Lungentuberkulose unterzubringen:

„Wir haben uns schon vor längerer Zeit mit den vier angegebenen Asylierungsheimen in Verbindung gesetzt. Die Staatl. Heilanstalt ... hat eine Aufnahme abgelehnt, da dort nur Geisteskranke mit Tuberkulose aufgenommen werden. Das Krankenhaus ... nimmt nach Umstellung des Hauses überhaupt keine Tuberkulosen mehr auf. Das Krankenhaus ... bei ... und das Krankenhaus ... sind z. Z. überbelegt und haben eine Aufnahme für die nächste Zeit nicht ermöglichen können. Dagegen hat das Caritas-Krankenhaus ... mit Schreiben vom 30. 8. 1951 mitgeteilt, daß die Pat. am 25. 9. 1951 aufgenommen werden kann."

c) *Tuberkulose-Stationen in allgemeinen Krankenhäusern.*

Diese Stationen nehmen gewöhnlich „Sofort-Fälle" auf, bis die betreffenden Kranken in eine Heilstätte einberufen werden können. Außerdem werden auf solchen Stationen gern sterbende Tuberkulöse untergebracht.

Über die Zahl der Krankenanstalten für Tuberkulöse und ihre Bettenzahl gibt die Tab. 39 Auskunft. In der Rubrik „Krankenanstalten und Heilstätten" sind die Tuberkulose-Heime mitgezählt. Die Zahlen sind den Sonderberichten der statistischen Landesämter entnommen. Im Jahre 1951 verzeichnet man entsprechend der Tab. 39 372 solcher Tuberkulose-Anstalten und Tuberkulose-Abteilungen mit zusammen 73573 Betten minus 2917 von Niedersachsen = 70656, von welchen 68710 ständig belegt und 1946 = 2,8% nicht belegt waren. Nach der Tab. 39 beträgt die Wartezeit für einen Tuberkulösen vom Tage der Bewilligung seiner Heilstättenkur bis zur wirklichen Einberufung in die Heilstätte immer noch $^1/_2$—4 Monate. In Anbetracht dieser langen Wartezeit erscheinen die 2,8% nicht belegter Heilstättenbetten etwas merkwürdig. Diese Diskrepanz erklärt sich aber leicht durch den Umstand, daß zwischen der Entlassung des einen Tuberkulose-Patienten aus der Heilstätte bis zur Aufnahme des nächsten in das freigewordene Bett immerhin manchmal mehr als 1 Woche vergeht.

Tabelle 39. *Übersicht über die Krankenanstalten für Tuberkulöse im Bundesgebiet und in Berlin-Westsektoren (1951)*[1].

	Krankenanstalten, Heilstätten und Tuberkulose-Heime			Tuberkulose-Abteilungen in Allgemeinen Krankenhäusern			Zusammen			Wartezeit	Anzahl der Anstalten
	Betten	belegt	frei	Betten	belegt	frei	Betten	belegt	frei		
Schleswig-Holstein	5652	5486	166	1901	1674	227	7553	7160		4—6 Woch.	30
Hamburg				M 206 F 149 K 161	186 134 145	20 15 16	516	465		2—4 Woch.	
Niedersachsen	9388	8917	471	2917	Kann nicht angeg. werd.		12305	8917		4—12 Woch.	82
Bremen	1132	1038	94	220	220	—	1352	1258		Keine lange Wartezeit	7
Nordrhein-Westfalen	8698	8698	—	7950	M+F 98% K 70—90%		16648	16648		M+F 8—12 Monate K: keine	56
Hessen überplanmäßige	4710 120	4710 120	— —	1429 17	1429 17	— —	6139 137	6139		$4^1/_2$ Wochen	31
Rheinland-Pfalz	1835	1795	42	767	696	78	2602	2491			17
Bayern DP's	9806	9806	—	1828	1828	—	11634 1200	11634 1200		8—12 Woch.	84
Baden	2687	2632	2%	188	173	8%	2875	2805		8 Wochen	22
Württemberg-Baden	2736	2674	62	2167	2057	110	4903	4728		4—8 Woch.	23
Württemberg-Hohenzollern	2320	2210	110	Keine feste Zahl			2320	2210		8—10 Woch.	18 (ohne KB-Betten)
Berlin/Westsektoren	616	595	21	2773	2460	313	3389	3055		3—4 Monate	2 (keine Heilstätten)
Summe	49700	48681	966 +2% Baden	22673	11019 +98% M | F +70—90% K	779 8% v. Baden	73573 −2917 von Niedersachsen[1] 70656	68710 68710	 2,8%		372

[1] Angaben der Statistischen Landesämter.

Außerdem sollen in den Tuberkulose-Heimen und in den Tuberkulose-Stationen der allgemeinen Krankenhäuser immer einige Betten frei sein, um hochgradig ansteckende Patienten umgehend aus ihrer Häuslichkeit in ein Krankenhaus aufnehmen zu können. Die 2,8% nicht belegter Heilstättenbetten sind demnach die Folge von *verwaltungsmäßigen* Maßnahmen und Unzulänglichkeiten.

Nach den Berichten einzelner Länder des Bundesgebietes befanden sich, gegliedert nach Ia-, Ib-, Ic- und Id-Fällen, 1950 die in Tab. 40 angegebenen Personen in stationärer Behandlung. Es geht daraus hervor, daß von den *Bacillenhustern* zwischen 27,1—40% 1950 zeitweise isoliert waren. Im Durchschnitt kann man $33^1/_3$% annehmen.

Tabelle 40. *Stationäre Behandlung (31. 12. 1950).*

	a	b	c	d	Gesamt
Niedersachsen					
stationär . . .	4029	865	2391	1104	8389
Bestand	*14885*	*7036*	*41801*	*10647*	*74369*
%	27,1	12,3	5,7	10,3	11,3
Hessen					
stationär . . .	2642		1474	778	4894
Bestand	*10068*		*18018*	*6039*	*34125*
%	26,3		8,2	12,8	14,4
Bayern					
stationär . . .	5793	1056	2466	1090	10405
Bestand	*14485*	*8789*	*36626*	*8469*	*68369*
%	40,0	12,0	6,7	12,9	15,2

3. Bettenbedarf nach den Röntgen-Schirmbilduntersuchungen.

Im Abschnitt *C8* haben wir festgestellt, daß nach den Ergebnissen der Röntgen-Schirmbilduntersuchungen im Bundesgebiet 1620 heilstättenbedürftige Tuberkulöse auf 1 Million Einwohner gefunden wurden, für das gesamte Bundesgebiet also rund 77150 Fälle. Von diesen 77150 Fällen waren etwa 50% als unbekannt errechnet worden. Somit wären zusätzlich für eine Zahl von etwa *39000* bisher unbekannter heilstättenbedürftiger Personen mit aktiver Lungentuberkulose die erforderlichen Heilstättenbetten zu schaffen.

Wenn man die von Prof. DOMAGK vorgeschlagenen Maßnahmen, alle Bacillenhuster in Tuberkulose-Anstalten zu isolieren, wahrmachen würde, so kämen zu diesen 39000 Betten die vorher errechneten 67000 Heilstättenbetten noch hinzu; insgesamt bestünde also ein Bedarf von etwa 106000 Betten.

4. „2 Tuberkulosebetten auf 1 Tuberkulose-Sterbefall“.

Auf S. 18 ihres Heftes „Tuberculosis in the British Zone of Germany“ (1947) haben DANIELS und D'ARCY HART uns vor Augen gehalten, daß die britische Zone im Jahre 1947 mit 2,2 Tuberkulosebetten auf 1 Tuberkulose-Sterbefall eigentlich über genügend Anstaltsbetten verfüge, während in England und Wales damals nur 1,3 Tuberkulosebetten auf 1 Tuberkulose-Sterbefall kamen. Sie berufen sich auf die international gern benutzte Richtzahl „*2 Tuberkulosebetten auf 1 Tuberkulose-Sterbefall*“.

An und für sich dürfte es wohl nicht richtig sein, die *Krankenbetten für lebende Tuberkulöse* nach Tuberkulose-*Sterbefällen* zu berechnen, da die Krankenbetten nämlich nicht für die Toten, sondern für die Lebenden bestimmt sind. Wir wissen heute sehr genau, daß in England der große Mangel an Tuberkulosebetten ein *Mangel an Pflegepersonal für Tuberkulose-Anstalten* ist. Wenn wir die damaligen Gedankengänge von DANIELS und D'ARCY HART fortführen, so gelangen wir z. B. für Niedersachsen zu folgender Überlegung:

1949 starben in Niedersachsen 3525 Personen an Tuberkulose, also wären nach DANIELS und D'ARCY HART rund 7000 Tuberkulosebetten notwendig gewesen.

Im Jahre 1950 starben nur 2633 Personen an Tuberkulose, was nach DANIELS und D'ARCY HART einem Tuberkulosebetten-Bedarf von 5270 entsprechen dürfte.

Von 1949 auf 1950 hat sich aber die Zahl der ansteckenden Tuberkulösen (Ia + Ib-Fälle) in Niedersachsen von 20500 auf 21900 vermehrt — es bedarf wohl keines Kommentars, warum man nicht den von DANIELS und D'ARCY HART gebrauchten Richtzahlen in bezug auf Betten für Tuberkulöse folgen darf.

In einer Studie über diesen Punkt hat EMIL BOGEN [„Ten Beds per Death or Eradication, not Reduction, of Tuberculosis"; in: Amer. Rev. Tbc. **59**, 707 (1949)] dargelegt, daß nach den Erfahrungen in den USA nicht einmal 5 Betten für lebende Tuberkulöse auf 1 Tuberkulose-Sterbefall genügen, sondern daß man *10 Betten pro Todesfall* fordern müsse oder, kurz gesagt, *1 Bett für jeden Patienten mit einer aktiven Tuberkulose*, die einer stationären Behandlung bedarf. Uns ist mitgeteilt worden, daß in den USA jeder derartige Patient kostenfrei in ein Krankenhaus oder in eine Heilstätte aufgenommen wird.

5. Kuren in der Schweiz.

Wie im Kapitel I 3 berichtet worden ist, war dem D.ZK. die *Zentraleinweisungsstelle für Tuberkulose-Kuren in der Schweiz* auf Beschluß der Länderregierungen angegliedert worden. Die Ergebnisse dieser Kuren konnten noch nicht endgültig ausgewertet werden — die letzten Kuren, welche die Zentraleinweisungsstelle vermittelt hatte, wurden erst im Dezember 1951 abgerechnet. Das Endergebnis soll daher nach Möglichkeit im nächsten Jahrbuch bekanntgegeben werden. Ohne uns zahlenmäßig festlegen zu können, haben wir bis jetzt folgenden Eindruck gewonnen: Auch mit Hilfe des für eine Reihe von Tuberkulosekranken sicher günstigen Klimas in der Schweiz und der eine solche Kur seelisch beeinflussenden Faktoren ist die für die endgültige Überwindung der Tuberkulose notwendige Umstimmung des Organismus nur möglich unter gleichzeitiger Zuhilfenahme des Faktors „Zeit" — für den vollen Erfolg einer *kurz*fristigen Kur von 3—4 Monaten bürgt auch das Klima in der Schweiz nicht.

G. Die bovine Tuberkulose beim Menschen.

Bereits in Kapitel III, C4 wurde darauf hingewiesen, daß wir in der Bundesrepublik mit rund *41000 Kranken mit boviner Tuberkulose* zu rechnen haben; wir schätzen die Todesfälle an boviner Tuberkulose auf 10% der Gesamtzahl der Tuberkulose-Todesfälle. Ein bekannter Tuberkulosearzt hat kürzlich geäußert, daß in Deutschland die bovine Tuberkulose beim Menschen kein Problem sei. Dieser Auffassung steht freilich z. B. die Feststellung der Tierärzte gegenüber, daß die Tuberkulose bei den Rindern gemäß den Befunden beim Schlachtvieh seit 1938 erheblich zugenommen hat (s. Abb. 38), und die Milch tuberkulöser Kühe ist doch in der Hauptsache der Vermittler der bovinen Tuberkulose vom Tier zum Menschen. 1949 haben GRIESBACH, Augsburg, und HOLM, Kopenhagen, im Regierungsbezirk Schwaben eine Enquete mittels Untersuchungen von *Sputumproben* auf humane und bovine Tuberkelbakterien angestellt; es wurden in rund 4% der Fälle *bovine* Tuberkelbakterien im Sputum nachgewiesen.

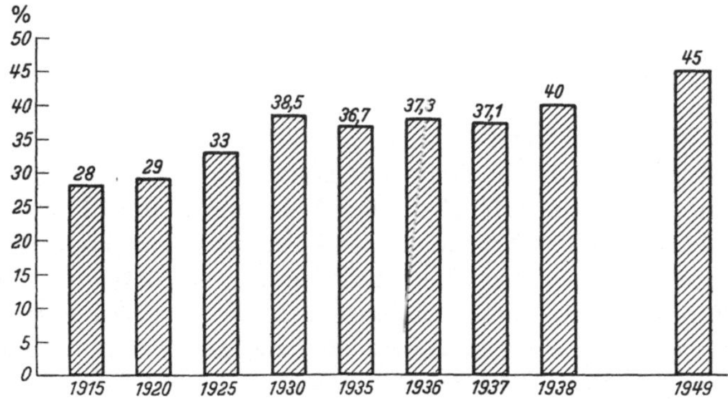

Abb. 38. Nach Fleischbeschauerstatistik waren in Deutschland von den geschlachteten Kühen tuberkulös (in Prozent). Nach KLIMMER-SCHÖNBERG: Milchkunde u. Milchhygiene. Hannover: Verlag Schaper.

WAGENER, Hannover, konnte in *Magensaftproben* von Kindern in Tuberkulose-Kinderheilstätten durch Tierversuche in 5,1% der Proben, außerdem in 4% von Auswurfproben Erwachsener bovine Tuberkelbakterien nachweisen (s. a. die Verhandlungen im Arbeitsausschuß für Kindertuberkulose S. 32). Diese Zahlen lassen wohl ohne Kommentar erkennen, daß die bovine Tuberkulose beim Menschen bei uns in Deutschland doch wohl ein Problem ist, vor allem, wenn wir die betreffenden Zahlen aus den außerdeutschen Ländern zum Vergleich heranziehen, in welchen die Bekämpfung der Rindertuberkulose schon weitgehend abgeschlossen ist. Im „Wissenschaftlichen Rundschreiben“ Nr. 12/51 haben wir u. a. mitgeteilt, wie häufig WAGENER und EBERHARDT in einzelnen Milchproben Rindertuberkelbakterien gefunden haben [s. a. WAGENER und EBERHARDT: Die Rindertuberkulose und die milchhygienische Situation in nordwestdeutschen Städten. Milchwiss. 6, 355—360 (1951)]. In diesem Rundschreiben haben wir auch das Ergebnis einer Untersuchung von SCHIBALSKI (Dissertation) mitgeteilt, welcher in 50 Betrieben mit tuberkulosefreien Beständen 10,8% tuberkulinpositive Kinder, in 50 Betrieben mit tuberkuloseverseuchten Beständen aber 64,3% tuberkulinpositive Kinder gefunden hat.

Man rechnet, daß in rund 25% der Fälle extrapulmonaler Tuberkulose der bovine Typus die Ursache der Infektion und Erkrankung ist. Da bei uns die *Kurzzeiterhitzung* der Trinkmilch solange keine Gewähr für das Freisein der Milch von lebenden bovinen Tuberkelbakterien bietet, bis nicht entsprechende Kontrollvorrichtungen überall in die Pasteurisierungsapparate eingebaut sind, soll deshalb wenigstens für die Schulkinderspeisungen nur Milch verwandt werden, welche entweder *auf 85% hocherhitzt* ist oder *aus garantiert tuberkulosefreien Rinderbeständen* stammt oder sonst *abgekocht* ist. Siehe darüber die Entschließung des Arbeitsausschusses für Kindertuberkulose und des Arbeitsausschusses für Milch und für Tiertuberkulose.

Nach einer neueren Meldung sind bereits in Niedersachsen 350000 Rinder = 15,8% von einem Bestand von etwa 2 Millionen Stück tuberkulosefrei. Die Zahl der anerkannten oder in Anerkennung befindlichen tuberkulosefreien Bestände ist von 7600 auf annähernd 50000 in der Zeit vom 1. Mai 1950 bis Sommer 1951 gestiegen. Nach erst zweijährigem Bestehen des Verfahrens zur Bekämpfung der Rindertuberkulose haben sich die freien Bestände fast versiebenfacht.

Die vorgetragene Angelegenheit ist deshalb so wichtig, weil *der Anteil der bovinen Tuberkulose beim Menschen bei entsprechenden Maßnahmen absolut vermeidbar ist.* Die Abb. 39 von Prof. RUYS in Holland mit den Fällen von boviner Tuberkulose *vor* und *nach der Tilgung der Rindertuberkulose* gibt genügend Aufschluß über die Erfolge des modernen Rindertuberkulose-Tilgungsverfahrens.

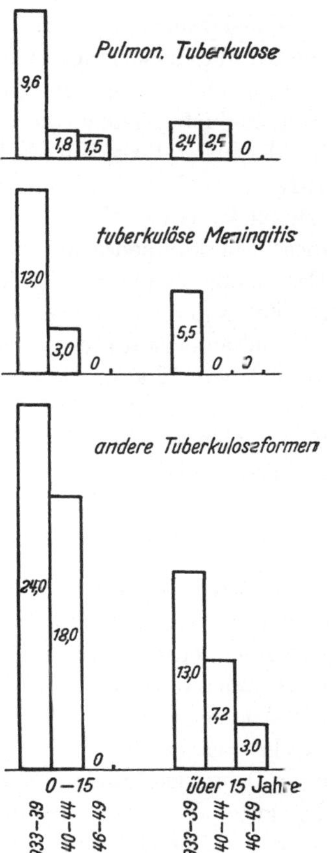

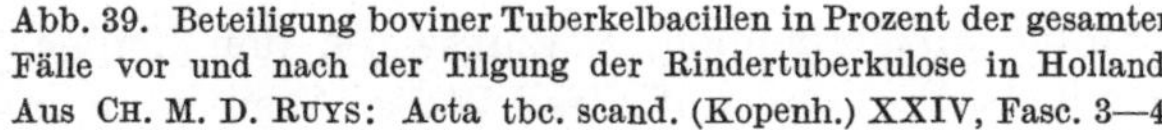
Abb. 39. Beteiligung boviner Tuberkelbacillen in Prozent der gesamten Fälle vor und nach der Tilgung der Rindertuberkulose in Holland. Aus CH. M. D. RUYS: Acta tbc. scand. (Kopenh.) XXIV, Fasc. 3—4.

H. Die Umwelt und die Tuberkulose. Die Wohnung.

1. Die Umwelt.

Wir verfügen leider noch nicht über eine neuere umfassende Statistik in bezug auf die Umweltsfaktoren *Einkommen* und *Ernährung* in ihrer Beziehung zur Tuberkulose.

Betr. *Einkommen* haben wir nur in der *Arbeitslosigkeit* einen gewissen Maßstab (s. Kap. III A4). Mit Recht wird allgemein darauf aufmerksam gemacht, daß heutzutage die Löhne für die ungelernten Arbeiter so niedrig sind, daß davon kaum der notwendigste Lebensbedarf gedeckt werden kann, insbesondere bei kinderreichen Familien. Vielfach stehen sich solche Familien mit der Arbeitslosenunterstützung besser, als wenn der Familienvater als ungelernter Arbeiter ohne Familien-Ausgleichszulagen eine Arbeit verrichtet. Es ist wohl kein Zufall, daß der „Deutsche Verein für öffentliche und private Fürsorge" Ende Februar 1952 über die gesetzliche Regelung der „Kinderbeihilfen" diskutieren wird — ein Versuch des „Lastenausgleiches" auf diesem Gebiete.

Hinsichtlich der *Ernährung* ist daran zu erinnern, daß nach der Währungsreform die Lebensmittelkarten wegfielen; es waren von diesem Zeitpunkt an überraschenderweise genügend Nahrungsmittel auf dem Markt. Die Zahl der neugemeldeten Tuberkulose-Erkrankungen sank von jener Zeit ab, aber, wie wir in Abschn. C ausgeführt haben, nicht plötzlich, sondern allmählich von 1948 zu 1949 und 1950. Der chronischen Unterernährung folgte durch die qualitativ erheblich bessere Ernährung eine Überkompensation — manche vermuten, daß diese Überkompensation nicht allein durch die qualitativ und quantitativ bessere Ernährung bedingt ist, sondern als eine nachhaltige Störung der inneren Sekretion als Folge der jahrelangen chronischen Unterernährung betrachtet werden muß. Wir haben darauf hingewiesen, daß Herz- und Kreislaufkrankheiten und der Tod an solchen Krankheiten seit 1948 häufiger sind als früher. Wir müssen indessen feststellen, daß für kinderreiche Familien die Ernährung immer noch unzureichend ist, da das Einkommen für die calorienmäßig richtige Ernährung nicht ausreicht.

2. Die Wohnung.

Es braucht nicht besonders ausgeführt zu werden, daß die *Wohnungsnot* im deutschen Bundesgebiet immer noch katastrophal ist. Die Architekten haben ausgerechnet, daß es noch 20—25 Jahre dauern dürfte, bis die Wohnverhältnisse in Deutschland wieder auf den Vorkriegsstand gebracht sein werden. Jedem, der mit der Versorgung von Tuberkulösen bzw. von Familien mit Tuberkulösen zu tun hat, ist bekannt, wie schwer es ist, solchen Familien vordringlich eine Wohnung beim zuständigen Wohnungsamt zu beschaffen. Trotzdem ist allenthalben der gute Wille der Wohnungsämter anzuerkennen, vorzugsweise den Tuberkulösen zu helfen, eingedenk der Tatsache, daß auf diese Weise Ansteckungen nicht nur von Familienmitgliedern, sondern auch von fremden Wohnungsinsassen verhütet werden können. Daß in einer engen Wohnung Ansteckungen durch einen Offentuberkulösen nicht zu verhüten sind, wissen alle. Wir wissen aber auch, daß in einer Wohnung, wo zwei oder sogar mehr Familien hausen, durch unausbleibliche Streitigkeiten, z. B. bei gemeinsamer Küche, das Leben diesen Familien unendlich schwer gemacht werden kann, was sich mitunter nachteilig auf Krankheitsprozesse auswirkt. Das alles läßt sich nicht statistisch ermitteln bzw. belegen, die Tatsachen sind aber genügend bekannt.

In bezug auf die *Wohnungsverhältnisse der Tuberkulösen* sind vom Arbeitsausschuß für Tuberkulose-Fürsorge besondere Fragebogen herausgegeben worden, um die Sachlage möglichst statistisch zu erfassen; diese Fragebogen sind im Augenblick noch nicht endgültig ausgewertet.

Wir können aber die Ermittlungen vorlegen, welche von den Gesundheitsämtern mit Hilfe des bekannten Schemas von BRAEUNING angestellt worden sind (s. Tab. 41a, BRAEUNING*sche Treppe*). Die Statistik betrifft die Wohnungen der ansteckenden Tuberkulösen. Es sind dabei einwandfreie und überfüllte Wohnungen unterschieden worden. In Tab. 41b ist die „BRAEUNINGsche Treppe“ ausgewertet worden. Von 35943 Haushalten besaßen 24888 = 69,3% eine „einwandfreie Wohnung und 11055 eine „überfüllte“ Wohnung = 30,7%. Die überfüllten Wohnungen betrafen mit 90,3% 1—2-Zimmerwohnungen.

Überfüllte Wohnungen.

Vorhandene Angaben. Angaben über überfüllte Wohnungen nach dem Schema von BRAEUNING liegen nur aus 3 Ländern vor: Nordrhein-Westfalen mit 58 statt 93 Kreisen, Schleswig-Holstein mit 17 von 20 Fürsorgestellen und Niedersachsen mit den Regierungsbezirken Braunschweig, Hildesheim, Oldenburg, Osnabrück, Stade. Die vorliegenden Zahlen umfassen somit etwa 10,6 Millionen Einwohner. Das entspricht etwa 22,5% der Einwohner des Bundesgebietes.

Verwertung der vorhandenen Angaben. In der nachfolgenden Tabelle sind die Zahlen der Haushaltungen, in denen Tuberkulöse leben, entsprechend dem BRAEUNINGschen Schema in einwandfreie und überfüllte (nicht einwandfreie) Wohnungen aufgegliedert, in Abhängigkeit der zur Wohnung gehörenden bewohnbaren Räume einschließlich Küche. Von den in den obigen Gebieten aufgenommenen 35943 Wohnungen sind somit überfüllt: 11055 Wohnungen oder 30,7%.

Tabelle 41a. „BRAEUNING*sche Treppe.*"

Zahl der Personen in einem Haushalt	Zahl der Haushaltungen						
	Bewohnbare Räume einschl. Küche						
	1	2	3	4	5	6	7
1	3076	374	36	2	—	—	—
2	1870	4313	1642	179	35	—	—
3	1031	3314	3844	1005	121	12	—
4	364	1889	3145	1491	259	36	5
5	151	873	1659	1134	316	85	16
6	40	264	613	692	251	92	34
7	14	110	255	336	139	63	24
8	8	34	116	137	88	46	20
9	—	12	33	53	37	19	17
10 und mehr	5	6	22	31	27	15	13

Tabelle 41b. *Zahl der überfüllten Wohnungen mit ansteckend Tuberkulösen.*
„Einwandfreie" und „überfüllte" Wohnungen, zusammengestellt nach dem Schema von BRAEUNING für Nordrhein-Westfalen, Schleswig-Holstein und Niedersachsen.

Bewohnbare Räume einschl. Küche	1	2	3	4	5	6	7	zusammen
Zahl der aufgenommenen Haushaltungen insgesamt	6559	11189	11365	5060	1273	368	129	35943
%	*18,3*	*31,1*	*31,6*	*14,1*	*3,5*	*1,0*	*0,4*	*100,0*
Zahl der „einwandfreien" Wohnungen	3076	4687	10326	5029	1273	368	129	24888
%	*12,4*	*18,8*	*41,6*	*20,2*	*5,0*	*1,5*	*0,5*	*100,0*
Zahl der „überfüllten" Wohnungen	3483	6502	1039	31	—	—	—	11055
%	*31,5*	*58,8*	*9,4*	*0,3*	—	—	—	*100,0*
„Überfüllte Wohnungen" in % der Haushaltungen insgesamt	53,1	58,1	9,1	0,6	—	—	—	30,7

In Tab. 42 ist die Zahl der Fälle aufgezeichnet, in welchen für einen ansteckenden Tuberkulösen *wegen zu enger Wohnung ein eigenes Bett nicht aufgestellt werden konnte.* Es ergibt sich im Durchschnitt, daß dies in rund *2,5% der Fälle* nicht möglich war. Man hat daraus den Schluß gezogen, daß für *2,5% der Familien*

Tabelle 42. *Tuberkulosekranke ohne eigenes Bett im Jahre 1950.*
(Ein 2. Bett konnte nicht aufgestellt werden.)

Entnommen aus: LSt = Tuberkulose-Statistik der Länder, Formblatt für 1938 und 1950. — 37b = Jahresbericht der Länder nach Regierungsbezirken für 1950, Formblatt 37b. — [1] = Statistisches Monatsheft für Württemberg-Baden, H. 7, S. 210 (1951). — [2] = Tuberkulose in Bayern 1950, H. 176 der Beiträge zur Statistik Bayerns herausgegeben vom Bayer. Stat. Landesamt.

	Quellen-verzeichnis	Ansteckend Tuberkulöse am Jahresende ohne eigenes Bett	a + b-Bestand am Jahresende	% der ansteckend Tuberkulösen hatten am Jahresende kein eigenes Bett
Schleswig-Holstein	37b	148	8444	1,8
Hamburg	37b	95	6350	1,5
Niedersachsen	LSt	581	21921	2,6
Bremen	LSt	37	2222	1,7
Nordrhein-Westfalen	37b	1510	40514	3,7
Hessen	LSt	118	10068	1,2
Rheinland-Pfalz	LSt	41	7954	0,5
Bayern	[2]	571	23274	2,4
Württemberg-Baden	[1]	331	11027	3,0
Württemberg-Hohenzollern	LSt	8	2441	0,3
Baden	LSt	8	3043	0,3
Berlin	37b	162	13378	1,2

mit ansteckenden Tuberkulösen vordringlich Wohnungen geschaffen bzw. gebaut werden müssen. Verschiedene Stadt- und Landgemeinden haben schon jetzt in dieser Beziehung im Rahmen des sozialen Wohnungsbaues angefangen, für Familien mit ansteckend Tuberkulösen zusätzlich Wohnraum einzurichten. Auf diese Bestrebungen beziehen sich die beiden Entschlüsse des Arbeitsausschusses für Tuberkulosefürsorge (s. den entsprechenden Bericht S. 19 und die beiden Drucksachen S. 222 und S. 230).

J. Die BCG.-Schutzimpfung.

(Über die Verhandlungen des Arbeitsausschusses für BCG.-Schutzimpfung s. Kap. II 2, S. 20.) Es ist noch zu früh, von unserer Seite in den leider teilweise leidenschaftlich geführten Kampf der Befürworter und der Gegner der BCG.-Schutzimpfung in Deutschland einzugreifen. Über die angeblichen „Impfschäden" soll auch noch nicht berichtet werden, ehe man nicht von höherer Warte aus die ganze Angelegenheit übersehen kann. Was bei den Impfaktionen als Folge der BCG.-Schutzimpfung vorgebracht worden ist, hat bisher kaum einer strengen Kritik standgehalten; auffällig ist jedenfalls, daß solche angeblichen Folgen in der sehr umfangreichen ausländischen Literatur nicht verzeichnet sind. Vielleicht ist es möglich, in dem Jahrbuch des nächsten Jahres ausführlich auf diese Dinge zurückzukommen.

Wir bringen aus diesen Gründen in Tab. 43 nur eine *Übersicht über die BCG.-Impfaktionen* in den Jahren 1949—51 in den Ländern der Bundesrepublik und in Berlin/Westsektoren.

Tabelle 43. *BCG.-Schutzimpfungen 1949—51 im Bundesgebiet und in Berlin-Westsektoren.*
Entnommen aus den Länderstatistiken und Angaben des Schwedischen Roten Kreuzes aus „Kvartalskrift" (Svenska Nationalföreningen mot Tuberculose) **46**, H. 3, S. 64/65 (1951).

Länder	Zahl der Kinder		MORO-Probe			MANTOUX-Probe			BCG.-geimpft	%	Nachkontrolle (MORO-Probe)			Positiv
	0—5 Jahre	6—14 Jahre	insgesamt	positiv	negativ	insgesamt	positiv	negativ			insgesamt	positiv	negativ	
Schleswig-Holst.[2]			355011[1]		212293[1]				92276		61045	57356		93,0
I Niedersachsen .	479000	1100000	938131	273146	636145	490021	47433	408828	400577	98	a) 323055	263308	40612	79,1
											b) 28552	15882	9326	
											351607	279190	49938	
I Hamburg . . .	77000	203000	58431	17159	38117	37856	5684	30495	30217	99	19876	18231	1645	91,5
I Nordrhein-Westf.		1948415	1631477	426880	1150224	664662	50764	584004	555462	95	318222	263555	51149	83,8
II Hessen	158800	582650	555143	153479	371181	290103	21566	242767	169151	70	a) 96842	82356	11343	
											b) 7038	4939	1577	
											103880	87295	12920	84,7
I Rheinland-Pfalz			404353	132606	264544	234908	28748	198066	181015	91				
Bayern		903988	632269	182852	436638	236405	33388	193512	186075	96				
I Baden			31598	6046	25403	18536	1309	16837	16760	99,5				
Württemb.-Bad.		c) 174835	154184	35829	115465	91752	6023	82520	82776		18000[3]	17600[4]	2%	98
		d) 23123												
		197958												
Bundesgebiet ohne Württ.-Hohenzoll. u. Berlin/Westsekt.	*714800*	*4936011*	*4760597*	*1227997*	*3250010*	*2064243*	*194915*	*1757029*	*1714309*	*97,5*	*872630*	*723227*		
I Berlin/Westsekt.	110900	270900	341819	105002	220125	134660	15873	111272	109557	98	a) 87733	78948	7086	90,0
											b) 2497	2148	308	
											90230	81096	7394	
Bundesgebiet . . . einschl. Berl./Wests.	*825700*	*5206911*	*5102416*	*1332999*	*3470135*	*2198903*	*210788*	*1868301*	*1823866*		*962860*	*804323*		

[1] MORO- und MANTOUX-Probe zusammen.
[2] Ergebnisse vom Frühjahr 1947—50.
[3] 18000 Nachuntersuchungen — nur in Stadt- und Landkreis Karlsruhe durchgeführt.
[4] Angaben lagen nur in Prozenten vor.
a) MORO-Probe. b) MANTOUX-Probe. c) Volksschulen. d) Höhere Schulen.

Die Aktion wurde durch das Schwedische Rote Kreuz und das Dänische Rote Kreuz durchgeführt, die in selbstloser Weise sowohl die Untersuchungstrupps als auch das Impfmaterial kostenlos zur Verfügung stellten: I = Schwedisches Rotes Kreuz; II = Dänisches Rotes Kreuz.

Nach dieser Aufstellung wurden für die BCG.-Schutzimpfung rund 6 Millionen Kinder vorgestellt, davon 5,2 Millionen Schulkinder. Bei 5,1 Millionen Kindern konnte die Tuberkulinprobe gemacht werden; sie war mit Hilfe der Moro- und der Mendel-Mantoux-Probe zusammen in 30,3% der geprüften Kinder positiv. Von den 1,869 Millionen tuberkulinnegativen Kindern wurden 97,5% mit BCG. geimpft, also von den mit Tuberkulin geprüften Kindern im ganzen 35,6% oder von den überhaupt vorgestellten Kindern 30,1%. Bei der Nachkontrolle nach der BCG.-Schutzimpfung mittels Moro-Probe fanden sich 79,1—98% tuberkulinpositiv. In diesen Fällen hatte die Schutzimpfung den gewünschten sichtbaren Erfolg des Umschlages der Tuberkulinprobe bei den Geimpften von der negativen zur positiven Reaktion (Inversion).

1950/51 erkrankten an *tuberkulöser Meningitis*

in Niedersachsen	von 400000	geimpften Kindern	1
	,, 700000	nichtgeimpften Kindern	79
in Nordrhein-Westfalen	,,	geimpften Kindern	1
	,,	nichtgeimpften Kindern	339
in Hessen	,,	geimpften Kindern	3
	,,	nichtgeimpften Kindern	262

Wir geben diese Zahlen ohne Kommentar wieder; die wissenschaftliche Nachprüfung ist noch nicht erfolgt. Zunächst dürften diese Zahlen nicht gegen den Wert der Tuberkulose-Schutzimpfung sprechen.

Tabellenanhang.

A. Tabellen zur Tuberkulose-Morbiditätsstatistik.

Tabelle I. *Neuzugänge der an aktiver Tuberkulose Erkrankten in den Ländern des Bundesgebietes in den Jahren 1938, 1947—50.*

Entnommen aus: „Bemerkungen über den Stand der Tuberkulose“ (Zentralkomitee) für 1938 und 1947 und aus den Meldungen des Stat. Landesamtes Wiesbaden für 1948 und 1949, für 1950 aus „Wirtschaft und Statistik“, H. 6, S. 684 (1951).

	Jahr	Tuberkulose der Atmungsorgane										anderer Organe		aller Formen	
		Ia-Fälle		Ib-Fälle		Ia + Ib-Fälle		Ic-Fälle		Ia—Ic-Fälle		Id-Fälle		Ia—Id-Fälle	
		Anzahl	auf 10000 E.	Anzahl	auf 10000 E.	Anzahl	auf 10000 E.	Anzahl	auf 10000 E.	Anzahl	auf 10000 E.	Anzahl	auf 10000 E.	Anzahl	auf 10000 E.
Schleswig-Holstein	1938	668	4,7	186	1,3	854	6,0	579	4,0	1433	10,0	147	1,0	1580	11,0
	1947	1540	6,0	1020	4,0	2560	10,0	14442	56,0	17002	66,0	1257	4,9	18259	70,9
	1948	1602	5,8	1055	3,9	2657	9,7	16109	58,8	18766	68,5	1837	6,7	20603	75,2
	1949	1471	5,4	1046	3,8	2517	9,2	9314	34,1	11831	43,3	1459	5,3	13290	48,6
	1950	1565	6,0	859	3,3	2424	9,3	7038	26,9	9462	36,1	1178	4,5	10640	40,6
Hamburg	1938	845	5,2	400	2,5	1245	7,7	854	5,3	2099	13,0	388	2,4	2487	15,4
	1947	1017	6,8	720	4,8	1737	11,6	8083	53,8	9820	65,4	596	4,0	10416	69,4
	1948	812	5,4	538	3,6	1350	9,0	6288	42,0	7638	51,0	834	5,6	8472	56,6
	1949	981	6,3	604	3,9	1585	10,2	6766	43,8	8351	54,0	680	4,4	9031	58,4
	1950	880	5,5	634	4,0	1514	9,5	5020	31,6	6534	41,1	493	3,1	7027	44,2
Niedersachsen	1938	1698	4,4	665	1,7	2363	6,1	1431	3,7	3794	9,8	637	1,7	4431	11,5
	1947	5688	8,7	2714	4,1	8402	12,8	22526	34,5	30928	47,3	4164	6,4	35092	53,7
	1948	4996	7,4	2358	3,5	7354	10,8	22001	32,4	29355	43,2	4292	6,3	33647	49,6
	1949	4292	6,2	1872	2,7	6164	8,9	15185	21,9	21349	30,8	3647	5,3	24996	36,1
	1950	4143	6,1	1938	2,8	6081	8,9	12890	18,9	18971	27,8	2751	4,0	21722	31,9
Bremen	1938	245	6,9	27	0,8	272	7,7	250	7,0	522	14,7	35	1,0	557	15,7
	1947	274	6,8	105	2,6	379	9,4	1594	39,3	1973	48,7	362	8,9	2335	57,6
	1948	202	4,8	120	2,9	322	7,7	1658	39,7	1980	47,4	428	10,2	2408	57,6
	1949	303	5,6	146	2,7	449	8,3	1915	35,2	2364	43,5	391	7,2	2755	50,7
	1950	276	5,0	144	2,6	420	7,6	1852	33,3	2272	40,9	353	6,4	2625	47,3
Nordrhein-Westfalen	1938	5859	4,9	2111	1,8	7970	6,7	4743	4,0	12713	10,7	2618	2,2	15331	12,9
	1947	8419	7,0	4747	3,9	13166	10,9	34779	28,8	47945	39,7	7579	6,3	55524	46,0
	1948	8293	6,6	4264	3,4	12557	10,0	38159	30,4	50716	40,5	8011	6,4	58727	46,8
	1949	7226	5,6	3180	2,5	10406	8,1	27073	21,0	37479	29,0	6262	4,9	43741	33,9
	1950	7154	5,5	2539	1,9	9693	7,4	19108	14,6	28801	22,0	4585	3,5	33386	25,5

Hessen	1938	319	2,2	119	0,8	438	3,0	382	2,7	820	5,7	196	1,4	1016	7,1
	1947					3772	9,3	10575	25,6	14347	34,9	3223	7,8	17570	42,7
	1948	2144	5,1	957	2,3	3101	7,3	8919	21,0	12020	28,3	2330	5,5	14350	33,8
	1949	2041	4,7	670	1,6	2711	6,3	5930	13,7	8641	20,0	1895	4,4	10536	24,4
	1950	1916	4,4	627	1,5	2543	5,9	4728	11,0	7271	16,8	1671	3,9	8942	20,7
Rheinland-Pfalz . . .	1938	531	4,3	132	1,7	663	6,0	495	4,0	1158	10,0	218	1,8	1376	11,8
	1947														
	1948														
	1949	1339	4,6	766	2,7	2105	7,3	4760	16,5	6865	23,8	1866	6,5	8731	30,2
	1950	1420	4,8	778	2,6	2198	7,4	3492	11,8	5690	19,2	1380	4,7	7070	23,9
Bayern	1938	2409	3,1	784	1,0	3193	4,1	2448	3,2	5641	7,3	779	1,0	6420	8,3
	1947	4806	5,2	2670	2,9	7476	8,1	22712	24,8	30188	32,9	4149	4,5	34337	37,4
	1948	4554	4,9	2362	2,5	6916	7,4	22078	23,8	28994	31,2	3903	4,2	32897	35,4
	1949	3818	4,1	1779	1,9	5597	6,0	13513	14,5	19110	20,5	2861	3,1	21971	23,5
	1950	3810	4,1	1671	1,8	5481	6,0	11023	12,0	16504	18,0	2183	2,4	18687	20,4
Baden	1938														
	1947														
	1948														
	1949	952	7,1	492	4,1	1444	11,2	4300	29,8	5744	41,0	413	3,2	6157	44,2
	1950[4]	877	6,6	380	2,8	1257	9,4	2805	21,0	4062	30,4	386	2,9	4448	33,3
Württemberg-Baden .	1938														
	1947														
	1948	1952	5,1	974	2,5	2926	7,6	9867	25,7	12793	33,4	2128	5,6	14921	38,9
	1949	1712	4,4	887	2,3	2599	6,7	7741	19,8	10340	26,5	1610	4,1	11950	30,6
	1950	1539	3,9	742	1,9	2281	5,8	6340	16,2	8621	22,1	1304	3,3	9925	25,4
Württemberg-Hohenz.	1938														
	1947														
	1948														
	1949														
	1950	690	5,6	295	2,4	985	8,0	2200	17,7	3185	25,7	353	2,8	3538	28,5
Berlin	1938	2631	6,3	582	1,3	3213	7,6	1851	4,4	5064	12,0	529	1,3	5593	13,3
	1947														
	1948														
	1949	1744	8,4	2360	11,3	4104	19,7	8276	39,7	12380	59,4	1175	5,6	13555	65,1
	1950	1644	7,7	1725	8,1	3369	15,8	5667	26,5	9036	42,3	675	3,2	9711	45,4

[1] 1938 ohne Stade. [2] Nur Stadt Bremen. [3] Berichtigte Zahlen. [4] Zahlen aus 4. Vj. und Jahresheft 1950, Stat. Landesamt Baden, S. 23.

Tabelle II. *Bestand der an aktiver Tuberkulose Erkrankten in den Ländern des Bundesgebietes 1938, 1947—50.*

Entnommen aus: „Bemerkungen über den Stand der Tuberkulose-Bekämpfung für 1938 und 1947“, aus den Meldungen des Statistischen Landesamtes Wiesbaden für 1948, 1949 und 1950, Berlin 1937/48 aus dem Bericht des Reichs-Tuberkuloseausschusses Tab. 8.

	Jahr	Tuberkulose der Atmungsorgane										anderer Organe		aller Formen	
		I a-Fälle		I b-Fälle		I a + I b-Fälle		I c-Fälle		I a—I c-Fälle		I d-Fälle		I a—I d-Fälle	
		Anzahl	auf 10000 E.	Anzahl	auf 10000 E.	Anzahl	auf 10000 E.	Anzahl	auf 10000 E.	Anzahl	auf 10000 E.	Anzahl	auf 10000 E.	Anzahl	auf 10000 E.
Schleswig-Holstein . .	1938	1839	12,9	709	4,9	2548	17,7	2154	14,9	4702	32,6	602	4,2	5304	36,8
	1947	3355	12,2	2799	10,2	6154	22,4	29857	116,0	36011	138,4	3610	14,1	39621	152,4
	1948	4080	14,9	3137	11,4	7217	26,3	34777	126,7	41994	153,0	4418	16,1	46412	169,0
	1949	4666	17,2	3530	13,0	8196	30,2	30763	113,2	38959	143,4	4674	17,2	43633	160,6
	1950	5032	19,4	3412	13,2	8444	32,6	25316	97,6	33760	130,2	4278	16,5	38038	146,7
Hamburg	1938	2556	15,8	1547	9,6	4103	25,4	4622	28,8	8725	54,2	1707	10,6	10432	64,8
	1947	2993	19,9	2438	16,3	5431	36,2	19314	128,7	24745	164,9	1590	10,6	26335	175,5
	1948	3150	20,7	2236	14,7	5386	35,4	19611	128,7	24997	164,1	3478	22,8	28475	186,9
	1949	3549	22,6	2163	13,8	5712	36,4	19773	125,8	25485	162,2	3106	19,8	28591	182,0
	1950	3989	24,9	2361	14,7	6350	39,6	18795	117,1	25145	156,7	2939	18,3	28084	175,0
Niedersachsen	1938	4854	12,6	2681	6,9	7535	19,5	5735	14,8	13270	34,3	2256	5,8	15526	40,1
	1947	10151	15,6	6531	10,2	16682	25,8	43242	66,2	59924	92,0	7662	11,7	67586	103,7
	1948	11738	17,0	7255	10,5	18993	27,6	48136	69,9	67129	97,4	9554	13,9	76683	111,3
	1949	13536	19,4	6933	10,0	20469	29,4	46683	67,0	67152	96,4	10778	15,5	77930	111,9
	1950	14885	21,9	7036	10,4	21921	32,3	41801	61,5	63722	93,8	10647	15,7	74369	109,4
Bremen	1938	1373	38,7	88	2,5	1461	41,2	1476	41,6	2937	82,8	177	5,0	3114	87,0
	1947	1191	29,4	394	9,7	1585	39,1	3249	80,0	4834	119,1	991	24,4	5825	143,5
	1948	1059	24,9	504	11,8	1563	36,7	3990	93,8	5553	130,5	1165	27,4	6718	157,9
	1949	1191	21,5	707	12,7	1898	34,2	5449	98,2	7347	132,5	1227	22,1	8574	154,6
	1950	1326	23,8	896	16,1	2222	39,8	6165	110,5	8387	150,3	1262	22,6	9649	172,9
Nordrhein-Westfalen .	1938	18810	15,8	8570	7,2	27380	23,0	29458	24,7	56838	47,7	10680	8,9	67518	56,6
	1947	20518	17,0	12319	10,2	32837	27,2	81265	67,3	114102	94,5	19702	16,3	133804	110,8
	1948	23263	18,2	14395	11,3	37658	29,5	98824	77,4	136482	106,9	24614	19,3	161096	126,2
	1949	24972	19,1	14677	11,2	39649	30,3	98490	75,2	138139	105,5	26647	20,3	164786	125,8
	1950	26691	20,3	13823	10,5	40514	30,8	90103	68,5	130617	99,4	25299	19,2	155916	118,6
Hessen	1938	1204	8,4	511	3,6	1715	12,0	2449	17,1	4164	29,1	694	4,9	4858	34,0
	1947					7526	18,2	22946	55,5	30472	73,7	5202	12,6	35674	86,3
	1948	6004	14,0	2508	5,8	8512	19,8	22542	52,5	31054	72,4	5829	13,6	36883	85,9

	1949	7134	16,5	2217	5,1	9351	21,6	20551	47,5	29902	69,1	6140	14,2	36042	83,2
	1950	7905	18,4	2163	5,0	10068	23,4	18018	41,9	28086	65,3	6039	14,0	34125	79,3
Rheinland-Pfalz . . .	1938	1149	9,3	640	5,2	1789	14,5	2239	18,1	4028	32,6	1223	9,9	5251	42,5
	1947														
	1948														
	1949	4026	13,8	2987	10,2	7013	24,0	15858	54,2	22871	78,2	6078	20,8	28949	98,9
	1950	4642	15,5	3312	11,1	7954	26,6	15765	52,7	23719	79,2	6281	21,0	30000	100,2
Bayern	1938	9669	12,5	4852	6,3	14521	18,8	13385	17,3	27906	36,1	3313	4,3	31219	40,4
	1947	10652	11,6	7659	8,4	18311	20,0	41938	45,7	60249	65,7	7531	8,2	67780	73,9
	1948	12090	12,9	8982	9,6	21072	22,6	46385	49,7	67457	72,2	9127	9,8	76584	82,0
	1949	13431	14,4	8950	9,6	22381	24,1	42278	45,4	64659	69,5	9416	10,1	74075	79,6
	1950	14485	15,9	8789	9,6	23274	25,5	36627	40,2	59901	65,7	8468	9,3	68369	75,0
Baden	1938														
	1947	1625	13,3	799	6,5	2424	19,8	5564	45,6	7988	65,4	881	7,2	8869	72,6
	1948														
	1949	1999	15,3	1052	8,0	3051	23,3	6447	49,2	9498	72,5	1894	14,5	11392	87,0
	1950	2096	15,7	947	7,1	3043	22,8	6412	48,0	9455	70,8	1887	14,1	11342	84,9
Württemberg-Baden .	1938														
	1947					10133	27,4	23299	63,4	33432	90,8	4925	13,3	38357	104,1
	1948	7738	19,9	3426	8,8	11164	28,7	24041	61,9	35208	90,6	5853	15,1	41058	105,7
	1949	7891	20,1	3666	9,3	11557	29,4	24265	61,7	35822	91,1	6259	15,9	42081	107,0
	1950	6879	17,7	4148	10,7	11027	28,4	22763	56,6	33790	87,0	5712	14,7	39502	101,7
Württemberg-Hohenz.	1938														
	1947	1452	13,4	1062	9,8	2514	23,2	5511	51,0	8025	74,2	2468	22,8	10493	97,0
	1948														
	1949	1362	12,3	891	8,1	2253	20,4	3854	38,0	6107	58,4	1097	10,8	7204	69,2
	1950	1645	13,3	796	6,4	2441	19,7	4632	37,3	7073	57,0	1706	13,7	8779	70,7
Berlin	1938	8255	19,5	2068	4,8	10323	24,3	7622	18,1	17945	42,3	1633	3,9	19578	46,1
	1947														
	1948														
	1949	8222	39,2	5920	28,2	14142	67,4	25258	120,4	39400	187,8	5590	26,6	44990	214,4
	1950	8382	39,1	4996	23,3	13378	62,4	21296	99,4	34674	161,8	4512	21,1	39186	182,9

Tabelle III. *Neuzugänge nach Alter und Geschlecht 1948, 1949, 1950 in Hessen.*

1. Bakteriologisch und klinisch offene Lungentuberkulose.

Alter in Jahren von bis unter	männlich			weiblich		
	1948	1949	1950	1948	1949	1950
0— 5	17	9	10	13	6	12
5—15	30	22	9	35	23	13
15—25	585	452	296	294	257	263
25—45	793	543	609	444	405	394
45—65	534	506	467	234	212	185
65 und mehr	193	163	167	129	113	118
insgesamt	1952	1695	1558	1149	1016	985

2. Aktiv geschlossene Lungentuberkulose.

Alter in Jahren von bis unter	männlich			weiblich		
	1948	1949	1950	1948	1949	1950
0— 5	595	337	300	608	330	242
5—15	1724	868	578	1567	803	532
15—25	624	501	461	506	409	405
25—45	1137	884	715	790	702	584
45—65	717	617	497	369	293	226
65 und mehr	164	104	83	118	82	105
insgesamt	4961	3311	2634	3958	2619	2094

3. Tuberkulose anderer Organe.

Alter in Jahren von bis unter	männlich			weiblich		
	1948	1949	1950	1948	1949	1950
0— 5	91	75	72	85	69	54
5—15	275	224	158	263	194	163
15—25	217	171	169	212	174	167
25—45	280	224	216	334	320	265
45—65	165	132	134	249	190	159
65 und mehr	58	39	55	101	83	59
insgesamt	1086	865	804	1244	1030	867

4. Aktive Tuberkulose insgesamt.

Alter in Jahren von bis unter	männlich			weiblich		
	1948	1949	1950	1948	1949	1950
0— 5	703	421	382	706	405	308
5—15	2029	1114	745	1865	1020	708
15—25	1226	1124	926	1012	840	835
25—45	2210	1651	1540	1568	1427	1243
45—65	1416	1255	1098	852	695	570
65 und mehr	415	306	305	348	278	282
insgesamt	7999	5871	4996	6351	4665	3946

Tabelle IV. *Neuzugänge 1948, 1949, 1950 auf 10000 Personen gleichen Alters und Geschlechts in Hessen.*

Alter in Jahren von bis unter	männlich			weiblich		
	1948	1949	1950	1948	1949	1950
1. Bakteriologisch und klinisch offene Lungentuberkulose.						
0— 5	1,1	0,6	0,6	0,9	0,4	0,8
5—15	0,9	0,6	0,3	1,1	0,7	0,4
15—25	13,3	15,2	9,7	9,4	8,4	8,7
25—45	15,1	9,9	11,2	6,4	5,9	5,7
45—65	11,8	10,8	9,7	4,2	3,7	3,1
65 und mehr	10,1	8,3	8,5	5,7	4,8	5,1
insgesamt	10,0	8,5	7,7	5,1	4,5	4,3
2. Aktiv geschlossene Lungentuberkulose.						
0— 5	40,1	22,3	18,9	42,9	23,0	16,9
5—15	49,8	25,1	16,9	47,2	24,2	16,0
15—25	21,5	16,9	15,1	16,1	13,4	13,4
25—45	21,6	16,2	13,2	11,4	10,2	8,5
45—65	15,8	13,2	10,3	6,6	5,2	3,8
65 und mehr	8,6	5,3	4,2	5,2	3,5	4,5
insgesamt	25,4	16,5	13,0	17,5	11,5	9,1
3. Tuberkulose anderer Organe.						
0— 5	6,1	5,0	4,5	6,0	4,8	3,8
5—15	7,9	6,5	4,6	7,9	5,8	4,9
15—25	7,5	5,8	5,5	6,8	5,7	5,5
25—45	5,3	4,1	4,0	4,8	4,6	3,9
45—65	3,6	2,8	2,8	4,5	3,3	2,7
65 und mehr	3,0	2,0	2,8	4,5	3,6	2,5
insgesamt	5,6	4,3	4,0	5,5	4,5	3,8
4. Aktive Tuberkulose insgesamt.						
0— 5	47,3	27,9	24,0	49,8	28,2	21,5
5—15	58,6	32,2	21,8	56,2	30,7	21,3
15—25	42,3	37,9	30,3	32,3	27,5	27,6
25—45	42,0	30,2	28,4	22,6	20,7	18,1
45—65	31,2	26,8	22,8	15,3	12,2	9,6
65 und mehr	21,7	15,6	15,5	15,4	11,9	12,1
insgesamt	41,0	29,3	24,7	28,1	20,5	17,2

Tabelle V. *Bestand der an aktiver Tuberkulose erkrankten Personen nach Alter und Geschlecht in Hessen.*

Alter in Jahren von bis unter	männlich				weiblich			
	1947[1]	1948	1949	1950	1947[1]	1948	1949	1950
1. Bakteriologisch und klinisch offene Lungentuberkulose.								
0— 5	9	17	4	13	9	8	5	11
5—15	30	44	43	32	55	77	76	81
15—25	738	886	969	1008	529	674	756	836
25—45	1974	2240	2432	2661	1309	1391	1520	1697
45—65	1660	1744	1973	2089	710	767	800	820
65 und mehr	410	412	484	508	247	252	290	312
insgesamt	4821	5343	5905	6311	2859	3169	3447	3757
2. Aktiv geschlossene Lungentuberkulose.								
0— 5	909	1143	772	584	882	1142	766	537
5—15	3900	3476	2624	1793	3339	2935	2208	1497
15—25	1356	1491	1482	1435	1184	1366	1356	1363
25—45	2794	3285	3391	3307	2365	2711	2772	2616
45—65	2242	2518	2640	2489	1461	1490	1521	1396
65 und mehr	523	583	606	588	375	402	407	413
insgesamt	11724	12496	11515	10196	9606	10046	9030	7822
3. Tuberkulose anderer Organe.								
0— 5	108	161	139	142	103	130	100	98
5—15	480	611	546	471	467	584	548	493
15—25	364	490	507	530	396	510	500	496
25—45	672	818	908	904	714	906	1020	1006
45—65	407	503	587	602	553	724	825	819
65 und mehr	103	133	163	176	202	259	301	302
insgesamt	2134	2716	2850	2825	2435	3113	3294	3214
4. Aktive Tuberkulose insgesamt.								
0— 5	1026	1321	915	739	994	1280	871	646
5—15	4410	4131	3213	2296	3861	3596	2832	2071
15—25	2458	2867	2958	2973	2109	2550	2612	2695
25—45	5440	6343	6731	6872	4388	5008	5312	5319
45—65	4309	4765	5200	5180	2724	2981	3146	3035
65 und mehr	1036	1128	1253	1272	824	913	998	1027
insgesamt	18679	20555	20270	19332	14900	16328	15771	14793

[1] Die Werte für 1947 differieren gegenüber den Werten der Tabelle II infolge Nachmeldung.

Tabelle VI. *Bestand der an aktiver Tuberkulose erkrankten Personen Ende des Jahres auf 10000 der Bevölkerung gleichen Alters und Geschlechts in Hessen.*

Alter in Jahren von bis unter	männlich				weiblich			
	1947[1]	1948	1949	1950	1947[1]	1948	1949	1950
1. Bakteriologisch und klinisch offene Lungentuberkulose.								
0— 5	0,6	1,1	0,3	0,8	0,6	0,6	0,3	0,8
5—15	0,9	1,3	1,2	0,9	1,7	2,3	2,3	2,4
15—25	26,3	30,6	32,6	33,0	16,4	21,5	24,9	27,7
25—45	39,4	42,6	44,5	49,1	19,0	20,0	22,1	24,7
45—65	37,9	38,5	42,1	43,4	13,1	13,8	14,1	13,9
65 und mehr	21,8	21,5	24,7	25,9	11,2	11,1	12,4	13,4
insgesamt	25,5	27,3	29,5	31,2	12,8	14,0	15,2	16,4
2. Aktiv geschlossene Lungentuberkulose.								
0— 5	62,6	77,1	51,2	36,9	63,5	80,5	53,5	37,5
5—15	114,8	100,4	75,9	52,3	102,4	88,4	66,6	45,1
15—25	48,3	51,5	50,0	47,0	36,6	43,6	44,5	45,2
25—45	55,7	62,4	62,1	61,0	34,3	39,0	40,3	38,1
45—65	51,2	55,6	56,4	51,7	27,0	26,8	26,8	23,6
65 und mehr	27,8	30,5	31,0	30,0	17,1	17,8	17,4	17,7
insgesamt	61,9	63,9	57,5	50,3	42,9	44,4	39,8	34,2
3. Tuberkulose anderer Organe.								
0— 5	7,4	10,9	9,2	9,0	7,4	9,2	6,9	6,8
5—15	14,1	17,6	15,8	13,7	14,3	17,6	16,5	14,8
15—25	13,0	16,9	17,1	17,4	12,3	16,3	16,4	16,4
25—45	13,4	15,5	16,6	16,7	10,3	13,0	14,8	14,6
45—65	9,3	11,1	12,5	12,5	10,2	13,0	14,5	13,9
65 und mehr	5,5	6,9	8,3	9,0	9,2	11,4	12,9	12,9
insgesamt	11,3	13,9	14,2	13,9	10,9	13,7	14,5	14,0
4. Aktive Tuberkulose insgesamt.								
0— 5	70,6	89,1	60,7	46,7	71,5	90,3	60,7	45,1
5—15	129,8	119,3	92,9	66,9	118,4	108,3	85,4	62,3
15—25	87,6	99,0	99,7	97,4	65,3	81,4	85,8	89,3
25—45	108,5	120,5	123,2	126,8	63,6	72,0	77,2	77,4
45—65	98,4	105,2	111,0	107,6	50,3	53,6	55,4	51,4
65 und mehr	55,1	58,9	64,0	64,9	37,5	40,3	42,7	44,0
insgesamt	98,7	105,1	101,2	95,4	66,6	72,1	69,5	64,6

[1] Die Werte für 1947 differieren gegenüber den Werten der Tabelle II infolge Nachmeldung.

Tabelle VII. *Niedersachsen: Neumeldungen von bestätigten Tuberkulose-Erkrankungen 1947; absolute Zahlen.*

E = Erkrankungen T = Todesfälle

1		0 bis unter 5 Jahre		5 bis unter 15 Jahre		15 bis unter 25 Jahre		25 bis unter 40 Jahre		40 bis unter 60 Jahre		über 60 Jahre		zusammen	
		2		3		4		5		6		7		8	
		m	w	m	w	m	w	m	w	m	w	m	w	m	w
a) Ansteckende Tbc. d. Atmungsorgane mit Bacillen	E	14	17	76	113	694	496	1187	720	1138	496	442	295	3551	2137
b) Ansteckende Tbc. d. Atmungsorgane ohne Bacillen	E	11	24	62	55	287	249	455	397	517	320	190	144	1522	1189
c) Nichtansteckende, aber aktive Tbc. der Atmungsorgane	E	1437	1221	5872	4892	1741	1502	2063	1899	2348	1474	551	541	14012	11529
Todesfälle: Tbc. Atmungsorgane	T	30	36	37	56	314	342	584	520	801	457	455	285	2221	1696
d) Aktive Tbc. anderer Organe	E	193	205	593	565	407	384	387	443	348	360	120	175	2048	2132
und zwar:	T	82	81	54	40	45	47	44	37	36	32	17	28	278	265
Knochen und Gelenke	E	46	38	164	171	189	133	158	144	123	105	57	66	737	657
	T	9	4	2	2	12	6	13	12	12	6	7	13	55	43
Drüsen	E	87	78	337	320	111	146	106	141	86	85	20	33	747	803
	T	7	4	1	2	3	4	3	5	3	4	1	1	18	20
Haut	E	2	1	13	7	10	18	23	43	51	84	17	50	116	203
	T	—	—	—	—	—	—	—	1	1	4	3	5	4	10
Meningitis	E	49	71	34	27	15	26	8	6	7	7	—	—	113	137
	T	61	70	38	27	16	26	12	7	8	7	1	1	136	138
Sonstige	E	9	17	45	40	82	61	92	109	81	79	26	26	335	332
	T	5	3	13	9	14	11	16	12	12	11	5	8	65	54
Gesamtzahl der Erkrankungen	E	1655	1467	6603	5625	3129	2631	4092	3459	4351	2650	1303	1155	21133	16987
Gesamtzahl der Todesfälle	T	112	117	91	96	359	389	628	557	837	489	472	313	2499	1961

Tabelle VIIIa. *Niedersachsen: Neumeldungen von bestätigten Tuberkulose-Erkrankungen 1948; absolute Zahlen.*

1		0 bis unter 5 Jahre		5 bis unter 15 Jahre		15 bis unter 25 Jahre		25 bis unter 40 Jahre		40 bis unter 60 Jahre		über 60 Jahre		zusammen	
		2		3		4		5		6		7		8	
		m	w	m	w	m	w	m	w	m	w	m	w	m	w
a) Ansteckende Tbc. d. Atmungsorgane mit Bacillen	E	18	9	37	67	760	505	999	583	962	422	370	264	3146	1850
b) Ansteckende Tbc. d. Atmungsorgane ohne Bacillen	E	21	30	61	64	340	230	418	278	433	215	154	114	1427	931
c) Nichtansteckende, aber aktive Tbc. der Atmungsorgane	E	1617	1475	5494	5084	1351	1219	1406	1276	1445	885	409	340	11722	10279
Todesfälle: Tbc. Atmungsorgane	T	29	23	40	45	327	298	551	438	764	336	470	257	2181	1397
d) Aktive Tbc. anderer Organe	E	203	206	630	586	421	431	382	448	321	381	95	188	2052	2240
und zwar:	T	77	93	65	64	48	60	57	42	48	34	33	36	328	329
Knochen und Gelenke	E	42	34	167	109	190	112	162	150	128	135	42	82	731	622
	T	3	3	5	6	9	4	23	6	12	14	16	20	68	53
Drüsen	E	66	66	329	319	116	160	77	116	65	85	18	43	671	789
	T	2	4	5	3	3	5	3	5	5	1	3	5	21	23
Haut	E	3	5	10	15	14	24	29	43	27	58	8	43	91	188
	T	—	—	—	—	—	2	2	2	2	1	2	5	6	10
Meningitis	E	69	78	58	53	30	37	18	19	16	6	1	2	192	195
	T	63	80	49	44	25	36	16	18	16	5	3	1	172	184
Sonstige	E	23	23	66	90	71	98	96	120	85	97	26	18	367	446
	T	9	6	6	11	11	13	13	11	13	13	9	5	61	59
Gesamtzahl der Erkrankungen	E	1859	1720	6222	5801	2872	2385	3205	2585	3161	1903	1028	906	18347	15300
Gesamtzahl der Todesfälle	T	106	116	105	109	375	358	608	480	812	370	503	293	2509	1726

Tabelle VIIIb. *Niedersachsen: Neumeldungen von bestätigten Tuberkulose-Erkrankungen 1948; relative Zahlen.*

(auf **10000** Einwohner)

1		0 bis unter 5 Jahre		5 bis unter 15 Jahre		15 bis unter 25 Jahre		25 bis unter 40 Jahre		40 bis unter 60 Jahre		über 60 Jahre		zusammen	
		2		3		4		5		6		7		8	
		m	w	m	w	m	w	m	w	m	w	m	w	m	w
a) Ansteckende Tbc. d. Atmungsorgane mit Bacillen	E	0,7	0,4	0,6	1,0	15,6	9,3	17,2	7,1	12,3	4,4	9,5	5,5	10,0	5,1
b) Ansteckende Tbc. d. Atmungsorgane ohne Bacillen	E	0,8	1,2	0,9	1,0	7,0	4,2	7,2	3,4	5,5	2,3	4,0	2,4	4,5	2,5
c) Nichtansteckende, aber aktive Tbc. der Atmungsorgane	E	59,9	59,3	83,5	80,6	27,8	22,5	24,3	15,7	18,4	9,3	10,5	7,0	37,0	28,0
Todesfälle: Tbc. Atmungsorgane	T	1,1	0,9	0,6	0,7	6,7	5,5	9,5	5,4	9,8	3,5	12,1	5,4	6,9	3,8
d) Aktive Tbc. anderer Organe	E	7,5	8,3	9,6	9,3	8,7	8,0	6,6	5,5	4,1	4,0	2,5	3,9	6,5	6,1
und zwar:	T	2,8	3,8	1,0	1,0	1,0	1,1	1,0	0,5	0,6	0,4	0,9	0,7	1,0	0,9
Knochen und Gelenke	E	1,6	1,4	2,5	1,7	3,9	2,1	2,8	1,9	1,6	1,4	1,1	1,7	2,3	1,7
	T	0,1	0,1	0,1	0,1	0,2	0,1	0,4	0,1	0,1	0,2	0,4	0,4	0,2	0,1
Drüsen	E	2,4	2,7	5,0	5,1	2,4	3,0	1,3	1,4	0,8	0,9	0,5	0,9	2,1	2,2
	T	0,1	0,2	0,1	0,0	0,1	0,1	0,1	0,1	0,1	0,0	0,1	0,1	0,1	0,1
Haut	E	0,1	0,2	0,2	0,2	0,3	0,4	0,5	0,5	0,4	0,6	0,2	0,9	0,3	0,5
	T	—	—	—	—	—	—	—	0,0	0,0	0,0	0,1	0,1	0,0	0,0
Meningitis	E	2,6	3,1	0,9	0,9	0,6	0,7	0,3	0,2	0,2	0,1	—	—	0,6	0,5
	T	2,3	3,2	0,7	0,7	0,5	0,7	0,3	0,2	0,2	0,1	0,1	0,0	0,5	0,5
Sonstige	E	0,8	0,9	1,0	1,4	1,5	1,8	1,7	1,5	1,1	1,0	0,7	0,4	1,2	1,2
	T	0,3	0,3	0,1	0,2	0,2	0,2	0,2	0,1	0,2	0,1	0,2	0,1	0,2	0,2
Gesamtzahl der Erkrankungen	E	68,9	69,2	94,6	91,9	59,1	44,0	55,3	31,7	40,3	20,0	26,5	18,8	58,0	41,7
Gesamtzahl der Todesfälle	T	3,9	4,7	1,6	1,7	7,7	6,6	10,5	5,9	10,4	3,9	13,0	6,1	7,9	4,7

Tabelle IXa. *Niedersachsen: Neumeldungen von bestätigten Tuberkulose-Erkrankungen 1949; absolute Zahlen.*

1		0 bis unter 1 Jahr		1 bis unter 5 Jahre		5 bis unter 15 Jahre		15 bis unter 25 Jahre		25 bis unter 40 Jahre		40 bis unter 60 Jahre		über 60 Jahre		zusammen	
		2		3		4		5		6		7		8		9	
		m	w	m	w	m	w	m	w	m	w	m	w	m	w	m	w
a) Ansteckende Tbc. d. Atmungsorgane mit Bacillen	E	4	1	12	9	31	41	543	430	867	506	935	330	365	218	2757	1535
b) Ansteckende Tbc. d. Atmungsorgane ohne Bacillen	E	3	4	10	8	31	37	265	199	329	251	320	185	134	96	1092	780
c) Nichtansteckende, aber aktive Tbc. d. Atmungsorgane	E	91	67	1104	959	3266	2937	1155	1064	1110	1142	1084	689	289	228	8099	7086
Todesfälle: Tbc. Atmungsorgane .	T	14	8	14	12	11	21	202	180	383	309	715	318	446	294	1785	1142
d) Aktive Tbc. anderer Organe	E	26	23	144	121	485	452	362	420	322	418	290	323	110	150	1739	1907
und zwar:	T	12	16	54	44	46	51	42	32	40	32	44	39	30	30	268	244
Knochen und Gelenke .	E	1	2	33	21	128	88	152	128	133	107	113	112	49	69	609	527
	T	—	—	2	—	4	1	6	3	13	5	19	13	12	12	56	34
Drüsen	E	1	1	41	28	229	234	85	131	57	82	36	48	16	23	466	547
	T	1	—	1	—	2	2	3	3	3	1	3	1	2	4	15	11
Haut	E	—	—	1	2	13	13	9	10	17	41	46	66	15	33	101	165
	T	—	—	—	—	—	—	—	—	1	—	—	1	3	3	4	4
Meningitis	E	21	16	55	52	60	53	40	28	13	18	12	16	3	2	204	185
	T	11	15	44	38	34	40	29	19	12	14	7	14	4	1	141	141
Sonstige	E	3	4	14	18	55	64	76	123	102	170	83	81	27	23	360	483
	T	—	1	7	6	6	8	4	7	11	12	15	10	9	10	52	54
Gesamtzahl d. Erkrankgn.	E	124	95	1270	1097	3813	3467	2325	2113	2628	2317	2629	1527	898	692	13687	11308
Gesamtzahl d. Todesfälle	T	26	24	68	56	57	72	244	212	423	341	759	357	476	324	2053	1386

Tabelle IXb. *Niedersachsen: Neumeldungen von bestätigten Tuberkulose-Erkrankungen 1949; relative Zahlen.*

(auf **100000** Einwohner)

1		0 bis unter 1 Jahr		1 bis unter 5 Jahre		5 bis unter 15 Jahre		15 bis unter 25 Jahre		25 bis unter 40 Jahre		40 bis unter 60 Jahre		über 60 Jahre		zusammen	
		2		3		4		5		6		7		8		9	
		m	w	m	w	m	w	m	w	m	w	m	w	m	w	m	w
a) Ansteckende Tbc. d. Atmungsorgane mit Bacillen	E	6,9	1,8	5,7	4,7	4,7	6,5	108,9	79,6	144,1	62,1	116,7	34,2	95,8	44,6	85,7	41,6
b) Ansteckende Tbc. d. Atmungsorgane ohne Bacillen	E	5,2	7,3	4,9	4,2	4,7	5,8	53,1	36,9	54,7	30,8	39,9	19,2	35,2	19,7	34,0	21,1
c) Nichtansteckende,aber aktive Tbc. der Atmungsorgane . . .	E	157,1	121,6	527,9	502,2	490,3	462,3	231,6	197,1	184,5	140,0	135,3	71,3	75,8	46,7	251,8	192,0
Todesfälle: Tbc. Atmungsorgane .	T	24,2	14,5	6,7	6,3	1,6	3,3	40,5	33,3	63,6	37,9	89,2	32,9	117,0	60,2	55,5	30,9
d) Aktive Tbc. anderer Organe	E	44,9	41,7	69,4	63,4	72,8	71,1	72,6	77,8	53,5	51,3	36,2	33,4	28,9	30,7	54,1	51,7
und zwar:	T	20,7	29,0	25,8	23,0	6,9	8,0	8,4	5,9	6,6	3,9	5,5	4,0	7,9	6,1	8,3	6,6
Knochen und Gelenke .	E	1,7	3,6	15,8	11,0	19,2	13,8	30,6	23,7	22,1	13,1	14,2	11,6	12,9	14,1	18,9	14,3
	T	—	—	0,9	—	0,6	0,1	1,2	0,5	2,1	0,6	2,3	1,4	3,2	2,5	1,7	0,9
Drüsen	E	1,7	1,8	20,1	14,9	34,5	36,9	17,0	24,3	9,5	10,1	4,5	4,9	4,2	4,7	14,6	14,8
	T	1,7	—	0,5	—	0,3	0,3	0,6	0,5	0,5	0,1	0,4	0,1	0,5	0,8	0,5	0,3
Haut	E	—	—	0,5	1,0	1,9	2,0	1,8	1,8	2,8	5,0	5,8	6,8	3,9	6,8	3,1	4,5
	T	—	—	—	—	—	—	—	—	0,2	—	—	0,1	0,8	0,6	0,1	0,1
Meningitis.	E	36,3	29,0	26,3	27,2	9,0	8,3	8,0	5,2	2,2	2,2	1,5	1,7	0,8	0,4	6,3	5,0
	T	19,0	27,2	21,1	19,9	5,1	6,3	5,8	3,6	2,0	1,7	0,9	1,4	1,0	0,2	4,4	3,8
Sonstige	E	5,2	7,3	6,7	9,4	8,2	10,1	15,2	22,8	16,9	20,9	10,2	8,4	7,1	4,7	11,2	13,1
	T	—	1,8	3,3	3,1	0,9	1,3	0,8	1,3	1,8	1,5	1,9	1,0	2,4	2,0	1,6	1,5
Gesamtzahl d.Erkrankgn.	E	214,1	172,4	607,9	574,5	572,5	545,7	466,2	391,4	436,8	284,2	328,1	158,1	235,7	141,7	425,6	306,4
Gesamtzahl d.Todesfälle	T	44,9	43,5	32,5	29,3	8,5	11,3	48,9	39,2	70,2	41,8	94,7	36,9	124,9	66,3	63,8	37,5

Tabelle Xa. *Niedersachsen: Neumeldungen von bestätigten Tuberkulose-Erkrankungen 1950; absolute Zahlen.*

1		0 bis unter 1 Jahr		1 bis unter 5 Jahre		5 bis unter 15 Jahre		15 bis unter 25 Jahre		25 bis unter 40 Jahre		40 bis unter 60 Jahre		über 60 Jahre		zusammen	
		2		3		4		5		6		7		8		9	
		m	w	m	w	m	w	m	w	m	w	m	w	m	w	m	w
a) Ansteckende Tbc. d. Atmungsorgane mit Bacillen	E	6	3	12	4	27	45	577	409	848	484	869	272	386	201	2725	1418
b) Ansteckende Tbc. d. Atmungsorgane ohne Bacillen	E	7	2	8	7	30	32	236	213	344	260	343	165	186	105	1154	784
																3879	2202
c) Nichtansteckende, aber aktive Tbc. d. Atmungsorgane . . .	E	58	48	703	668	1915	1686	1159	1185	1346	1314	1425	772	359	252	6965	5925
Todesfälle: Tbc. Atmungsorgane .	T	7	6	13	11	11	20	108	116	251	208	552	210	419	232	1361	803
d) Aktive Tbc. anderer Organe	E	26	24	110	111	283	270	299	368	224	356	202	275	68	135	1212	1539
und zwar:	T	23	14	45	35	29	22	30	33	23	23	35	34	24	44	209	205
Knochen und Gelenke .	E	—	—	23	14	84	78	126	101	91	102	72	87	31	71	427	453
	T	—	—	2	1	2	1	11	4	8	5	13	12	12	25	48	48
Drüsen	E	—	1	21	33	101	105	76	103	36	66	26	54	5	20	265	382
	T	—	—	1	—	2	1	3	1	—	3	3	3	3	6	12	14
Haut	E	—	—	1	2	10	15	12	20	16	30	21	54	14	30	74	151
	T	—	—	—	—	—	1	—	—	—	1	1	2	1	5	2	9
Meningitis	E	23	23	50	41	51	29	20	27	14	10	11	10	3	—	172	140
	T	20	14	40	32	25	19	15	19	10	6	8	8	4	—	122	98
Sonstige	E	3	—	15	21	37	43	65	117	67	148	72	70	15	14	274	413
	T	3	—	2	2	—	—	1	9	5	8	10	9	4	8	25	36
Gesamtzahl d. Erkrankgn.	E	97	77	833	790	2255	2033	2271	2175	2762	2414	2839	1484	999	693	12056	9666
Gesamtzahl d. Todesfälle	T	30	20	58	46	40	42	138	149	274	231	587	244	443	276	1570	1008

Tabelle Xb. *Niedersachsen: Neumeldungen von bestätigten Tuberkulose-Erkrankungen 1950; relative Zahlen.*
(auf **100000** Einwohner)

1		0 bis unter 1 Jahr		1 bis unter 5 Jahre		5 bis unter 15 Jahre		15 bis unter 25 Jahre		25 bis unter 40 Jahre		40 bis unter 60 Jahre		über 60 Jahre		zusammen	
		2		3		4		5		6		7		8		9	
		m	w	m	w	m	w	m	w	m	w	m	w	m	w	m	w
a) Ansteckende Tbc. d. Atmungsorgane mit Bacillen	E	10,4	5,5	5,7	2,1	4,1	7,1	82,3	49,2	131,1	60,0	157,0	40,2	80,3	41,2	85,0	38,4
b) Ansteckende Tbc. d. Atmungsorgane ohne Bacillen	E	12,1	3,5	3,8	3,7	4,5	5,0	33,6	25,6	53,2	32,3	62,0	24,3	38,7	20,5	35,9	21,3
																120,9	59,7
c) Nichtansteckende, aber aktive Tbc. d. Atmungsorgane . . .	E	100,0	84,0	336,0	350,0	287,5	265,0	165,5	142,3	208,5	163,0	257,8	113,5	74,7	51,6	217,0	160,5
Todesfälle: Tbc. Atmungsorgane .	T	12,1	10,5	6,2	5,8	1,65	3,2	15,4	13,9	38,7	25,8	99,9	30,9	87,1	47,6	42,4	21,8
d) Aktive Tbc. anderer Organe	E	44,9	42,0	52,6	58,2	42,4	42,5	42,5	44,2	34,7	44,2	36,6	40,5	14,1	27,7	37,7	41,7
und zwar:	T	39,8	24,5	21,5	18,3	4,4	3,5	4,3	4,0	3,6	2,9	6,3	5,0	5,0	9,0	6,5	5,6
Knochen und Gelenke .	E	—	—	10,8	7,3	12,6	12,2	17,9	12,1	14,1	12,6	13,1	12,8	6,4	14,5	13,3	12,3
	T	—	—	0,95	0,5	0,3	0,16	1,6	0,5	1,2	0,6	2,3	1,8	2,5	5,1	1,5	1,3
Drüsen	E	—	1,75	9,85	17,5	15,1	16,5	10,1	12,4	5,6	8,2	4,7	7,9	1,0	4,1	8,2	10,3
	T	—	—	0,5	—	0,3	0,16	0,4	0,1	—	0,4	0,5	0,4	0,6	1,2	0,4	0,4
Haut	E	—	—	0,5	1,0	1,5	2,4	1,7	2,4	2,5	4,0	3,8	7,9	2,9	6,1	2,3	4,1
	T	—	—	—	—	—	0,16	—	—	—	0,1	0,18	0,3	0,2	1,0	0,06	0,2
Meningitis.	E	39,8	40,25	23,9	21,5	7,6	4,6	2,9	3,2	2,2	1,3	2,0	1,5	0,6	—	5,3	3,8
	T	34,6	24,5	18,7	17,0	3,8	3,0	2,1	2,3	1,5	0,8	1,4	1,2	0,8	—	3,8	2,6
Sonstige	E	5,2	—	7,2	11,1	5,6	6,8	9,3	14,1	10,4	18,3	13,0	10,5	3,1	2,9	8,5	11,2
	T	5,2	—	0,96	1,0	—	—	0,1	1,1	0,7	1,0	1,8	1,3	0,8	1,6	0,8	1,0
Gesamtzahl d. Erkrankgn.	E	167,4	135,0	398,0	413,0	338,2	320,0	323,3	260,2	427,0	301,0	512,0	218,6	207,0	142,0	375,0	259,0
Gesamtzahl d. Todesfälle	T	51,9	35,0	27,7	24,1	6,0	6,7	19,7	17,9	42,4	28,6	106,2	35,9	92,2	56,5	48,8	29,2

Tabelle XI. *Neumeldungen von bestätigten Tuberkulose-Erkrankungen 1950 für Berlin/Westsektoren (absolute Zahlen).*

1		0 bis unter 1 Jahr		1 bis unter 5 Jahre		5 bis unter 15 Jahre		15 bis unter 25 Jahre		25 bis unter 40 Jahre		40 bis unter 50 Jahre		50 bis unter 60 Jahre		über 60 Jahre		zusammen	
		2		3		4		5		6		7		8		9		10	
		m	w	m	w	m	w	m	w	m	w	m	w	m	w	m	w	m	w
a) Ansteckende Tbc. der Atmungsorgane mit Bacillen	E	2	4	4	8	10	12	150	130	253	236	220	81	183	69	178	104	1000	644
b) Ansteckende Tbc. der Atmungsorgane ohne Bacillen	E	3	3	30	21	61	101	202	240	216	233	167	77	170	45	97	57	947[1]	778[1]
c) Nichtansteckende, aber aktive Tbc. der Atmungsorgane . .	E	20	18	462	365	913	781	358	380	440	441	384	212	367	164	214	146	3158	2509[2]
Todesfälle: Tbc. der Atmungsorgane . .	T	—	2	3	3	2	5	26	25	80	72	136	61	181	51	241	117	669	336
d) Aktive Tbc. anderer Organe und zwar:	E	3	—	21	15	113	92	40	48	51	65	35	45	32	40	26	49	321	354
	T	7	1	4	14	8	7	6	8	7	5	5	6	6	7	11	21	54	69
Knochen und Gelenke	E	—	—	4	2	26	12	17	12	18	16	17	13	15	11	14	17	111	83
	T																		
Drüsen	E	—	—	9	4	46	37	7	11	10	12	3	10	4	6	2	6	81	86
	T																		
Haut	E	—	—	1	—	5	6	4	5	6	5	2	8	4	9	3	22	25	55
	T																		
Meningitis.	E																		
	T																		
Sonstige	E	3	—	7	9	36	37	12	20	17	32	13	14	9	14	7	4	104	130
	T																		
Gesamtzahl der Erkrankungen	E	28	25	517	409	1097	986	750	798	960	975	806	415	752	318	515	356	5426[1]	4285
Gesamtzahl der Todesfälle . .	T	7	3	7	17	10	12	32	33	87	77	141	67	187	58	252	138	723	405

Hochgestellte Zahlen: Alter unbekannt, sie sind in den Hauptzahlen enthalten.

Tabelle XII. *Neumeldungen von bestätigten Tuberkulose-Erkrankungen 1950 für Hamburg (absolute Zahlen).*

1		0 bis unter 1 Jahr		1 bis unter 5 Jahre		5 bis unter 15 Jahre		15 bis unter 25 Jahre		25 bis unter 40 Jahre		40 bis unter 60 Jahre		über 60 Jahre		zusammen	
		2		3		4		5		6		7		8		9	
		m	w	m	w	m	w	m	w	m	w	m	w	m	w	m	w
a) AnsteckendeTbc. d. Atmungsorgane mit Bacillen	E	1	—	1	—	7	8	87	76	149	145	207	70	91	38	543	337
b) Ansteckende Tbc. d. Atmungsorgane ohne Bacillen	E	—	—	1	7	7	12	64	44	138	96	146	50	46	23	402	232
c) Nichtansteckende,aber aktive Tbc. der Atmungsorgane .	E	27	17	455	418	725	643	296	385	515	519	531	302	128	59	2677	2343
Todesfälle: Tbc. Atmungsorgane .	T	—	1	2	—	2	5	16	15	60	37	159	59	148	73	387	190
d) Aktive Tbc. anderer Organe	E	1	—	12	19	60	62	51	52	40	76	39	38	19	15	231	262
und zwar:	T	2	1	3	4	5	4	5	6	1	6	3	4	4	3	23	28
Knochen und Gelenke .	E	—	—	4	6	26	26	22	19	22	33	15	21	6	6	95	111
	T																
Drüsen	E	—	—	5	10	22	29	18	14	10	17	4	8	1	4	60	82
	T																
Haut	E	—	—	—	—	3	2	1	4	4	11	9	7	7	4	24	28
	T																
Meningitis.	E	—	—	—	2	1	1	1	2	1	1	1	—	—	—	4	6
	T	1	—	3	4	4	3	4	4	—	—	2	1	1	—	15	12
Sonstige	E	1	—	3	1	8	4	9	13	12	14	10	2	5	1	48	35
	T																
Gesamtzahl d.Erkrankgn.	E	29	17	469	444	799	725	498	557	851	836	923	460	284	135	3853	3174
Gesamtzahl d.Todesfälle	T	2	2	5	4	7	9	21	21	61	43	162	63	152	76	410	218

Tabelle XIII. *Neumeldungen von bestätigten Tuberkulose-Erkrankungen 1950 für Schleswig-Holstein (absolute Zahlen).*

1		0 bis unter 1 Jahr		1 bis unter 5 Jahre		5 bis unter 15 Jahre		15 bis unter 25 Jahre		25 bis unter 45 Jahre		45 bis unter 65 Jahre		65 bis unter 75 Jahre		75 Jahre und höher		zusammen	
		2		3		4		5		6		7		8		9		10	
		m	w	m	w	m	w	m	w	m	w	m	w	m	w	m	w	m	w
a) Ansteckende Tbc. der Atmungsorgane mit Bacillen	E	2	—	1	2	10	19	218	167	446	239	318	97	113	45	26	11	1134	580
b) Ansteckende Tbc. der Atmungsorgane ohne Bacillen	E	1	—	1	—	10	9	92	92	185	152	185	92	63	37	28	11	565	393
c) Nichtansteckende, aber aktive Tbc. der Atmungsorgane . .	E	26	15	443	307	1118	1039	533	695	938	958	678	449	149	116	45	31	3950	3610
Todesfälle: Tbc. der Atmungsorgane . .	T	3	3	4	6	7	4	33	41	133	87	187	77	94	51	23	14	484	283
d) Aktive Tbc. anderer Organe und zwar:	E	4	5	42	47	170	167	132	183	135	199	91	125	18	36	6	14	598	776
	T	3	6	15	16	17	9	8	15	13	11	13	8	2	8	1	3	72	76
Knochen und Gelenke	E	—	—	12	6	45	42	55	52	59	44	32	39	8	13	5	7	216	203
	T	—	—	1	—	3	—	1	3	6	2	4	3	1	4	1	1	17	13
Drüsen	E	1	—	18	20	91	83	37	62	29	50	7	23	2	5	1	4	186	247
	T	—	—	—	—	1	1	—	—	—	3	—	2	—	1	—	—	1	7
Haut	E	—	—	3	1	5	8	8	9	9	32	21	38	2	9	—	3	48	100
	T	—	—	—	1	—	—	—	—	—	—	—	1	—	—	—	—	—	2
Meningitis.	E	3	4	5	11	12	11	3	10	1	1	1	—	—	—	—	—	25	37
	T	3	5	14	13	12	7	4	11	2	2	3	1	—	—	—	—	38	39
Sonstige	E	—	1	4	9	17	23	29	50	37	72	30	25	6	9	—	—	123	189
	T	—	1	—	2	1	1	3	1	5	4	6	1	1	3	—	2	16	15
Gesamtzahl der Erkrankungen	E	33	20	487	356	1308	1234	975	1137	1704	1548	1272	763	343	234	105	67	0247	5359
Gesamtzahl der Todesfälle . .	T	6	9	19	22	24	13	41	56	146	98	200	85	96	59	24	17	556	359

Tabelle XIV. *Neumeldungen von bestätigten Tuberkulose-Erkrankungen 1950 für Nordrhein-Westfalen (absolute Zahlen).*

1		0 bis unter 1 Jahr		1 bis unter 5 Jahre		5 bis unter 15 Jahre		15 bis unter 25 Jahre		25 bis unter 45 Jahre		45 bis unter 65 Jahre		65 bis unter 75 Jahre		75 Jahre und höher		zusammen	
		2		3		4		5		6		7		8		9		10	
		m	w	m	w	m	w	m	w	m	w	m	w	m	w	m	w	m	w
a) Ansteckende Tbc. der Atmungsorgane mit Bacillen	E	8	6	18	10	30	65	1025	840	1688	1051	1431	372	335	165	71	46	4606	2555
b) Ansteckende Tbc. der Atmungsorgane ohne Bacillen	E	4	5	25	25	48	64	349	382	505	417	398	142	85	55	26	10	1440	1100
c) Nichtansteckende, aber aktive Tbc. der Atmungsorgane . .	E	68	69	1141	1109	2649	2391	1735	2033	2281	2189	2120	713	357	159	64	33	10415	8696
Todesfälle: Tbc. der Atmungsorgane . .	T	16	12	22	17	15	31	215	234	738	491	1440	384	505	242	124	81	3075	1492
d) Aktive Tbc. anderer Organe und zwar:	E	18	25	156	159	432	409	465	647	543	785	302	425	69	89	25	40	2010	2579
	T	12	15	75	66	58	50	47	66	66	77	75	73	28	29	17	16	378	392
Knochen und Gelenke	E	2	1	27	29	140	110	198	159	197	196	106	130	34	42	14	22	718	689
	T	—	—	2	2	6	2	11	8	22	18	20	19	12	9	9	11	82	69
Drüsen	E	1	2	28	40	159	168	114	187	82	181	33	67	4	15	2	5	423	665
	T	—	—	2	1	5	3	5	4	8	6	4	7	5	6	2	1	31	28
Haut	E	—	—	6	2	17	21	31	46	44	96	56	113	12	19	1	10	167	307
	T	—	—	—	—	—	—	—	—	—	—	7	9	2	5	—	1	9	15
Meningitis.	E	13	16	75	78	62	53	26	51	20	39	9	17	—	—	—	—	205	254
	T	12	12	65	62	35	43	23	41	15	26	14	13	—	—	—	1	164	198
Sonstige	E	2	6	20	10	54	57	96	204	200	273	98	98	19	13	8	3	497	664
	T	—	3	6	1	12	2	8	13	21	27	30	25	9	9	6	2	92	82
Gesamtzahl der Erkrankungen	E	98	105	1340	1303	3159	2929	3574	3902	5017	4442	4251	1652	846	468	186	129	18471	14930
Gesamtzahl der Todesfälle . .	T	28	27	97	83	73	81	262	300	804	568	1515	457	533	271	141	97	3453	1884

B. Tabellen zur Tuberkulose-Mortalitätsstatistik.

Tabelle XV. *Allgemeine Mortalität in Deutschland und in einigen außerdeutschen Ländern 1901—1947 auf 1000 Einwohner.*

Aus: „Organisation Mondiale de la Santé“, „Rapport Epidémiologique et Démographique“, Vol. II, Nr. 4, April 1949.

Jahr	Deutschland	England	Dänemark	Frankreich	Italien	Niederlande	Schweiz
1901	20,7	16,9	15,7	20,1	22,0	17,2	18,0
1902	19,4	16,3	14,6	19,5	22,2	16,3	17,0
1903	20,0	15,5	14,6	19,3	22,4	15,6	17,4
1904	19,6	16,3	14,1	19,4	21,2	15,9	17,5
1905	19,8	15,3	15,0	19,6	22,0	15,3	17,6
1906	18,2	15,5	13,5	19,7	20,9	14,8	16,6
1907	18,0	15,1	14,1	20,1	20,9	14,6	16,4
1908	18,1	14,8	14,6	18,9	22,8	15,0	15,8
1909	17,2	14,6	13,3	19,1	21,7	13,7	16,1
1910	16,2	13,5	12,9	17,7	19,9	13,6	15,1
1911	17,3	14,6	13,4	19,5	21,4	14,5	15,8
1912	15,6	13,4	13,0	17,3	18,2	12,3	14,2
1913	15,0	13,8	12,5	17,5	18,9	12,4	14,3
1914	15,5	14,0	12,5	18,6	18,0	12,4	13,8
1915	15,0	15,7	12,8	18,6	20,4	12,5	13,3
1916	14,1*	14,3	13,4	17,5	19,7	13,0	13,0
1917	16,2*	14,2	13,2	18,1	19,2	13,2	13,7
1918	18,9*	17,3	13,0	22,5	33,0	17,5	19,3
1919	15,2*	14,0	13,0	19,0	18,9	13,5	14,2
1920	15,1	12,4	12,9	17,2	19,0	12,3	14,4
1921	13,9	12,1	11,0	17,7	17,7	11,4	12,7
1922	14,4	12,7	11,9	17,5	18,1	11,7	13,0
1923	13,9	11,6	11,3	16,7	17,0	10,2	11,8
1924	12,2	12,2	11,2	16,9	17,1	9,8	12,6
1925	11,9	12,1	10,8	17,4	17,1	9,8	12,2
1926	11,7	11,6	11,0	17,4	17,2	9,8	11,8
1927	12,0	12,3	11,6	16,5	16,1	10,2	12,4
1928	11,6	11,7	11,0	16,4	16,1	9,6	12,0
1929	12,6	13,4	11,2	17,9	16,5	10,7	12,5
1930	11,0	11,4	10,8	15,6	14,1	9,1	11,6
1931	11,2	12,3	11,4	16,2	14,8	9,6	12,1
1932	10,8	12,0	11,0	15,8	14,7	9,0	12,2
1933	11,2	12,3	10,6	15,8	13,7	8,8	11,4
1934	10,9	11,8	10,4	15,1	13,3	8,4	11,3
1935	11,8	11,7	11,1	15,7	14,0	8,7	12,1
1936	11,8	12,1	11,0	15,3	13,8	8,7	11,4
1937	11,7	12,4	10,8	15,0	14,2	8,8	11,3
1938	11,7	11,6	10,3	15,4	14,1	8,5	11,6
1939	12,3	12,1	10,1	15,3	13,4	8,6	11,8
1940	12,7	14,4	10,4	18,5	13,6	9,9	12,0
1941	12,0	13,5	10,3	17,0	13,9	10,0	11,1
1942	12,0	12,3	9,6	16,7	14,3	9,6	11,0
1943	12,1	13,0	9,6	16,1	15,2	10,0	11,0
1944	·	12,7	10,2	19,1	15,9	11,8	12,0
1945	·	12,6	10,5	16,6	13,9	15,3	11,6
1946	·	12,0	10,2	13,4	12,1	8,5	11,3
1947	·	12,3	9,7	13,0	11,4	8,1	11,3

* Werte unsicher.

Vorbemerkungen und Quellenangaben.

1. Quellen für die Tuberkulose-Statistik

a) Deutsches Reich.

Im Jahre 1892 wurden zum ersten Male die Todesursachen-Statistiken der Länder des Deutschen Reiches zu einer gemeinsamen Todesursachen-Statistik zusammengefaßt. Da Anlage und Führung der Statistiken in den einzelnen Ländern recht unterschiedlich waren, konnten nicht alle Länder bereits ab 1892 an der Reichsstatistik beteiligt sein. In den einzelnen Jahren nahmen an der Statistik des Deutschen Reiches teil: 1892: 10 Länder mit etwa 93,8% aller Einwohner des Deutschen Reiches; 1894 waren es 11 Länder; 1895 und 1896 13; 1897—1900 20; 1901 und 1902 21; 1903—1905 23 und ab 1906 alle 24 Länder.

Durch den Ersten Weltkrieg traten dann aber infolge Gebietsveränderungen und Zusammenfassung kleinerer Länder folgende Veränderungen ein: *Elsaß-Lothringen* scheidet 1916 aus der Reichsstatistik aus. Die mitteldeutschen Länder *Reuß j. L., Reuß ä. L., Sachsen-Weimar, Sachsen-Meiningen, Sachsen-Coburg-Gotha, Sachsen-Altenburg, Schwarzburg-Rudolstadt* und *Schwarzburg-Sondershausen* wurden zu dem Land „*Thüringen*" vereinigt und erscheinen einzeln ab 1920 nicht mehr.

Waldeck wurde 1929 Preußen eingegliedert und erscheint somit 1928 zum letzten Male; *Lübeck* wurde 1936 Preußen eingegliedert und erscheint 1936 das letztemal.

Die Ergebnisse dieser Todesursachen-Statistik wurden in den „*Medizinal-statistischen Mitteilungen, Beihefte zu den Veröffentlichungen des Kaiserlichen (später: Reichs-) Gesundheitsamtes*" abgedruckt. Einzelne Jahre (1906 und 1907) wurden außerdem in die „*Statistik des Deutschen Reiches*" und (1910—1919) in das „*Statistische Jahrbuch des Deutschen Reiches*" übernommen.

Im Jahre 1920 wurde mit einer weit ausführlicheren Zusammenstellung der Ergebnisse der Todesursachen-Statistik begonnen. Diese wurden dann fortlaufend in der „*Statistik des Deutschen Reiches — Todesursachen-Statistik*" veröffentlicht. Der letzte Band dieser Arbeiten liegt für das Jahr 1938 vor; da die Bände immer einige Jahre nach dem betreffenden Erhebungsjahr erschienen, wurden die Bände für 1939 wegen der Kriegsverhältnisse nicht mehr gedruckt. Eine letzte Zusammenstellung für das Deutsche Reich, allerdings ohne Aufteilung nach den Ländern, erschien im „*Statistischen Jahrbuch des Deutschen Reiches*" im 59. Jahrgang (1941/42) für das Jahr 1939. Diese Angaben umfassen aber auch die nach Kriegsbeginn unter deutsche Verwaltung gestellten Ostgebiete und sind somit nicht mit den Ergebnissen früherer Jahre vergleichbar. Auf eine Veröffentlichung wurde deshalb verzichtet.

Die im Jahre 1892 begonnene deutsche Todesursachen-Statistik wies bereits eine Altersgliederung auf, allerdings wurde damals noch auf eine Aufgliederung nach dem Geschlecht der Verstorbenen verzichtet. Die Anlage der Tabellen hat dann verschiedene Wandlungen erfahren. Aus dem Folgenden mögen die Änderungen ersehen werden:

In den Jahren 1892—1904 fand keine Trennung nach Geschlecht statt. Es wurden 4 Altersklassen verwendet: 0—1 Jahr, 1—15, 15—60 und 60 und mehr Jahre. Ab 1905 wird nach dem Geschlecht unterschieden, gleichzeitig die Unterteilung in Altersklassen erweitert:

1905—1919: 6 Altersklassen: 0—1 Jahr, 1—15, 15—30, 30—60, 60—70 und 70 und mehr Jahre.

1920—1931: 7 Altersklassen: 0—1 Jahr, 1—5, 5—15, 15—30, 30—60, 60—70 und 70 und mehr Jahre.

1932—1938: 8 Altersklassen: 0—1 Jahr, 1—5, 5—15, 15—30, 30—45, 45—60, 60—70 und 70 und mehr Jahre.

Wie bereits erwähnt, wurden die Statistiken der Länder im Jahre 1892 zum ersten Male zu einer Reichsstatistik zusammengefaßt. Einzelne Länder hatten jedoch bereits wesentlich früher mit der Zusammenstellung von Statistiken begonnen, so z. B. das Königreich Preußen mit einer Aufgliederung nach Todesursachen und Altersklassen bereits im Jahre 1875, und das Königreich Bayern noch früher, nämlich bereits 1868. Die von der Stadt Hamburg zusammengestellten Zahlen werden im Anhang ebenfalls veröffentlicht. Beginn und Umfang, in dem andere Länder statistische Zusammenstellungen veröffentlicht haben, ist aus Seite 236 zu ersehen.

Die Verhältniszahlen — bezogen auf 10000 Lebende — wurden für die Jahre 1892—1913 berechnet auf Grund der in den „Med.-Stat. Mitteilungen" — also den amtlichen Veröffentlichungen des Reichs — angegebenen Bevölkerungszahlen, die meistens für die Mitte des betreffenden Erhebungsjahres umgerechnet sind.

Für die Jahre 1914—1919, also die Zeit des Ersten Weltkrieges, ist eine Berechnung der Verhältniszahlen nicht durchgeführt worden. Es war wegen der Kriegsverhältnisse nur eine unzulängliche Berechnung der Bevölkerungszahlen möglich; deswegen ist hier von der Angabe der Verhältniswerte Abstand genommen worden.

Für die Jahre 1920—1934 wurden die Verhältniszahlen der „Statistik des Deutschen Reiches" entnommen.

Für die dann folgenden Jahre, 1935 bis zum Ausbruch des Zweiten Weltkrieges 1939, fehlen die entsprechenden Bände der Reichsstatistik und somit auch die Verhältniszahlen. Wahrscheinlich sind diese nicht mehr gedruckt worden.

b) Preußen.

Um wenigstens einen Überblick über den Verlauf der Tuberkulose-Mortalität vor dem Beginn der Reichsstatistik zu geben, wurde außer den genannten Werken die bereits erwähnte Preußische Statistik herangezogen. Diese wurde veröffentlicht in den Jahren 1877—1907 in der *Preußischen Statistik* in den nachfolgend aufgeführten Bänden. Im Jahre 1908 wurden die Ergebnisse der Todesursachen-Statistik aus der Preußischen Statistik herausgenommen und als selbständige Veröffentlichung unter dem Namen *Medizinal-statistische Nachrichten* weitergeführt bis zum Jahre 1928. Von 1929 ab wurden die Sterbezahlen auch für Preußen der *Statistik des Deutschen Reiches* entnommen.

2. *Quellenverzeichnis der Tuberkulose-Sterbezahlen*

a) Für das Deutsche Reich.

Erhebungs-jahr	Quellenwerk	Band	Zahl der beteiligten Länder	in % der Gesamt-bevölkerung
1892	Med.-Stat. Mitteilungen	II	10	93,8
1893	Med.-Stat. Mitteilungen	III	10	93,8
1894	Med.-Stat. Mitteilungen	IV	11	94,6
1895	Med.-Stat. Mitteilungen	V	13	95,2
1896	Med.-Stat. Mitteilungen	V	18	96,3
1897	Med.-Stat. Mitteilungen	VI	20	96,9
1898	Med.-Stat. Mitteilungen	VI	20	96,9
1899	Med.-Stat. Mitteilungen	VII	20	96,9
1900	Med.-Stat. Mitteilungen	VIII	20	97,0
1901	Med.-Stat. Mitteilungen	VIII	21	97,7
1902	Med.-Stat. Mitteilungen	IX	21	97,7
1903	Med.-Stat. Mitteilungen	X	23	98,5
1904	Med.-Stat. Mitteilungen	X	23	98,5
1905	Med.-Stat. Mitteilungen	XI	23	98,6
1906	Statistik des Deutschen Reiches.	223		
1907	Statistik des Deutschen Reiches.	227		
1908	Med.-Stat. Mitteilungen	XIV		
1909	Med.-Stat. Mitteilungen	XV		
1910	Stat. Jahrbuch für das Deutsche Reich .	Jg. 34		
1911	Stat. Jahrbuch für das Deutsche Reich .	Jg. 35		
1912	Stat. Jahrbuch für das Deutsche Reich .	Jg. 36		
1913	Stat. Jahrbuch für das Deutsche Reich .	Jg. 37		
1914—1915	Stat. Jahrbuch für das Deutsche Reich .	Jg. 40		
1916—1917	Stat. Jahrbuch für das Deutsche Reich .	Jg. 41		
1918	Stat. Jahrbuch für das Deutsche Reich .	Jg. 42		
1919	Stat. Jahrbuch für das Deutsche Reich .	Jg. 43		
1920—1923	Statistik des Deutschen Reiches.	316		
1924	Statistik des Deutschen Reiches.	336		
1925—1926	Statistik des Deutschen Reiches.	360		
1927—1928	Statistik des Deutschen Reiches.	393		
1929—1930	Statistik des Deutschen Reiches.	423		
1931	Statistik des Deutschen Reiches.	441		
1932—1934	Statistik des Deutschen Reiches.	495		
1935—1937	Statistik des Deutschen Reiches.	517		
1938	Statistik des Deutschen Reiches.	587		

b) Für Preußen.

Preußische Statistik

Erhebungs-jahr	Band	Erhebungs-jahr	Band	Erhebungs-jahr	Band	Erhebungs-jahr	Band
1877	50	1890	118	1903	189	1916	9
1878	55	1891	121	1904	195	1917	9
1879	60	1892	132	1905	199	1918	9
1880	63	1893	135	1906	208	1919	10
1881	72	1894	139	1907	214	1920	11
1882	80	1895	145	1908	1	1921	12
1883	84	1896	152	1909	2	1922	12
1884	87	1897	157	1910	3	1923	13
1885	91	1898	162	1911	4	1924	14
1886	95	1899	166	1912	5	1925	15
1887	99	1900	171	1913	6	1926	16
1888	108	1901	179	1914	7	1927	17
1889	114	1902	184	1915	8	1928	17

c) Für Hamburg (Tab. XXXa)

aus einer Veröffentlichung der Hansestadt Hamburg, Gesundheitsbehörde, Statistik: „Die Tuberkulose-Sterblichkeit in der Hansestadt Hamburg".

d) Für das Gebiet der Deutschen Bundesrepublik und Berlin-Westsektoren

aus der Zeitschrift „Wirtschaft und Statistik", herausgegeben vom Stat. Bundesamt,

aus Angaben der Stat. Bundesamtes in Wiesbaden,

aus den Veröffentlichungen der Stat. Landesämter Bayern, Land Baden, Hessen, Niedersachsen.

Tabelle XVI. *Deutsches Reich.* a: absolute Zahlen *r*: Relativzahlen auf 10000 Einwohner.

Jahr		Gestorbene insgesamt			Tuberkulose insgesamt			Tuberkulose der Lungen			Tuberkulose anderer Organe		
		m	w	zus.	m	w	zus.	m	w	zus.	m	w	zus.
1	2	3	4	5	6	7	8	9	10	11	12	13	14
1892	a			1143411			122152[1]			97599[2]			7051[2]
	r			*242,6*			*25,9*			*23,6*			*1,7*
1893	a			1177213			124075			115641			8434
	r			*247,1*			*26,1*			*24,3*			*1,8*
1894	a			1088623			123904			115034			8870
	r			*223,6*			*25,5*			*23,7*			*1,8*
1895	a			1110971			123159			113786			9373
	r			*223,3*			*24,9*			*23,0*			*1,9*
1896	a			1062082			119111			109659			9452
	r			*209,1*			*23,4*			*21,6*			*1,9*
1897	a			1109383			120324			110225			10099
	r			*215,3*			*23,2*			*21,2*			*1,9*
1898	a			1087663			113561			103425			10136
	r			*208,8*			*21,5*			*19,6*			*1,7*
1899	a			1152059			117419			107633			9786
	r			*215,3*			*21,9*			*20,1*			*1,8*
1900	a			1201579			122048			111804			10244
	r			*219,8*			*22,5*			*20,8*			*1,9*
1901	a			1148572			117596			106941			10655
	r			*206,7*			*21,2*			*19,2*			*1,9*
1902	a			1098527			116316			105376			10940
	r			*194,0*			*20,6*			*18,7*			*1,9*
1903	a			1153792			119439			107299			12140
	r			*200,2*			*20,7*			*18,6*			*2,1*
1904	a			1149461			119110			106864			12246
	r			*196,2*			*20,3*			*18,2*			*2,1*

1905[3]	a	611646	566196	1177842[3]	62908	59084	121992	55196	51356	106552	7712	7728	15440
	r	207,0	186,5	196,6	21,2	19,5	20,5	18,7	16,9	17,9	2,6	2,5	2,6
1906	a	573263	526507	1099770	58281	55151	113432	50542	47610	98152	7739	7541	15280
	r	194,1	173,1	183,5	19,7	18,2	18,7	17,1	15,7	16,2	2,6	2,5	2,5
1907	a	574346	530300	1104646	58133	54557	112690	50488	47067	97555	7645	7490	15135
	r	190,2	170,7	180,3	19,3	17,3	18,4	16,7	15,2	15,9	2,5	2,4	2,4
1908	a	583621	538291	1121912	57393	53209	110602	49628	45774	95402	7765	7435	15200
	r	190,5	171,0	180,6	18,7	16,9	17,8	16,2	14,5	15,4	2,5	2,4	2,4
1909	a	561489	519951	1081440	54481	51429	105910	46962	44000	90962	7519	7429	14948
	r	180,8	163,0	171,8	17,5	16,1	16,8	15,1	13,8	14,4	2,4	2,3	2,4
1910	a	531876	501353	1033229	52862	51460	104322	45271	44056	89327	7591	7404	14995
	r	168,8	155,1	161,9	16,8	15,9	16,3	14,4	13,6	14,0	2,4	2,3	2,3
1911	a	577179	540111	1117290	52462	51008	103470	45030	43583	88613	7432	7425	14857
	r			172,9	16,9	15,6	16,0	14,1	13,3	13,7	2,3	2,3	2,3
1912	a	524315	492184	1016499	51498	48804	100302	44293	41682	85975	7205	7122	14327
	r			155,5	15,9	14,7	15,3	13,7	12,6	13,1	2,2	2,1	2,2
1913	a	512535	480108	992643	48383	46544	94927	41187	39580	80767	7196	6964	14160
	r			149,9	14,8	13,9	14,3	12,6	11,8	12,2	2,2	2,1	2,1
1914	a	536720	502982	1039702	49107	46919	96026	42143	40043	82186	6964	6876	13840
	r			130,6	14,8	13,9	14,3	12,7	11,7	12,2	2,1	2,0	2,1
1915	a	510826	495466	1006292	48759	48596	97355	42120	41810	83930	6639	6786	13425
	r			214,5	15,5	14,2	14,8	13,4	12,2	12,8	2,1	2,0	2,0
1916	a	455709	467686	923395	48638	52970	101608	41708	45653	87361	6930	7317	14247
	r			192,7	16,5	15,9	16,2	14,2	13,7	13,9	2,3	2,2	2,3
1917	a	516140	523285	1039425	60692	67160	127852	52872	58614	114486	7820	8546	16366
	r			203,6	21,0	22,2	21,5	18,4	19,6	19,0	2,6	2,6	2,6
1918	a	566077	644163	1210240	65266	75722	140988	57297	66608	123905	7969	9114	17083
	r			246,9	23,2	22,8	23,0	20,4	20,1	20,3	2,8	2,7	2,7
1919	a	475252	491681	966933	62810	68452	131262	53791	59024	112815	9019	9428	18447
	r			155,6	19,2	21,1	21,2	18,1	18,3	18,2	3,1	2,9	3,0
1920	a	451204	458216	909420	43411	49491	92902	36443	42053	78496	6968	7438	14406
	r			150,7	15,0	15,8	15,4	12,6	13,4	13,0	2,4	2,4	2,4

[1] Mit Bayern. [2] Ohne Bayern. [3] Ohne Reuß j. L.

Jahr		Gestorbene insgesamt			Tuberkulose insgesamt			Tuberkulose der Lungen			Tuberkulose anderer Organe		
		m	w	zus.	m	w	zus.	m	w	zus.	m	w	zus.
1	2	3	4	5	6	7	8	9	10	11	12	13	14
1921	a	431127	426716	857843	40220	43563	83783	33976	37156	71132	6244	6407	12651
	r			*139,1*	*13,6*	*13,6*	*13,6*	*11,5*	*11,6*	*11,5*	*2,1*	*2,0*	*2,1*
1922	a	441315	436979	878294	42394	44319	86713	35910	37817	73727	6484	6502	12986
	r			*143,5*	*14,4*	*14,0*	*14,2*	*12,2*	*11,9*	*12,1*	*2,2*	*2,1*	*2,1*
1923	a	429741	426263	856004	45920	47154	93074	38797	39756	78553	7123	7398	14521
	r			*138,9*	*15,5*	*14,4*	*15,0*	*13,1*	*12,4*	*12,7*	*2,4*	*2,3*	*2,3*
1924	a	379920	379155	759075	36126	38358	74484	30193	32291	62484	5933	6067	12000
	r			*122,2*	*12,1*	*11,9*	*12,0*	*10,1*	*10,0*	*10,1*	*2,0*	*1,9*	*1,9*
1925	a	374940	369751	744691	32389	34116	66505	27094	28725	55819	5295	5391	10687
	r	*124,2*	*114,8*	*119,3*	*10,8*	*10,6*	*10,6*	*9,0*	*8,9*	*8,9*	*1,8*	*1,7*	*1,7*
1926	a	370193	364166	734359	29926	31482	61408	25001	26576	51577	4925	4906	9831
	r	*121,7*	*112,3*	*116,8*	*9,8*	*9,8*	*9,8*	*8,2*	*8,2*	*8,2*	*1,6*	*1,6*	*1,6*
1927	a	380515	376505	757020	28884	30153	59037	24197	25438	49635	4687	4715	9402
	r	*124,2*	*115,5*	*119,7*	*9,4*	*9,3*	*9,3*	*7,9*	*7,8*	*7,8*	*1,5*	*1,5*	*1,5*
1928	a	374002	365518	739520	27672	28000	55672	23010	23417	46427	4662	4583	9245
	r	*121,3*	*111,5*	*116,2*	*9,0*	*8,5*	*8,8*	*7,5*	*7,1*	*7,3*	*1,5*	*1,4*	*1,5*
1929	a	406090	399872	805962	28369	27175	55544	23963	22931	46894	4406	4244	8650
	r	*130,9*	*121,4*	*126,0*	*9,1*	*8,2*	*8,7*	*7,7*	*7,0*	*7,3*	*1,4*	*1,3*	*1,4*
1930	a	360776	350074	710850	26590	24056	50646	22429	20140	42569	4161	3916	8077
	r	*115,6*	*105,8*	*110,6*	*8,5*	*7,3*	*7,9*	*7,2*	*6,1*	*6,6*	*1,3*	*1,2*	*1,3*
1931	a	363053	362763	725816	26520	24343	50863	22302	20189	42491	4218	4154	8372
	r	*115,7*	*109,1*	*112,3*	*8,5*	*7,4*	*7,9*	*7,1*	*6,1*	*6,6*	*1,4*	*1,3*	*1,4*
1932	a	350378	349242	699620	25149	23539	48688	21121	19453	40574	4028	4086	8114
	r	*111,1*	*104,6*	*107,8*	*8,0*	*7,0*	*7,5*	*6,7*	*5,8*	*6,3*	*1,3*	*1,2*	*1,3*
1933	a	364269	365230	729499	25150	22526	47676	21446	18830	40276	3704	3696	7400
	r	*115,0*	*108,9*	*111,9*	*8,0*	*6,7*	*7,3*	*6,8*	*5,6*	*6,2*	*1,2*	*1,1*	*1,2*
1934	a	362884	354073	716957	24854	22325	47179	21151	18541	39692	3703	3784	7487
	r	*113,8*	*105,1*	*109,3*	*7,8*	*6,6*	*7,2*	*6,6*	*5,5*	*6,1*	*1,2*	*1,1*	*1,1*

1935	a	398224	393794	792018	25838	22841	48679	22070	19036	41106	3768	3805	7573
	r	*122,4*	*114,7*	*118,4*	*7,9*	*6,7*	*7,3*	*6,8*	*5,5*	*6,2*	*1,2*	*1,2*	*1,2*
1936	a	402083	393710	795793	25446	22061	47507	21779	18461	40240	3667	3600	7267
	r	*122,6*	*113,9*	*118,1*	*7,7*	*6,4*	*7,1*	*6,6*	*5,3*	*6,0*	*1,1*	*1,0*	*1,1*
1937	a	403658	390709	794367	25406	21516	46922	21824	17988.	39812	3582	3528	7110
		122,6	*112,7*	*117,5*	*7,7*	*6,2*	*6,9*	*6,6*	*5,2*	*5,9*	*1,1*	*1,0*	*1,0*
1938	a	410023	389197	799220	23509	19188	42697	20336	16140	36476	3173	3048	6221

Tabelle XVII. *Preußen.*

1877	a	353196	318834	672030	46027	37742	83769						
	r	*273,79*	240,*20*	*257,0*	*35,68*	*28,44*	*32,0*						
1878	a	660126	325785	985911	47225	39069	86294						
	r	*275,22*	*242,05*	*258,6*	*36,09*	*29,02*	*32,5*						
1879	a	348890	317362	666252	47289	40005	87294						
	r	*263,25*	*232,72*	*248,0*	*35,68*	*29,34*	*32,7*						
1880	a	361212	331406	692618	45589	39306	84895						
	r	*247,76*	*253,90*	*250,8*	*32,46*	*31,12*	*30,7*						
1881	a	355642	326517	682159	45315	39048	84363						
	r	*264,79*	*235,23*	*250,01*	*33,74*	*28,13*	*30,9*						
1882	a	365556	334525	700081	45764	39595	85359						
	r	*268,90*	*238,15*	*253,3*	*33,66*	*28,19*	*30,9*						
1883	a	371052	340117	711169	47626	41211	88837						
	r	*269,64*	*239,25*	*254,4*	*34,61*	*28,99*	*31,8*						
1884	a	374620	343429	718049	47090	40666	87756						
	r	*269,17*	*238,88*	*254,0*	*33,84*	*28,29*	*31,1*						
1885	a	374932	341927	716859	47402	40654	88056						
	r	*266,24*	*235,10*	*250,7*	*33,66*	*27,95*	*30,7*						
1886	a	387815	354918	742733	47560	40723	88283						
	r	*276,81*	*245,80*	*262,3*	*34,19*	*28,20*	*31,0*						
1887[1]	a												
	r												

[1] Der Band 99 der Preuß. Statistik konnte nicht mehr beschafft werden.

Jahr		Gestorbene insgesamt			Tuberkulose insgesamt			Tuberkulose der Lungen			Tuberkulose anderer Organe		
		m	w	zus.	m	w	zus.	m	w	zus.	m	w	zus.
1	2	3	4	5	6	7	8	9	10	11	12	13	14
1888	a	344884	320545	665429	44845	39264	84109						
	r	*241,65*	*216,48*	*229,1*	*31,42*	*26,52*	*28,9*						
1889	a	354547	328172	682719	44160	38369	82529						
	r	*244,73*	*218,52*	*231,6*	*30,48*	*25,55*	*27,9*						
1890	a	372448	344695	717143	45033	39053	84086						
	r	*253,47*	*228,43*	*240,9*	*30,65*	*25,65*	*28,1*						
1891	a	357032	332385	689417	42553	37598	80151						
	r	*242,50*	*217,60*	*230,0*	*28,90*	*24,62*	*26,9*						
1892	a	370946	343708	714654	40400	35761	76161						
	r	*248,10*	*221,82*	*235,0*	*27,02*	*23,08*	*25,1*						
1893	a	385661	360817	746478	41386	35591	76977			73428			3549
	r	*254,58*	*229,87*	*242,2*	*27,32*	*22,68*	*24,9*			*23,8*			*1,2*
1894	a	353887	325906	679793	39808	34848	74656			71133			3523
	r	*230,45*	*205,08*	*217,8*	*25,92*	*21,93*	*23,9*			*22,8*			*1,1*
1895	a	360677	328952	689629	39675	34077	73752			70109			3643
	r	*231,37*	*204,08*	*217,7*	*25,45*	*21,14*	*23,2*			*22,1*			*1,1*
1896	a	349165	317512	666677	37870	32503	70373			66583			3790
	r	*222,89*	*195,65*	*209,3*	*24,17*	*20,03*	*22,0*			*20,9*			*1,2*
1897	a	357439	325429	682868	37573	32807	70380			66400			3980
	r	*225,46*	*198,19*	*211,8*	*23,70*	*19,98*	*21,8*			*20,6*			*1,3*
1898	a	349027	315991	665018	35283	30277	65560			61595			3965
	r	*217,57*	*190,23*	*203,9*	*21,99*	*18,25*	*20,0*			*18,8*			*1,2*
1899	a	377561	343020	720581	36985	31423	68408			64333			4075
	r	*232,63*	*204,15*	*218,4*	*22,79*	*18,70*	*20,8*			*19,5*			*1,2*
1900	a	390089	355334	745423	37984	32618	70602			66349			4253
	r	*237,59*	*209,11*	*223,10*	*23,14*	*19,19*	*21,13*			*19,86*			*1,27*
1901	a	373847	339826	713673	36290	31155	67445			63065			4380
	r	*219,99*	*193,24*	*206,76*	*21,35*	*17,78*	*19,64*			*18,27*			*1,30*

1902	a	354241	323052	677293	35769	30957	66726			62224			4502
	r	*205,24*	*181,68*	*193,28*	*20,72*	*17,40*	*19,04*			*17,76*			*1,29*
1903	a	370341	337609	707950	37114	32935	70049	34157	30153	64310	2957	2782	5739
	r	*211,31*	*187,14*	*199,05*	*21,18*	*18,25*	*19,69*	*19,49*	*16,72*	*18,08*	*1,69*	*1,54*	*1,61*
1904	a	365495	336652	702147	36448	32878	69326	33562	30215	63777	2886[1]	2663[1]	5549
	r	*205,44*	*183,97*	*194,55*	*20,49*	*17,97*	*19,21*	*18,86*	*16,51*	*17,67*	*1,62*[1]	*1,46*[1]	*1,54*
1905	a	379209	347470	726679	36626	33697	70323	33322	30445	63767	3304	3252	6556
	r	*209,21*	*186,39*	*197,64*	*20,21*	*18,09*	*19,13*	*18,38*	*16,33*	*17,34*	*1,82*	*1,75*	*1,79*
1906	a	352777	320892	673669	33449	31010	64459	30059	27819	57878	3390	3191	6581
	r	*191,47*	*169,62*	*180,40*	*18,15*	*16,39*	*17,26*	*16,31*	*14,70*	*15,50*	*1,84*	*1,69*	*1,76*
1907	a	355791	325158	680949	33917	31137	65054	30492	27817	58308	3425	3321	6746
	r	*190,15*	*169,38*	*179,63*	*18,13*	*16,22*	*17,16*	*16,30*	*14,49*	*15,38*	*1,83*	*1,73*	*1,78*
1908	a	362259	331465	693724	33205	30115	63320	29616	26755	56371	3589	3360	6949
	r	*190,70*	*170,18*	*180,31*	*17,48*	*15,46*	*16,46*	*15,59*	*13,74*	*14,65*	*1,89*	*1,72*	*1,81*
1909	a	348141	319641	667782	31730	29141	60871	28185	25749	53934	3545	3392	6937
	r	*180,67*	*161,72*	*171,07*	*16,47*	*14,74*	*15,59*	*14,63*	*13,03*	*13,81*	*1,84*	*1,71*	*1,78*
1910	a	329951	308031	637982	31090	29389	60479	27407	25945	53352	3683	3444	7127
	r	*168,97*	*153,83*	*161,30*	*15,92*	*14,68*	*15,29*	*14,04*	*12,96*	*13,49*	*1,94*	*1,61*	*1,67*
1911	a	361380	335474	696854	31358	29861	61219	27713	26322	54035	3645	3539	7184
	r	*180,54*	*163,78*	*172,06*	*15,67*	*14,58*	*15,12*	*13,98*	*12,97*	*13,47*	*1,69*	*1,61*	*1,65*
1912	a	328807	307496	636303	30944	28967	59911	27313	25453	52766	3631	3514	7145
	r	*161,92*	*148,06*	*154,91*	*15,24*	*13,95*	*14,58*	*13,60*	*12,38*	*12,98*	*1,64*	*1,57*	*1,60*
1913	a	321980	298475	620455	29288	27573	56861	25583	24048	49631	3705	3525	7230
	r	*156,33*	*141,77*	*148,67*	*14,22*	*13,10*	*13,65*	*12,57*	*11,57*	*12,06*	*1,65*	*1,53*	*1,59*
1914	a	341646	317183	658829	30105	28359	58464	26519	24801	51320	3586	3558	7144
1915	a	326457	315184	641641	29801	29708	59509	26358	26254	52612	3443	3454	6897
1916	a	297289	303419	600708	30944	33554	64498	27085	29518	56603	3859	4036	7895
1917	a	341167	342888	684055	40074	43888	83962	35298	38794	74092	4776	5094	9870

(Angabe der Relativwerte von 1014—19 ist wegen der Kriegsverhältnisse nicht möglich.)

[1] (andere Organe): Zahlen errechnet, da für 1904 Miliartuberkulose weder bei Lungen noch bei anderen Organen berücksichtigt ist.

Jahr		Gestorbene insgesamt			Tuberkulose insgesamt			Tuberkulose der Lungen			Tuberkulose anderer Organe		
		m	w	zus.	m	w	zus.	m	w	zus.	m	w	zus.
1	2	3	4	5	6	7	8	9	10	11	12	13	14
1918	a	375367	422628	797995	43311	50303	93647	38325	44670	82995	5019	5633	10652
1919	a	306275	317882	624157	41034	44962	85996	35479	39133	74612	5555	5829	11384
1920	a	289843	291336	581209	28194	31594	59788	23914	27095	51009	4280	4499	8779
	r	*130,7*	*194,4*	*153,4*	*15,6*	*16,3*	*15,78*	*13,2*	*13,9*	*13,5*	*2,4*	*2,4*	*2,3*
1921	a	267674	262196	529870	25522	26885	52407	21830	23248	45078	3692	3637	7329
	r	*145,6*	*133,2*	*136,2*	*14,0*	*13,6*	*13,5*	*11,9*	*11,8*	*11,6*	*2,1*	*1,8*	*1,9*
1922	a	272381	267045	539426	26834	27471	54305	22948	23574	46522	3886	3897	7783
	r	*150,7*	*138,1*	*141,6*	*14,8*	*14,2*	*14,25*	*12,7*	*12,2*	*12,4*	*2,1*	*2,0*	*2,0*
1923	a	263533	259293	522826	29395	29481	58876	25082	25039	50121	4313	4442	8755
	r	*144,7*	*133,2*	*138,8*	*16,2*	*14,8*	*15,25*	*13,8*	*12,9*	*13,3*	*2,4*	*2,3*	*2,3*
1924	a	230789	228257	459046	22632	23512	46144	19145	20051	39196	3487	3461	6948
	r	*125,8*	*116,6*	*121,78*	*12,3*	*12,0*	*12,24*	*10,4*	*10,2*	*10,4*	*1,9*	*1,8*	*1,84*
1925	a	228268	222705	450973	20523	21076	41599	17298	17948	35246	3225	3128	6353
	r	*123,4*	*113,5*	*118,3*	*11,1*	*10,6*	*10,91*	*9,3*	*9,1*	*9,25*	*1,8*	*1,5*	*1,7*
1926	a	225683	220071	445754	19070	19483	38553	16043	16598	32641	3027	2885	5912
	r	*120,8*	*111,4*	*116,0*	*10,21*	*9,85*	*10,03*	*8,6*	*8,4*	*8,5*	*1,7*	*1,4*	*1,5*
1927	a	232953	228985	461938	18394	18850	37244	15449	16004	31453	2945	2846	5791
	r	*123,8*	*115,1*	*119,3*	*9,8*	*9,5*	*9,62*	*8,2*	*8,0*	*8,1*	*1,6*	*1,4*	*1,6*
1928	a	228184	221525	449709	17514	17413	34927	14642	14604	29246	2872	2809	5681
	r	*120,3*	*110,6*	*115,3*	*9,23*	*8,6*	*8,96*	*7,7*	*7,3*	*7,5*	*1,5*	*1,3*	*1,5*
1929	a	249272	244770	494042	17925	17014	34939	15215	14385	29600	2710	2629	5339
	r	*130,5*	*121,4*	*125,9*	*9,5*	*8,5*	*9,0*	*8,0*	*7,1*	*7,6*	*1,5*	*1,4*	*1,4*
1930	a	219621	211904	431525	16732	15056	31788	14157	12661	26818	2575	2395	4970
	r	*114,3*	*104,6*	*109,4*	*8,8*	*7,4*	*8,2*	*7,4*	*6,2*	*6,9*	*1,4*	*1,2*	*1,3*
1931	a	220264	220546	440810	16797	15272	32069	14017	12613	26630	2780	2659	5439
	r	*114,0*	*108,4*	*111,2*	*8,8*	*7,5*	*8,2*	*7,3*	*6,2*	*6,8*	*1,5*	*1,3*	*1,4*

(Angabe der Relativwerte von 1914—19 ist wegen der Kriegsverhältnisse nicht möglich.)

1932	a	212113	211564	423677	15876	14767	30643	13189	12025	25214	2687	2742	5429
	r	*109,3*	*103,6*	*106,4*	*8,2*	*7,2*	*7,7*	*6,8*	*5,9*	*6,5*	*1,4*	*1,3*	*1,3*
1933	a	223824	223354	447178	16118	14204	30322	13637	11793	25430	2481	2411	4892
	r	*115,1*	*109,1*	*112,1*	*8,3*	*7,0*	*7,7*	*7,0*	*5,8*	*6,5*	*1,3*	*1,2*	*1,2*
1934	a	222555	217619	440174	15979	14151	30130	13555	11669	25224	2424	2482	4906
	r	*113,6*	*105,7*	*109,6*	*8,1*	*6,9*	*7,5*	*6,9*	*5,7*	*6,4*	*1,2*	*1,2*	*1,2*
1935	a	239340	235773	475113	16347	14330	30767	13902	11893	25795	2535	2437	4972
	r									*6,5*			
1936	a	243006	238069	481075	16350	13975	30325	13906	11647	25553	2444	2328	4772
	r									*6,4*			
1937	a	243135	234867	478002	16261	13538	29799	13884	11267	25151	2377	2271	4648
	r									*6,3*			
1938	a	247264	233512	480776	14779	11899	26678	12835	10047	22882	1944	1852	3796
	r									*5,7*			
1939													
	r									*5,4*			

Tabelle XVIII. *Bayern.*

1892	a			152822			17502						
	r			*271,0*			*31,0*						
1893	a			154807			17876			16465			1411
	r			*272,0*			*31,0*			*29,0*			*2,5*
1894	a			145826			18175			16610			1565
	r			*254,0*			*32,0*			*29,0*			*2,7*
1895	a			145813			18043			16321			1722
	r			*251,0*			*31,0*			*28,0*			*3,0*
1896	a			135659			17254			15528			1726
	r			*233,0*			*30,0*			*27,0*			*3,0*
1897	a			144046			17737			15860			1877
	r			*248,0*			*30,0*			*27,0*			*3,2*
1898	a			142214			16891			15110			1781
	r			*240,0*			*28,0*			*25,0*			*3,0*

Jahr		Gestorbene insgesamt			Tuberkulose insgesamt			Tuberkulose der Lungen			Tuberkulose anderer Organe		
		m	w	zus.	m	w	zus.	m	w	zus.	m	w	zus.
1	2	3	4	5	6	7	8	9	10	11	12	13	14
1899	a			146752			17305			15490			1815
	r			*242,0*			*28,0*			*26,0*			*3,0*
1900	a			155602			18444			16596			1848
	r			*252,0*			*30,0*			*27,0*			*3,0*
1901	a			142663			17728			15678			2050
	r			*231,0*			*29,0*			*25,0*			*3,3*
1902	a			141935			17659			15532			2127
	r			*226,0*			*28,0*			*25,0*			*3,4*
1903	a			147576			17600			15425			2175
	r			*232,0*			*28,0*			*24,0*			*3,4*
1904	a			145177			17654			15404			2250
	r			*226,0*			*27,0*			*24,0*			*3,5*
1905	a	75681	71629	147310	9567	8974	18541	8145	7509	15654	1422	1465	2887
	r	*236,9*	*215,2*	*225,8*	*30,0*	*26,6*	*28,3*	*25,6*	*22,6*	*24,1*	*4,5*	*4,4*	*4,4*
1906	a	71633	67448	139081	8520	8099	16619	7239	6707	13946	1281	1392	2673
	r	*224,1*	*202,7*	*213,2*	*26,7*	*24,3*	*25,4*	*22,6*	*20,1*	*21,4*	*4,0*	*4,2*	*4,1*
1907	a	71546	67150	138696	8871	8522	17393	7472	7041	14513	1399	1481	2880
	r	*220,1*	*198,4*	*209,0*	*27,3*	*25,2*	*26,2*	*23,0*	*20,8*	*21,9*	*4,3*	*4,4*	*4,3*
1908	a	72605	67127	139732	8744	7987	16731	7431	6697	14128	1313	1290	2603
	r	*221,1*	*196,2*	*208,4*	*26,6*	*23,4*	*25,0*	*22,6*	*19,6*	*21,1*	*4,0*	*3,8*	*3,9*
1909	a	70785	66175	136960	8099	7831	15930	6849	6508	13357	1250	1323	2573
	r	*212,9*	*191,9*	*202,1*	*24,3*	*22,6*	*23,5*	*20,6*	*18,9*	*19,7*	*3,9*	*3,8*	*3,8*
1910	a	67187	63671	130858	7802	7540	15342	6620	6288	12908	1182	1252	2434
	r	*198,8*	*181,5*	*190,5*	*23,1*	*21,5*	*22,3*	*19,6*	*17,9*	*18,7*	*3,5*	*3,6*	*3,5*
1911	a	70056	65731	135787	7341	7123	14464	6151	5877	12028	1190	1246	2436
1912	a	63436	59661	123097	7026	6485	13511	5870	5324	11194	1156	1161	2317

1913	a	61908	58500	120408	6381	6098	12479	5330	5053	10383	1051	1045	2096
1914	a	63292	60097	123389	6289	6120	12409	5300	5021	10321	989	1099	2088
1915	a	59925	58064	117989	6328	6163	12491	5353	5127	10480	975	1036	2011
1916	a	55062	56484	111546	6404	6900	13304	5425	5785	11210	979	1115	2094
1917	a	55408	58103	113511	6325	7252	13577	5409	6146	11555	916	1106	2022
1918	a	64125	72841	136966	6375	7468	13843	5494	6443	11937	881	1025	1906
1919	a	56905	57511	114416	6329	6900	13229	5309	5802	11111	1020	1098	2118
	r	*170,0*	*155,0*	*162,2*	*18,9*	*18,6*	*18,8*	*15,8*	*15,7*	*15,8*	*3,0*	*3,0*	*3,0*
1920[1]	a	54543	55981	110524	4877	5923	10800	3971	4980	8951	906	943	1849
	r	*158,7*	*149,9*	*154,1*	*14,3*	*15,8*	*15,5*	*11,6*	*13,3*	*12,5*	*2,7*	*2,5*	*2,6*
1921	a	56698	56621	113319	4455	5353	9808	3669	4427	8096	786	926	1712
	r	*162,9*	*150,1*	*156,2*	*12,8*	*14,2*	*13,5*	*10,5*	*11,7*	*11,2*	*2,3*	*2,5*	*2,4*
1922	a	56305	55715	112020	4857	5305	10162	3995	4408	8403	862	897	1759
	r	*159,9*	*146,4*	*152,9*	*13,8*	*13,9*	*13,9*	*11,3*	*11,6*	*11,5*	*2,5*	*2,3*	*2,4*
1923	a	55909	55652	111561	4980	5520	10500	4146	4515	8661	834	1005	1839
	r	*157,5*	*145,3*	*151,1*	*14,1*	*14,4*	*14,2*	*11,7*	*11,8*	*11,7*	*2,4*	*2,6*	*2,5*
1924	a	50267	49691	99958	4026	4511	8537	3258	3674	6932	768	837	1605
	r	*140,5*	*128,9*	*134,5*	*11,2*	*11,7*	*11,5*	*9,1*	*9,5*	*9,3*	*2,1*	*2,2*	*2,1*
1925	a	49924	49548	99472	3624	4073	7697	3011	3338	6349	613	735	1348
	r	*140,5*	*129,5*	*134,8*	*10,3*	*10,6*	*10,5*	*8,5*	*8,7*	*8,6*	*1,8*	*1,9*	*1,8*
1926	a	48465	47975	96440	3478	3826	7304	2853	3170	6023	625	656	1281
	r	*135,2*	*124,5*	*129,7*	*9,7*	*9,9*	*9,8*	*8,0*	*8,2*	*8,1*	*1,7*	*1,7*	*1,7*
1927	a	48852	48137	96989	3268	3571	6839	2758	2960	5718	510	611	1121
	r	*136,1*	*124,8*	*130,3*	*9,1*	*9,3*	*9,2*	*7,7*	*7,7*	*7,7*	*1,4*	*1,6*	*1,5*
1928	a	47784	46836	94620	3143	3308	6451	2607	2703	5370	536	545	1081
	r	*132,5*	*121,1*	*126,6*	*8,7*	*8,5*	*8,6*	*7,2*	*7,1*	*7,2*	*1,5*	*1,4*	*1,5*

[1] Mit Coburg.

Jahr		Gestorbene insgesamt			Tuberkulose insgesamt			Tuberkulose der Lungen			Tuberkulose anderer Organe		
		m	w	zus.	m	w	zus.	m	w	zus.	m	w	zus.
1	2	3	4	5	6	7	8	9	10	11	12	13	14
1929	a	50985	49345	100240	3185	3088	6273	2705	2615	5320	480	473	953
	r	*140,5*	*127,1*	*133,8*	*8,8*	*7,9*	*8,4*	*7,5*	*6,7*	*7,1*	*1,3*	*1,2*	*1,3*
1930	a	47065	45156	92221	3130	2851	5981	2660	2370	5030	470	481	951
	r	*129,1*	*115,6*	*122,3*	*8,6*	*7,3*	*8,0*	*7,3*	*6,1*	*6,7*	*1,3*	*1,2*	*1,3*
1931	a	47372	46011	93383	3221	2898	6119	2803	2442	5245	418	456	874
	r	*128,8*	*117,0*	*122,9*	*8,8*	*7,4*	*8,1*	*7,6*	*6,2*	*6,9*	*1,2*	*1,2*	*1,2*
1932	a	45656	44677	90333	2959	2771	5730	2548	2343	4891	411	428	839
	r	*123,2*	*112,9*	*118,0*	*8,0*	*7,0*	*7,5*	*6,9*	*5,9*	*6,4*	*1,1*	*1,1*	*1,1*
1933	a	45499	45185	90684	2866	2715	5581	2487	2268	4755	379	447	826
	r	*122,3*	*114,1*	*118,2*	*8,2*	*6,8*	*7,2*	*6,7*	*5,7*	*6,2*	*1,0*	*1,1*	*1,0*
1934	a	45392	43644	89036	2887	2637	5524	2479	2185	4664	408	452	860
	r	*121,1*	*109,6*	*115,3*	*7,7*	*6,6*	*7,2*	*6,6*	*5,5*	*6,0*	*1,1*	*1,1*	*1,1*
1935	a	50763	49205	99968	2996	2630	5626	2649	2225	4874	347	405	752
	r						*7,3*			*6,3*			*1,0*
1936	a	50538	48422	98960	2786	2508	5294	2475	2128	4603	311	380	691
	r						*6,8*			*5,9*			*0,9*
1937	a	50071	47818	97889	2753	2484	5237	2405	2113	4518	348	371	719
	r						*6,5*			*5,7*			*0,8*
1938[1]	a	50806	47707	98513	2620	2236	4856	2285	1858	4143	335	378	713
	r						*6,2*			*5,2*			*1,0*
1939[1]													
	r												

Tabelle XIX. *Sachsen.*

Jahr		m	w	zus.	m	w	zus.	m	w	zus.	m	w	zus.
1892	a			94760			8461			7447			1014
	r			*263,0*			*23,0*			*21,0*			*2,8*
1893	a			97667			8849			7843			1006
	r			*267,0*			*24,0*			*21,0*			*2,7*

[1] vgl. auch Tabelle XLVIII.

1894	a			87228			9023			7916			1107
	r			*236,0*			*24,0*			*21,0*			*3,0*
1895	a			90742			8883			7876			1007
	r			*240,0*			*23,0*			*21,0*			*2,6*
1896	a			85750			8680			7704			976
	r			*226,0*			*23,0*			*21,0*			*2,6*
1897	a			92369			8826			7652			1174
	r			*244,0*			*23,0*			*20,0*			*3,0*
1898	a			87314			8350			7246			1104
	r			*222,0*			*21,0*			*18,0*			*2,8*
1899	a			94131			9146			7999			1147
	r			*230,0*			*22,0*			*20,0*			*2,8*
1900	a			94763			9171			7942			1229
	r			*226,0*			*22,0*			*19,0*			*3,0*
1901	a			90020			8359			7160			1199
	r			*214,0*			*20,0*			*17,0*			*2,8*
1902	a			83713			8080			6798			1282
	r			*193,0*			*19,0*			*16,0*			*3,0*
1903	a			86928			7409			6390			1019
	r			*200,0*			*17,0*			*15,0*			*2,3*
1904	a			87570			7739			6611			1128
	r			*194,0*			*17,0*			*15,0*			*2,5*
1905	a	45883	42549	88432	4090	4140	8230	3346	3466	6812	744	674	1418
	r	*210,6*	*182,6*	*196,1*	*18,9*	*17,8*	*18,3*	*15,4*	*14,5*	*15,0*	*3,4*	*2,8*	*3,1*
1906	a	41622	38009	79631	3697	3684	7381	3058	3154	6212	639	530	1169
	r	*191,0*	*163,2*	*176,6*	*16,3*	*15,6*	*15,9*	*13,8*	*13,4*	*13,6*	*2,4*	*2,2*	*2,3*
1907	a	41423	38493	79916	3773	3719	7492	3131	3167	6298	642	552	1194
	r	*186,4*	*161,5*	*173,5*	*16,9*	*15,5*	*16,2*	*14,0*	*13,2*	*13,6*	*2,9*	*2,3*	*2,6*
1908	a	41496	38469	79965	3788	3555	7343	3187	3023	6210	601	532	1133
	r	*184,5*	*159,1*	*171,3*	*16,9*	*14,7*	*15,7*	*14,2*	*12,5*	*13,3*	*2,7*	*2,2*	*2,4*
1909	a	39135	36651	75786	3536	3444	6980	2996	2962	5958	540	482	1022
	r	*171,5*	*150,3*	*160,6*	*15,5*	*14,1*	*14,8*	*13,1*	*12,1*	*12,6*	*2,4*	*2,0*	*2,2*

Jahr		Gestorbene insgesamt			Tuberkulose insgesamt			Tuberkulose der Lungen			Tuberkulose anderer Organe		
		m	w	zus.	m	w	zus.	m	w	zus.	m	w	zus.
1	2	3	4	5	6	7	8	9	10	11	12	13	14
1910	a	36948	35303	72251	3385	3534	6919	2852	3023	5875	533	511	1044
	r	*159,0*	*142,2*	*150,3*	*14,6*	*14,2*	*14,4*	*12,3*	*12,2*	*12,2*	*2,3*	*2,1*	*2,2*
1911	a	40874	38876	79750	3375	3510	6885	2820	2977	5797	555	533	1088
	r				*14,4*	*13,9*	*14,1*	*12,0*	*11,8*	*11,9*	*2,4*	*2,1*	*2,2*
1912	a	35750	33816	69566	3469	3349	6818	2986	2877	5863	483	472	955
	r				*14,7*	*13,3*	*14,0*	*12,6*	*11,2*	*12,1*	*2,0*	*1,9*	*2,0*
1913	a	35233	33279	68512	3248	3127	6375	2729	2699	5428	519	428	947
	r				*13,6*	*12,2*	*12,8*	*11,5*	*10,6*	*11,0*	*2,2*	*1,7*	*1,9*
1914	a	36526	34871	71397	3237	3200	6437	2718	2726	5444	519	474	993
1915	a	33080	32140	65220	3245	2936	6181	2757	2495	5252	488	441	929
1916	a	31030	32119	63149	3190	3554	6744	2719	3090	5809	471	464	935
1917	a	38705	38219	76924	4745	5006	9751	4212	4467	8679	533	539	1072
1918	a	39208	45486	84694	5413	6049	11462	4831	5413	10244	582	636	1218
1919	a	33312	34803	68115	5159	5138	10297	4492	4520	9012	667	618	1285
	r	*153,6*	*139,5*	*146,1*	*23,8*	*20,6*	*22,1*	*20,7*	*18,1*	*19,4*	*3,1*	*2,5*	*2,8*
1920	a	31507	32510	64017	2789	3001	5790	2353	2551	4904	436	450	886
	r	*141,8*	*129,2*	*135,5*	*12,5*	*11,9*	*12,2*	*10,6*	*10,1*	*10,4*	*1,9*	*1,8*	*1,9*
1921	a	30100	30283	60383	2747	2873	5620	2345	2495	4840	402	378	780
	r	*133,8*	*119,3*	*126,5*	*12,2*	*11,3*	*11,8*	*10,4*	*9,8*	*10,1*	*1,8*	*1,5*	*1,7*
1922	a	32282	32724	65006	2977	3026	6003	2552	2682	5234	425	344	769
	r	*142,1*	*127,9*	*134,6*	*13,1*	*11,9*	*12,4*	*11,2*	*10,5*	*10,8*	*1,9*	*1,4*	*1,6*
1923	a	30579	31642	62221	3257	3228	6485	2775	2801	5576	482	427	909
	r	*133,7*	*123,2*	*128,1*	*14,2*	*12,6*	*13,4*	*12,1*	*10,9*	*11,5*	*2,1*	*1,7*	*1,8*

1924	a	26954	27934	54888	2576	2663	5239	2159	2274	4433	417	389	806
	r	*117,3*	*108,3*	*112,5*	*11,2*	*10,3*	*10,7*	*9,4*	*8,8*	*9,1*	*1,8*	*1,5*	*1,7*
1925	a	25943	26611	52554	2281	2358	4639	1908	2027	3935	373	331	704
	r	*109,4*	*101,6*	*105,3*	*9,6*	*9,1*	*9,3*	*8,1*	*7,8*	*7,9*	*1,5*	*1,3*	*1,4*
1926	a	26107	26749	52856	2078	2199	4277	1763	1895	3658	315	304	619
	r	*109,3*	*101,6*	*105,3*	*8,8*	*8,3*	*8,5*	*7,4*	*7,2*	*7,3*	*1,4*	*1,1*	*1,2*
1927	a	27358	28071	55429	2049	2057	4106	1764	1796	3560	285	261	546
	r	*114,3*	*106,5*	*110,2*	*8,6*	*7,8*	*8,3*	*7,4*	*6,8*	*7,1*	*1,2*	*1,0*	*1,1*
1928	a	27407	27580	54987	1977	1895	3872	1670	1653	3323	307	242	549
	r	*114,2*	*104,4*	*109,1*	*8,3*	*7,3*	*7,7*	*7,0*	*6,3*	*6,6*	*1,3*	*1,0*	*1,1*
1929	a	30043	30970	61013	2112	1921	4033	1796	1661	3457	316	260	576
	r	*124,8*	*117,1*	*120,9*	*8,8*	*7,3*	*8,0*	*7,5*	*6,3*	*6,9*	*1,3*	*1,0*	*1,1*
1930	a	26080	26703	52783	1888	1696	3584	1621	1452	3073	267	244	511
	r	*107,9*	*100,7*	*104,3*	*7,8*	*6,5*	*7,1*	*6,7*	*5,5*	*6,1*	*1,1*	*1,0*	*1,0*
1931	a	26539	27320	53859	1788	1673	3461	1524	1435	2959	264	238	502
	r	*109,4*	*102,7*	*106,5*	*7,4*	*6,3*	*6,9*	*6,2*	*5,4*	*5,8*	*1,1*	*0,9*	*1,0*
1932	a	25962	26792	52754	1762	1617	3379	1534	1380	2914	228	237	465
	r	*106,6*	*100,5*	*103,5*	*7,2*	*6,1*	*6,7*	*6,3*	*5,2*	*5,7*	*0,93*	*0,88*	*0,9*
1933	a	27099	28348	55447	1741	1493	3234	1516	1310	2826	225	183	408
	r	*109,1*	*104,5*	*106,7*	*7,0*	*5,5*	*6,2*	*6,1*	*4,8*	*5,4*	*0,9*	*0,67*	*0,7*
1934	a	27113	27017	54130	1764	1466	3230	1564	1306	2870	200	160	360
	r	*108,8*	*99,4*	*104,1*	*6,1*	*5,4*	*6,3*	*6,3*	*4,8*	*5,6*	*0,8*	*0,58*	*0,8*
1935	a	28843	30137	58980	1772	1527	3299	1555	1313	2868	217	214	431
1936	a	29309	30512	59821	1730	1447	3177	1506	1266	2772	224	181	405
1937	a	28673	29403	58076	1633	1332	2965	1447	1155	2602	186	177	363
1938	a	29419	29351	58770	1575	1256	2831	1390	1109	2499	185	147	332

Tabelle XX. *Württemberg.*

Jahr		Gestorbene insgesamt			Tuberkulose insgesamt			Tuberkulose der Lungen			Tuberkulose anderer Organe		
		m	w	zus.	m	w	zus.	m	w	zus.	m	w	zus.
1	2	3	4	5	6	7	8	9	10	11	12	13	14
1892	a			51 853			4 799			4 035			764
	r			*253,0*			*23,0*			*20,0*			*3,6*
1893	a			53 856			4 773			4 076			697
	r			*262,0*			*23,0*			*20,0*			*3,4*
1894	a			50 606			*5 047*			4 322			725
	r			*245,0*			*24,0*			*21,0*			*3,5*
1895	a			48 512			4 961			4 141			820
	r			*233,0*			*24,0*			*20,0*			*3,9*
1896	a			43 960			4 823			4 070			753
	r			*211,0*			*23,0*			*20,0*			*3,6*
1897	a			47 345			4 869			4 072			797
	r			*227,0*			*23,0*			*19,0*			*3,8*
1898	a			46 385			4 635			3 811			824
	r			*220,0*			*22,0*			*18,0*			*3,9*
1899	a			45 214			4 869			4 319			550
	r			*211,0*			*23,0*			*20,0*			*2,6*
1900	a			50 647			5 222			4 622			600
	r			*233,0*			*24,0*			*21,0*			*2,8*
1901	a			46 755			5 150			4 521			629
	r			*216,0*			*24,0*			*21,0*			*2,9*
1902	a			45 083			4 872			4 308			564
	r			*205,0*			*22,0*			*20,0*			*2,6*
1903	a			46 102			4 595			4 041			554
	r			*208,0*			*21,0*			*18,0*			*2,5*
1904	a			46 672			4 509			3 879			630
	r			*209,0*			*20,0*			*17,0*			*2,8*

1905	a	24147	23124	47271	2394	2167	4561	2046	1812	3858	348	355	703
	r	*215,0*	*196,9*	*205,3*	*21,1*	*18,5*	*19,8*	*18,2*	*15,4*	*16,7*	*3,0*	*3,0*	*3,0*
1906	a	22924	21846	44770	2219	2244	4463	1868	1875	3743	351	369	720
	r	*204,1*	*185,2*	*194,5*	*19,9*	*19,1*	*19,4*	*16,6*	*15,9*	*16,2*	*3,1*	*3,1*	*3,1*
1907	a	22386	21722	44108	2099	2148	4247	1772	1799	3571	327	349	676
	r	*195,5*	*181,2*	*188,2*	*18,3*	*17,9*	*18,2*	*15,5*	*15,0*	*15,2*	*2,9*	*2,9*	*2,9*
1908	a	22810	21984	44794	2137	2300	4437	1757	1905	3662	380	395	775
	r	*196,8*	*181,4*	*188,9*	*18,4*	*19,0*	*18,7*	*15,2*	*15,7*	*15,2*	*3,3*	*3,3*	*3,3*
1909	a	22090	21271	43361	2074	2107	4181	1719	1749	3468	355	358	713
	r	*188,5*	*173,5*	*180,8*	*17,7*	*17,2*	*17,4*	*14,6*	*14,3*	*14,4*	*3,1*	*2,9*	*3,0*
1910	a	20959	20718	41677	1967	2133	4100	1634	1746	3380	333	387	720
	r	*175,8*	*166,4*	*171,0*	*16,5*	*17,0*	*16,8*	*13,7*	*14,0*	*13,8*	*2,8*	*3,0*	*2,9*
1911	a	22196	21358	43554	1902	2014	3916	1529	1645	3174	373	369	742
	r				*15,8*	*16,1*	*16,0*	*12,7*	*12,9*	*12,8*	*3,1*	*2,9*	*3,0*
1912	a	20015	19123	39138	1818	1877	3695	1473	1537	3010	345	340	685
	r				*15,1*	*14,8*	*14,8*	*12,2*	*12,1*	*12,1*	*2,9*	*2,7*	*2,8*
1913	a	19537	19336	38873	1778	1816	3594	1434	1479	2913	344	337	681
	r				*14,4*	*14,1*	*14,4*	*11,7*	*11,6*	*11,7*	*2,8*	*2,6*	*2,7*
1914	a	19773	19244	39017	1701	1723	3424	1355	1422	2777	346	301	647
1915	a	18816	19236	38052	1641	1762	3403	1358	1458	2816	283	304	587
1916	a	17983	19271	37254	1778	2039	3817	1468	1701	3169	310	338	648
1917	a	18263	19730	37993	1854	2252	4106	1569	1932	3501	285	320	605
1918	a	20525	24579	45104	1874	2355	4229	1618	2034	3652	256	321	577
1919	a	17433	18557	35990	1951	2202	4153	1609	1902	3511	342	300	642
1920	a	17097	18380	35477	1537	2050	3587	1280	1730	3010	257	320	577
	r	*139,7*	*137,8*	*138,7*	*12,6*	*15,4*	*14,0*	*10,5*	*13,0*	*11,8*	*2,1*	*2,4*	*2,2*

Jahr		Gestorbene insgesamt			Tuberkulose insgesamt			Tuberkulose der Lungen			Tuberkulose anderer Organe		
		m	w	zus.	m	w	zus.	m	w	zus.	m	w	zus.
1	2	3	4	5	6	7	8	9	10	11	12	13	14
1921	a	16987	17886	34873	1451	1815	3266	1162	1495	2657	289	320	609
	r	*137,1*	*132,9*	*134,9*	*11,7*	*13,4*	*12,6*	*9,4*	*11,1*	*10,3*	*2,3*	*2,3*	*2,3*
1922	a	17635	18718	36353	1541	1886	3427	1286	1591	2877	255	295	550
	r	*141,0*	*138,2*	*139,5*	*12,3*	*13,9*	*13,1*	*10,3*	*11,8*	*11,0*	*2,0*	*2,1*	*2,1*
1923	a	17801	18467	36268	1667	2020	3687	1334	1670	3004	333	350	683
	r	*141,7*	*136,0*	*138,7*	*13,2*	*14,9*	*14,1*	*10,6*	*12,3*	*11,5*	*2,6*	*2,6*	*2,6*
1924	a	15836	16517	32353	1472	1739	3211	1183	1450	2633	289	289	578
	r	*125,7*	*121,3*	*123,4*	*11,7*	*12,8*	*12,2*	*9,4*	*10,7*	*10,0*	*2,3*	*2,1*	*2,2*
1925	a	15009	15845	30854	1215	1437	2652	996	1177	2173	219	260	479
	r	*120,8*	*118,5*	*119,6*	*9,8*	*10,7*	*10,2*	*8,0*	*8,8*	*8,4*	*1,8*	*1,9*	*1,8*
1926	a	14666	15302	29968	1076	1319	2395	882	1086	1968	194	233	427
	r	*117,2*	*113,9*	*115,5*	*8,5*	*9,8*	*9,2*	*7,0*	*8,1*	*7,6*	*1,5*	*1,7*	*1,6*
1927	a	15364	15809	31173	1054	1192	2246	888	985	1873	166	207	373
	r	*122,1*	*117,5*	*119,9*	*8,5*	*8,8*	*8,7*	*7,1*	*7,3*	*7,2*	*1,4*	*1,5*	*1,5*
1928	a	15110	15313	30423	989	1184	2173	813	987	1800	176	197	373
	r	*120,0*	*113,6*	*116,7*	*7,9*	*8,8*	*8,3*	*6,5*	*7,3*	*6,9*	*1,4*	*1,5*	*1,4*
1929	a	15809	15667	31476	1136	1146	2282	941	958	1899	195	188	383
	r	*125,2*	*116,0*	*120,6*	*9,0*	*8,5*	*8,8*	*7,5*	*7,1*	*7,3*	*1,5*	*1,4*	*1,5*
1930	a	14906	14844	29750	1063	1049	2112	909	844	1753	154	205	359
	r	*117,4*	*109,5*	*113,5*	*8,4*	*7,7*	*8,1*	*7,2*	*6,2*	*6,7*	*1,2*	*1,5*	*1,4*
1931	a	15196	15341	30537	988	1026	2014	832	853	1685	156	173	329
	r	*118,8*	*112,5*	*115,6*	*7,7*	*7,5*	*6,6*	*6,5*	*6,3*	*6,4*	*1,2*	*1,2*	*1,2*
1932	a	14505	14829	29334	912	938	1850	785	804	1589	127	134	261
	r	*111,8*	*107,1*	*109,0*	*7,1*	*6,9*	*7,0*	*6,1*	*5,9*	*5,9*	*0,98*	*0,97*	*1,0*
1933	a	14188	14346	28534	921	875	1796	803	762	1565	118	113	231
	r	*108,6*	*103,2*	*105,8*	*7,0*	*6,3*	*6,7*	*6,1*	*5,5*	*5,8*	*0,9*	*0,81*	*0,86*
1934	a	14679	14477	29156	850	905	1755	695	759	1454	155	146	301
	r	*111,7*	*103,7*	*107,7*	*6,5*	*6,4*	*6,5*	*5,3*	*5,4*	*5,4*	*1,2*	*1,0*	*1,1*

1935	a	16561	16877	33438	913	888	1801	785	729	1514	128	159	278
1936	a	16041	15788	31829	875	847	1722	738	696	1434	137	151	288
1937	a	16320	16124	32444	956	856	1812	806	733	1539	150	123	273
1938	a	16740	16220	32960	803	730	1533	661	599	1260	142	131	273

Tabelle XXI. *Baden.*

1892	a			37474			4604			4498			106
	r			*221,0*			*27,0*			*27,0*			*0,6*
1893	a			41436			4784			4659			125
	r			*246,0*			*28,0*			*28,0*			*0,7*
1894	a			39583			5059			4940			119
	r			*232,0*			*29,0*			*29,0*			*0,7*
1895	a			37513			4838			4715			123
	r			*218,0*			*28,0*			*27,0*			*0,7*
1896	a			34986			4810			4698			112
	r			*201,0*			*28,0*			*27,0*			*0,6*
1897	a			37422			4687			4554			133
	r			*208,0*			*27,0*			*26,0*			*0,8*
1898	a			38575			4639			4469			170
	r			*219,0*			*26,0*			*25,0*			*1,0*
1899	a			37577			4381			4263			118
	r			*205,0*			*24,0*			*23,0*			*0,6*
1900	a			41566			4506			4378			128
	r			*223,0*			*24,0*			*23,0*			*0,7*
1901	a			40060			4407			4283			124
	r			*211,0*			*23,0*			*23,0*			*0,7*
1902	a			38149			4486			4359			127
	r			*199,0*			*23,0*			*23,0*			*0,7*

Jahr		Gestorbene insgesamt			Tuberkulose insgesamt			Tuberkulose der Lungen			Tuberkulose anderer Organe		
		m	w	zus.	m	w	zus.	m	w	zus.	m	w	zus.
1	2	3	4	5	6	7	8	9	10	11	12	13	14
1903	a			39633			4368			4231			137
	r			*204,0*			*22,0*			*22,0*			*0,7*
1904	a			40214			4454			4303			151
	r			*204,0*			*23,0*			*22,0*			*0,8*
1905	a	20429	19581	40010	2530	2543	5073	2024	2042	4066	506	501	1007
	r	*204,9*	*193,1*	*199,0*	*25,3*	*25,4*	*25,3*	*20,3*	*20,2*	*20,2*	*5,0*	*5,0*	*5,0*
1906	a	19820	19067	38887	2399	2406	4805	1903	1914	3817	496	492	988
	r	*198,8*	*188,1*	*193,4*	*23,8*	*23,4*	*23,6*	*18,9*	*18,6*	*18,7*	*4,9*	*4,7*	*4,9*
1907	a	19612	18621	38233	2315	2420	4735	1808	1917	3725	507	503	1010
	r	*192,4*	*179,6*	*186,0*	*22,6*	*23,2*	*22,9*	*17,7*	*18,4*	*18,0*	*5,0*	*4,8*	*4,9*
1908	a	19284	18593	37877	2275	2379	4654	1774	1905	3679	501	474	975
	r	*186,6*	*176,9*	*181,7*	*22,0*	*22,7*	*22,3*	*17,2*	*18,2*	*17,6*	*4,9*	*4,5*	*4,7*
1909	a	19320	18406	37726	2224	2420	4644	1741	1857	3598	493	563	1046
	r	*185,5*	*173,1*	*179,2*	*21,3*	*22,7*	*22,0*	*16,7*	*17,7*	*17,0*	*4,6*	*5,2*	*5,0*
1910	a	18147	17536	35683	2130	2388	4518	1644	1868	3512	486	520	1006
	r	*171,3*	*161,9*	*166,5*	*20,1*	*20,2*	*20,2*	*15,5*	*15,4*	*15,5*	*4,6*	*4,7*	*4,7*
1911	a	18622	17793	36415	2091	2266	4357	1641	1795	3436	450	471	921
	r				*19,6*	*20,8*	*20,2*	*15,4*	*16,4*	*15,9*	*4,2*	*4,3*	*4,3*
1912	a	17403	16665	34068	2045	2179	4224	1596	1723	3319	449	456	905
	r				*19,0*	*19,7*	*19,3*	*14,8*	*15,6*	*15,2*	*4,2*	*4,1*	*4,1*
1913	a	16916	16529	33445	1859	2179	4038	1450	1721	3171	409	458	867
	r				*17,0*	*19,7*	*18,2*	*13,3*	*15,4*	*14,3*	*3,7*	*4,1*	*3,9*
1914	a	16720	16069	32789	1836	1953	3789	1473	1524	2997	363	429	792
1915	a	16982	16678	33660	1905	2168	4073	1516	1732	3248	389	436	825
1916	a	15543	15868	31411	1932	2206	4138	1488	1749	3237	444	457	901

1917	a	16976	17688	34664	2193	2638	4831	1784	2185	3969	409	453	862
1918	a	18402	22044	40446	2181	2811	4992	1808	2333	4141	373	478	851
1919	a	16143	17356	33499	2278	2758	5036	1862	2270	4132	416	488	904
	r	*153,5*	*150,0*	*151,7*	*21,6*	*23,9*	*22,8*	*17,7*	*19,6*	*18,7*	*4,0*	*4,2*	*4,1*
1920	a	15878	16875	32753	1785	2301	4086	1418	1874	3292	367	427	794
	r	*147,4*	*144,6*	*145,9*	*16,6*	*19,7*	*18,3*	*13,2*	*16,1*	*14,7*	*3,4*	*3,6*	*3,6*
1921	a	15714	15825	31539	1670	2061	3731	1343	1636	3029	327	375	702
	r	*144,0*	*134,2*	*138,9*	*15,2*	*17,4*	*16,3*	*12,3*	*14,3*	*13,3*	*2,9*	*3,1*	*3,1*
1922	a	15782	16057	31839	1665	1991	3656	1316	1639	2955	349	352	701
	r	*142,9*	*135,0*	*138,8*	*15,0*	*16,8*	*15,9*	*11,9*	*13,8*	*12,9*	*3,1*	*3,0*	*3,1*
1923	a	16086	16134	32220	1790	2123	3913	1468	1743	3211	322	380	702
	r	*144,5*	*134,7*	*139,4*	*16,1*	*17,7*	*16,9*	*13,2*	*14,6*	*13,9*	*2,9*	*3,1*	*3,0*
1924	a	14286	15031	29317	1413	1817	3230	1126	1456	2582	287	361	648
	r	*127,5*	*124,8*	*126,1*	*12,6*	*15,1*	*13,9*	*10,1*	*12,1*	*11,1*	*2,6*	*3,0*	*2,8*
1925	a	14599	14448	29047	1245	1541	2786	1004	1243	2247	241	298	539
	r	*130,9*	*120,7*	*125,6*	*11,2*	*12,9*	*12,0*	*9,0*	*10,4*	*9,7*	*2,2*	*2,5*	*2,3*
1926	a	14110	13939	28049	1136	1332	2468	920	1064	1984	216	268	484
	r	*125,6*	*115,7*	*120,5*	*10,1*	*11,0*	*10,6*	*8,2*	*8,8*	*8,5*	*1,9*	*2,2*	*2,1*
1927	a	14154	14027	28181	1129	1206	2335	899	979	1878	230	227	457
	r	*125,5*	*116,0*	*120,3*	*10,1*	*10,0*	*10,1*	*8,0*	*8,1*	*8,0*	*2,1*	*1,9*	*2,0*
1928	a	14033	13603	27636	1076	1220	2296	852	945	1797	224	275	499
	r	*123,8*	*112,0*	*114,7*	*9,5*	*10,1*	*9,8*	*7,5*	*7,8*	*7,6*	*2,0*	*2,3*	*2,1*
1929	a	15282	14590	29872	1098	1073	2171	868	884	1752	230	189	419
	r	*134,2*	*119,6*	*126,9*	*9,6*	*8,7*	*9,2*	*7,6*	*7,2*	*7,4*	*2,0*	*1,5*	*1,8*
1930	a	13793	13045	26838	1014	998	2012	810	804	1614	204	194	398
	r	*120,4*	*106,4*	*113,4*	*8,8*	*8,2*	*8,5*	*7,1*	*6,6*	*6,8*	*1,7*	*1,6*	*1,6*
1931	a	13928	13438	27366	969	987	1956	790	703	1583	179	194	373
	r	*120,8*	*109,0*	*114,9*	*8,4*	*8,0*	*8,2*	*6,9*	*6,4*	*6,6*	*1,5*	*1,6*	*1,6*
1932	a	13172	12942	26114	1008	974	1982	844	797	1641	164	177	341
	r	*113,6*	*104,5*	*109,0*	*8,7*	*7,8*	*8,3*	*7,3*	*6,4*	*6,9*	*1,4*	*1,4*	*1,4*

Jahr		Gestorbene insgesamt			Tuberkulose insgesamt			Tuberkulose der Lungen			Tuberkulose anderer Organe		
		m	w	zus.	m	w	zus.	m	w	zus.	m	w	zus.
1	2	3	4	5	6	7	8	9	10	11	12	13	14
1933	a	13085	13237	26322	863	921	1784	725	721	1446	138	200	338
	r	*112,0*	*107,0*	*109,5*	*7,4*	*7,4*	*7,4*	*6,2*	*5,8*	*6,0*	*1,2*	*1,6*	*1,4*
1934	a	13327	12754	26081	915	894	1809	740	702	1442	175	192	367
	r	*113,4*	*101,9*	*107,6*	*7,8*	*6,1*	*6,0*	*6,3*	*4,6*	*5,5*	*1,5*	*1,5*	*1,5*
1935	a	14888	14744	29632	859	939	1798	708	766	1474	151	173	324
1936	a	14482	13931	28413	897	858	1755	738	693	1431	159	165	324
1937	a	14716	14443	29159	865	828	1693	719	677	1396	146	151	297
1938	a	15091	14572	29663	865	805	1670	703	630	1333	162	175	337

Tabelle XXII. *Hessen.*

Jahr		Gestorbene m	Gestorbene w	Gestorbene zus.	Tuberkulose insg. m	Tuberkulose insg. w	Tuberkulose insg. zus.	Lungen m	Lungen w	Lungen zus.	andere Organe m	andere Organe w	andere Organe zus.
1892	a			22232			3017			2422			595
	r			*221,0*			*30,0*			*24,0*			*5,9*
1893	a			23519			3401			2730			671
	r			*232,0*			*34,0*			*27,0*			*6,6*
1894	a			20224			3354			2664			690
	r			*197,0*			*33,0*			*26,0*			*6,7*
1895	a			20216			3406			2671			735
	r			*195,0*			*33,0*			*26,0*			*7,1*
1896	a			19566			3270			2537			733
	r			*188,0*			*31,0*			*24,0*			*7,0*
1897	a			19946			3330			2616			714
	r			*192,0*			*32,0*			*25,0*			*6,9*
1898	a			20383			3169			2468			701
	r			*192,0*			*30,0*			*23,0*			*6,6*

1899	a			19986			3055			2337			718
	r			*182,0*			*28,0*			*21,0*			*6,6*
1900	a			21710			3354			2628			726
	r			*194,0*			*30,0*			*24,0*			*6,5*
1901	a			20194			3193			2440			753
	r			*180,0*			*29,0*			*22,0*			*6,7*
1902	a			20743			3304			2529			775
	r			*181,0*			*29,0*			*22,0*			*7,0*
1903	a			20920			3300			2497			803
	r			*180,0*			*28,0*			*21,0*			*6,9*
1904	a			20765			3298			2562			736
	r			*176,0*			*28,0*			*22,0*			*6,3*
1905	a	10798	10073	20871	1553	1558	3111	1225	1148	2373	328	410	738
	r	*178,7*	*166,5*	*172,6*	*25,7*	*25,5*	*25,6*	*20,3*	*18,7*	*19,6*	*5,4*	*6,8*	*6,1*
1906	a	10325	9617	19942	1570	1532	3102	1218	1143	2361	352	389	741
	r	*171,1*	*158,9*	*164,9*	*26,0*	*25,3*	*25,7*	*20,1*	*18,9*	*19,6*	*5,8*	*6,4*	*6,1*
1907	a	10051	9650	19701	1387	1477	2864	1036	1090	2126	351	387	738
	r	*162,4*	*155,9*	*159,2*	*22,4*	*23,9*	*23,2*	*16,7*	*17,6*	*17,2*	*5,7*	*6,3*	*6,0*
1908	a	10005	9540	19545	1392	1464	2856	1096	1094	2190	296	370	666
	r	*159,2*	*152,0*	*155,6*	*22,2*	*23,4*	*22,8*	*17,5*	*17,5*	*17,5*	*4,7*	*5,9*	*5,3*
1909	a	9800	9394	19194	1261	1329	2590	937	975	1912	324	354	678
	r	*155,7*	*148,6*	*152,1*	*20,0*	*21,0*	*20,5*	*14,9*	*15,4*	*15,1*	*5,1*	*5,6*	*5,4*
1910	a	9006	8990	17996	1136	1249	2385	856	955	1811	280	294	574
	r	*140,9*	*139,8*	*140,4*	*17,7*	*19,4*	*18,7*	*13,4*	*14,8*	*14,2*	*4,8*	*5,2*	*5,1*
1911	a	9486	9089	18575	1178	1211	2389	872	906	1778	306	305	611
	r				*18,1*	*18,7*	*18,3*	*13,6*	*14,0*	*13,7*	*4,8*	*4,8*	*4,8*
1912	a	8915	8795	17710	1074	1140	2214	823	856	1679	251	284	535
	r				*16,5*	*17,3*	*17,1*	*12,7*	*13,1*	*12,9*	*3,9*	*4,4*	*4,1*
1913	a	8661	8185	16846	1056	1119	2175	810	844	1654	246	275	521
	r				*16,0*	*16,8*	*16,4*	*12,3*	*12,7*	*12,4*	*3,7*	*4,1*	*3,9*
1914	a	8755	8362	17117	1039	1058	2097	765	816	1581	274	242	516

Jahr		Gestorbene insgesamt			Tuberkulose insgesamt			Tuberkulose der Lungen			Tuberkulose anderer Organe		
		m	w	zus.	m	w	zus.	m	w	zus.	m	w	zus.
1	2	3	4	5	6	7	8	9	10	11	12	13	14
1915	a	9057	8802	17859	1118	1188	2306	878	896	1774	240	292	532
1916	a	8326	8638	16964	1121	1292	2413	878	981	1859	243	311	554
1917	a	9352	10033	19385	1276	1626	2902	1013	1282	2295	263	344	607
1918	a	10061	12078	22139	1353	1764	3117	1098	1431	2529	255	333	588
1919	a	9032	9742	18774	1390	1722	3112	1105	1372	2477	285	350	635
	r	*146,5*	*144,4*	*145,4*	*22,6*	*25,5*	*24,1*	*17,9*	*20,2*	*19,2*	*4,6*	*5,2*	*4,9*
1920	a	8872	9135	18007	1000	1200	2200	771	956	1727	229	244	473
	r	*140,5*	*134,4*	*137,3*	*15,8*	*17,7*	*16,9*	*12,2*	*14,1*	*13,2*	*3,6*	*3,6*	*3,6*
1921	a	8103	8396	16499	974	1090	2064	776	853	1629	198	237	435
	r	*126,7*	*122,4*	*124,5*	*15,2*	*15,8*	*15,6*	*12,1*	*12,4*	*12,3*	*3,1*	*3,4*	*3,3*
1922	a	8616	8677	17293	936	1081	2017	745	873	1618	191	208	399
	r	*133,4*	*125,4*	*129,3*	*14,5*	*15,3*	*15,1*	*11,5*	*12,6*	*12,1*	*3,0*	*2,7*	*3,0*
1923	a	8127	8079	16206	925	1055	1980	718	841	1559	207	214	421
	r	*124,7*	*116,0*	*120,2*	*14,2*	*15,2*	*14,7*	*11,0*	*12,1*	*11,6*	*3,2*	*3,1*	*3,1*
1924	a	7452	7835	15287	747	879	1626	588	693	1281	159	186	345
	r	*113,3*	*111,8*	*112,5*	*11,3*	*12,5*	*12,0*	*8,9*	*9,9*	*9,4*	*2,4*	*2,6*	*2,5*
1925	a	7450	7561	15011	707	753	1460	533	588	1121	174	165	339
	r	*113,6*	*109,4*	*111,4*	*10,8*	*10,9*	*10,8*	*8,1*	*8,5*	*8,3*	*2,7*	*2,4*	*2,5*
1926	a	7385	7342	14727	572	671	1243	435	527	962	137	144	281
	r	*111,6*	*105,3*	*108,4*	*8,7*	*9,6*	*9,2*	*6,6*	*7,6*	*7,1*	*2,1*	*2,0*	*2,1*
1927	a	7579	7726	15305	493	631	1124	368	488	856	125	143	268
	r	*114,2*	*110,8*	*112,5*	*7,5*	*9,1*	*8,3*	*5,6*	*7,0*	*6,3*	*1,9*	*2,1*	*2,0*
1928	a	7550	7673	15223	547	584	1131	406	463	869	141	121	262
	r	*113,3*	*109,7*	*111,5*	*8,2*	*8,3*	*8,3*	*6,1*	*6,6*	*6,4*	*2,1*	*1,7*	*1,9*

1929	a	8194	8190	16384	496	581	1077	409	454	863	87	127	214
	r	*122,4*	*116,7*	*119,5*	*7,4*	*8,3*	*7,9*	*6,1*	*6,5*	*6,3*	*1,3*	*1,8*	*1,5*
1930	a	7100	7101	14201	455	499	954	353	399	752	102	100	202
	r	*105,5*	*100,7*	*103,0*	*6,7*	*7,1*	*6,9*	*5,2*	*5,7*	*5,5*	*1,5*	*1,4*	*1,5*
1931	a	7364	7446	14810	477	452	929	390	347	737	87	105	192
	r	*108,6*	*105,0*	*106,8*	*7,0*	*6,4*	*6,7*	*5,8*	*4,9*	*5,3*	*1,3*	*1,5*	*1,4*
1932	a	7224	7062	14286	453	443	896	366	347	713	87	96	183
	r	*105,8*	*99,1*	*102,4*	*6,7*	*6,2*	*6,4*	*5,4*	*5,9*	*5,1*	*1,3*	*1,3*	*1,3*
1933	a	7403	7262	14665	449	432	881	364	343	707	85	89	174
	r	*106,0*	*99,3*	*102,6*	*6,4*	*5,9*	*6,2*	*5,2*	*4,7*	*5,0*	*1,2*	*1,2*	*1,2*
1934	a	7244	7228	14472	399	420	819	324	336	660	75	84	159
	r	*103,1*	*98,4*	*100,7*	*5,7*	*5,7*	*5,7*	*4,6*	*4,6*	*4,6*	*1,1*	*1,1*	*1,1*
1935	a	8061	7916	15977	450	436	886	381	356	737	69	80	149
1936	a	8134	7889	16023	430	411	841	348	334	682	82	77	159
1937	a	8047	7783	15830	425	380	805	345	287	632	80	93	173
1938	a	8070	7899	15969	404	329	733	313	251	564	91	78	169

Tabelle XXIII. *Hamburg.*

1892	a			25395			1839			1522			317
	r			*388,0*			*28,0*			*23,0*			*4,8*
1893	a			12977			1679			1436			243
	r			*196,0*			*25,0*			*22,0*			*3,7*
1894	a			11791			1521			1302			219
	r			*177,0*			*23,0*			*20,0*			*3,3*
1895	a			12726			1835			1417			418
	r			*187,0*			*27,0*			*21,0*			*6,1*
1896	a			11843			1791			1412			379
	r			*174,0*			*26,0*			*21,0*			*5,6*

Jahr		Gestorbene insgesamt			Tuberkulose insgesamt			Tuberkulose der Lungen			Tuberkulose anderer Organe		
		m	w	zus.	m	w	zus.	m	w	zus.	m	w	zus.
1	2	3	4	5	6	7	8	9	10	11	12	13	14
1897	a			12002			1734			1425			309
	r			*176,0*			*25,0*			*21,0*			*4,5*
1898	a			12587			1636			1293			343
	r			*177,0*			*23,0*			*18,0*			*4,8*
1899	a			12851			1739			1443			296
	r			*173,0*			*23,0*			*19,0*			*4,0*
1900	a			13227			1837			1503			334
	r			*172,0*			*24,0*			*20,0*			*4,4*
1901	a			13321			1702			1385			317
	r			*173,0*			*22,0*			*18,0*			*4,1*
1902	a			12915			1732			1426			306
	r			*162,0*			*22,0*			*18,0*			*3,8*
1903	a			13511			1632			1328			304
	r			*166,0*			*20,0*			*16,0*			*4,0*
1904	a			13011			1581			1289			292
	r						*18,8*			*15,3*			*3,5*
1905	a	7179	6392	13571	992	732	1724	794	548	1342	198	184	382
	r	*165,6*	*144,8*	*155,1*	*23,0*	*16,6*	*19,7*	*18,3*	*12,4*	*15,4*	*4,6*	*4,2*	*4,4*
1906	a	7311	6190	13501	965	688	1653	765	538	1303	200	150	350
	r	*168,6*	*140,1*	*154,3*	*21,6*	*15,1*	*18,4*	*17,1*	*11,8*	*14,4*	*4,5*	*3,3*	*3,9*
1907	a	7248	6248	13496	965	734	1699	783	571	1354	182	163	345
	r	*160,4*	*136,8*	*148,5*	*20,9*	*15,6*	*18,2*	*16,9*	*12,2*	*14,5*	*3,9*	*3,5*	*3,7*
1908	a	7722	6532	14254	935	680	1615	748	499	1247	187	181	368
	r	*162,1*	*135,4*	*148,7*	*19,6*	*14,1*	*16,9*	*15,7*	*10,4*	*13,0*	*3,9*	*3,7*	*3,8*
1909	a	7513	6458	13971	924	661	1585	745	501	1246	179	160	339
	r	*153,1*	*130,1*	*141,6*	*18,8*	*13,3*	*16,1*	*15,2*	*10,1*	*12,6*	*3,6*	*3,2*	*3,4*
1910	a	7495	6501	13996	879	722	1601	673	554	1227	206	168	374
	r	*148,4*	*127,5*	*137,9*	*17,4*	*14,2*	*15,8*	*13,3*	*10,9*	*12,1*	*4,1*	*3,3*	*3,7*

1911	a	8020	7020	15040	911	688	1599	743	499	1242	168	189	357
	r				*17,8*	*13,3*	*15,5*	*14,5*	*9,6*	*12,0*	*3,3*	*3,7*	*3,5*
1912	a	7675	6596	14271	924	705	1629	752	525	1277	172	180	352
	r				*17,8*	*13,4*	*15,4*	*14,4*	*9,9*	*12,1*	*3,3*	*3,4*	*3,4*
1913	a	7429	6383	13812	913	622	1535	740	477	1217	173	145	318
	r				*17,1*	*11,6*	*14,1*	*13,8*	*8,8*	*11,3*	*3,2*	*2,7*	*2,9*
1914	a	7624	6649	14273	878	686	1564	695	535	1230	183	151	334
	r									*11,2*			*3,0*
1915	a	7023	6681	13704	883	752	1635	692	586	1278	191	166	357
	r									*12,6*			*3,5*
1916	a	6251	6595	12846	837	789	1626	668	647	1315	169	142	311
	r									*14,2*			*3,4*
1917	a	8206	7555	15761	1140	1087	2227	944	858	1802	196	229	425
	r									*20,1*			*4,7*
1918	a	7819	8947	16766	1182	1094	2276	1016	901	1917	166	193	359
	r									*21,9*			*4,7*
1919	a	7401	7780	15181	1156	1107	2263	980	927	1907	176	180	356
	r	*150,0*	*139,6*	*144,3*	*23,4*	*19,9*	*21,6*	*19,9*	*16,6*	*18,2*	*3,6*	*3,2*	*3,4*
1920	a	7143	7538	14681	820	795	1615	694	618	1312	126	177	303
	r	*140,2*	*132,9*	*136,4*	*16,3*	*14,0*	*15,0*	*13,8*	*10,9*	*12,2*	*2,5*	*3,1*	*2,8*
1921	a	6581	6601	13182	745	677	1422	627	561	1188	118	116	234
	r	*126,9*	*115,3*	*120,8*	*14,3*	*11,8*	*13,0*	*12,1*	*9,8*	*10,9*	*2,2*	*2,0*	*2,1*
1922	a	7489	7355	14844	799	748	1547	687	644	1331	112	104	216
	r	*137,5*	*125,5*	*131,3*	*14,7*	*12,7*	*13,7*	*12,6*	*11,0*	*11,8*	*2,1*	*1,7*	*1,9*
1923	a	7130	6999	14129	946	803	1749	785	654	1439	161	149	310
	r	*129,2*	*118,6*	*123,7*	*17,1*	*13,6*	*15,3*	*14,2*	*11,1*	*12,6*	*2,9*	*2,5*	*2,7*
1924	a	6646	6504	13150	783	731	1514	645	587	1232	138	144	282
	r	*131,7*	*116,1*	*123,5*	*15,7*	*13,1*	*14,2*	*12,8*	*10,5*	*11,6*	*2,7*	*2,6*	*2,6*
1925	a	6674	6323	12997	669	616	1285	571	528	1099	98	88	186
	r	*121,1*	*103,2*	*112,8*	*12,2*	*10,3*	*11,2*	*10,4*	*8,8*	*9,5*	*1,8*	*1,5*	*1,6*
1926	a	6558	6306	12864	621	573	1194	531	473	1004	90	100	190
	r	*118,9*	*104,9*	*111,4*	*11,2*	*9,6*	*10,4*	*9,6*	*7,9*	*8,7*	*1,6*	*1,7*	*1,7*

Jahr		Gestorbene insgesamt			Tuberkulose insgesamt			Tuberkulose der Lungen			Tuberkulose anderer Organe		
		m	w	zus.	m	w	zus.	m	w	zus.	m	w	zus.
1	2	3	4	5	6	7	8	9	10	11	12	13	14
1927	a	6954	6779	13733	625	576	1201	526	481	1007	99	95	194
	r	*122,3*	*109,7*	*115,7*	*10,9*	*9,3*	*10,1*	*9,2*	*7,8*	*8,5*	*1,7*	*1,5*	*1,6*
1928	a	6982	6741	13723	602	576	1178	519	493	1012	83	83	166
	r	*120,8*	*107,4*	*113,9*	*10,4*	*9,2*	*9,8*	*9,0*	*7,9*	*8,4*	*1,4*	*1,3*	*1,4*
1929	a	7588	7293	14881	618	527	1145	520	435	955	98	92	190
	r	*129,4*	*114,7*	*121,9*	*10,6*	*8,3*	*9,4*	*8,9*	*6,8*	*7,9*	*1,7*	*1,5*	*1,6*
1930	a	7112	6660	13772	590	419	1009	509	356	865	81	63	144
	r	*120,4*	*101,0*	*110,7*	*10,0*	*6,6*	*8,1*	*8,6*	*5,6*	*7,0*	*1,4*	*1,0*	*1,2*
1931	a	7148	6932	14080	623	477	1100	552	392	944	71	85	156
	r	*121,4*	*108,5*	*114,9*	*10,6*	*7,4*	*9,0*	*9,4*	*6,1*	*7,7*	*1,2*	*1,3*	*1,3*
1932	a	6796	6650	13446	558	505	1063	484	445	929	74	60	134
	r	*115,9*	*104,5*	*110,2*	*9,6*	*7,9*	*8,8*	*8,3*	*7,0*	*7,7*	*1,3*	*0,94*	*1,1*
1933	a	6724	6606	13330	520	414	934	467	359	826	53	55	108
	r	*115,5*	*103,8*	*109,4*	*8,9*	*6,5*	*7,7*	*8,0*	*5,6*	*6,8*	*0,91*	*0,86*	*0,88*
1934	a	6785	6440	13225	481	405	886	437	351	788	44	54	98
	r	*116,4*	*101,0*	*108,7*	*8,2*	*6,3*	*7,3*	*7,5*	*5,5*	*6,5*	*0,75*	*0,84*	*0,80*
1935	a	7234	6990	14224	500	353	853	442	311	753	58	42	100
	r									*6,3*			*0,8*
1936	a	7402	7435	14837	546	429	975	485	375	860	61	54	115
	r									*7,2*			*1,0*
1937	a	10438	9904	20342	695	484	1179	620	423	1043	75	61	136
	r									*6,21*			*0,81*
1938	a	10524	9895	20419	663	444	1107	592	387	979	71	57	128
	r									*5,76*			*0,75*
1939	a	11283	10490	21773	695	430	1125	622	368	990	73	62	135
	r	*137,0*	*118,0*	*127,0*	*8,5*	*4,8*	*6,58*	*7,6*	*4,1*	*5,8*	*0,89*	*0,70*	*0,79*

1936 Altona und andere Gebiete eingegliedert.

Tabelle XXIII a. *Hamburg von 1820 bis 1950.*

Jahr	Tuberkulose Atmungsorgane absol.	Tuberkulose Atmungsorgane auf 10000 E.
1820	577	45,5
1821	643	50,2
1822	825	63,6
1823	905	68,9
1824	813	61,2
1825	668	50,4
1826	1032	75,5
1827	1013	73,0
1828	972	69,1
1829	1089	76,4
1830	1096	75,9
1831	886	60,9
1832	854	58,4
1833	931	66,2
1834	840	56,6
1835	809	54,1
1836	823	54,6
1837	987	65,0
1838	909	59,4
1839	884	57,4
1840	854	55,1
1841	.	.
1842	1108	69,4
1843	913	56,3
1844	973	59,2
1845	1083	64,9
1846	1043	62,0
1847	1053	62,2
1848	1027	61,4
1849	1017	60,5
1850	924	54,0

Jahr	Tuberkulose: Atmungsorgane absol.	Atmungsorgane auf 10000 E.	andere Organe absol.	andere Organe auf 10000 E.
1851	903	51,2		
1852	890	49,9		
1853	1026	56,2		
1854	892	48,4		
1855	947	51,0		
1856	848	45,1		
1857	969	50,4		
1858	872	44,9		
1859	720	36,6		
1860	848	42,7		
1861	732	36,2		
1862	690	33,9		
1863	769	37,5		
1864	874	41,8		
1865	943	44,6		
1866	903	41,3		
1867	768	34,2		
1868	889	38,8		
1869	892	38,2		
1870	953	40,9		
1871[1]	1115	46,6		
1871[1]	1310	38,6	193	5,7
1872	1179	34,8	192	5,5
1873	1207	34,7	255	7,1
1874	1208	33,8	310	8,4
1875	1281	34,6	296	7,6
1876	1212	31,2	306	7,7
1877	1301	33,0	308	7,5
1878	1368	33,7	247	5,9
1879	1397	33,5	291	6,7
1880	1348	31,5	310	6,8

Jahr	Tuberkulose: Atmungsorgane absol.	Atmungsorgane auf 10000 E.	andere Organe absol.	andere Organe auf 10000 E.
1881	1429	31,5	336	7,3
1882	1423	30,9	305	6,4
1883	1568	33,1	307	6,3
1884	1691	34,8	314	6,3
1885	1623	32,4	303	5,8
1886	1597	30,8	344	6,5
1887	1633	30,9	297	5,4
1888	1681	30,9	303	5,3
1889	1518	26,8	279	4,7
1890	1552	26,2	301	4,8
1891	1647	26,5	318	5,0
1892	1616	25,3	348	5,4
1893	1523	24,0	254	3,9
1894	1367	21,1	267	4,0
1895	1417	21,4	418	6,2
1896	1412	20,7	379	5,5
1897	1425	20,1	309	4,3
1898	1293	17,8	343	4,7
1899	1443	19,4	296	4,0
1900	1503	19,8	334	4,4
1901	1385	17,8	317	4,1
1902	1426	17,9	306	3,8
1903	1328	16,3	304	3,7
1904	1289	15,5	292	3,5
1905	1342	15,6	382	4,4
1906	1303	14,6	350	3,9
1907	1354	14,7	345	3,1
1908	1247	13,2	368	3,9
1909	1246	12,9	339	3,5
1910	1227	12,3	374	3,7

[1] vgl. Anm. a. S. 170.

Jahr	Tuberkulose			
	Atmungsorgane		andere Organe	
	absol.	auf 10000 E.	absol.	auf 10000 E.
1911	1242	12,1	357	3,5
1912	1277	12,2	352	3,4
1913	1217	11,3	318	2,9
1914	1230	11,2	334	3,0
1915	1278	12,6	357	3,5
1916	1311	14,2	311	3,4
1917	1802	20,1	425	4,7
1918	1917	21,9	359	4,1
1919	1792	18,7	340	3,5
1920	1312	12,1	303	2,8
1921	1188	10,8	234	2,1
1922	1331	11,9	216	1,9
1923	1439	12,7	310	2,7
1924	1232	10,8	282	2,5
1925	1099	9,6	186	1,6
1926	1004	8,6	190	1,6
1927	1007	8,5	194	1,6
1928	1012	8,4	166	1,4
1929	955	7,8	190	1,6
1930	865	7,0	144	1,2

Jahr	Tuberkulose			
	Atmungsorgane		andere Organe	
	absol.	auf 10000 E.	absol.	auf 10000 E.
1931	944	7,7	156	1,3
1932	929	7,6	134	1,1
1933	826	6,8	108	0,9
1934	788	6,5	98	0,8
1935	753	6,3	100	0,8
1936	860	7,2	115	1,0
1937	1043	6,21	136	0,81
1938	979	5,76	128	0,75
1939	990	5,79	135	0,79
1940	1049	6,4	164	1,0
1941	1082	6,8	166	1,0
1942	1195	7,7	167	1,1
1943	945	7,3	154	1,2
1944	747	6,9	120	1,1
1945	1045	8,6	171	1,4
1946	1008	7,2	174	1,2
1947	1020	7,08	137	0,95
1948	919	6,16	98	0,66
1949	707	4,59	86	0,56
1950	578	3,64	51	0,32

Von 1820 bis 1871 handelt es sich um die Sterbefälle im Gebiet der inneren Stadt und der Vorstädte (St. Pauli, St. Georg).

Von 1871 bis 1936 beziehen sich die Zahlen auf das Gesamtgebiet der ehemaligen freien und Hansestadt Hamburg, ab 1937 auf das jetzige Gebiet der Hansestadt Hamburg (Groß-Hamburg).

Der Unterschied in der Sterblichkeit für das Jahr 1871 im Gebiet der inneren Stadt gegenüber dem gesamten Staatsgebiet ist wohl darauf zurückzuführen, daß das übrige Gebiet damals größtenteils ländlich besiedelt war und daher nur eine geringe Sterblichkeit aufwies.

1943—46 dürfte die tatsächliche Sterblichkeit um etwa 10—15% höher liegen, da die in den außerhalb Hamburgs gelegenen Heilstätten gestorbenen Hamburger nicht berücksichtigt wurden.

Tabelle XXIV. *Bremen.*

Jahr		Gestorbene insgesamt			Tuberkulose insgesamt			Tuberkulose der Lungen			Tuberkulose anderer Organe		
		m	w	zus.	m	w	zus.	m	w	zus.	m	w	zus.
1	2	3	4	5	6	7	8	9	10	11	12	13	14
1892	a			3625			659			485			174
	r			*196,0*			*36,0*			*26,0*			*9,4*
1893	a			3645			667			487			180
	r			*195,0*			*36,0*			*26,0*			*9,6*

Jahr													
1894	a			3321			680			489			191
	r			*173,0*			*35,0*			*25,0*			*10,0*
1895	a			3537			692			542			150
	r			*180,0*			*35,0*			*28,0*			*7,6*
1896	a			3371			671			521			150
	r			*172,0*			*34,0*			*27,0*			*7,7*
1897	a			3401			600			415			185
	r			*173,0*			*31,0*			*21,0*			*9,2*
1898	a			3657			673			505			168
	r			*179,0*			*33,0*			*25,0*			*8,2*
1899	a			3575			630			478			152
	r			*165,0*			*29,0*			*22,0*			*7,0*
1900	a			4015			687			520			167
	r			*179,0*			*31,0*			*23,0*			*7,4*
1901	a			4112			712			516			196
	r			*183,0*			*32,0*			*23,0*			*8,7*
1902	a			3959			670			482			188
	r			*169,0*			*29,0*			*21,0*			*8,0*
1903	a			4114			735			538			197
	r			*172,0*			*31,0*			*23,0*			*8,2*
1904	a			4339			735			561			174
	r			*177,0*			*29,0*			*23,0*			*7,0*
1905	a	2321	2008	4329	345	325	670	257	239	496	88	86	174
	r	*176,1*	*152,5*	*164,3*	*26,2*	*24,8*	*25,5*	*19,5*	*18,2*	*18,9*	*6,7*	*6,5*	*6,6*
1906	a	2334	1981	4315	370	297	667	273	202	475	97	95	192
	r	*177,1*	*150,4*	*163,8*	*27,4*	*21,9*	*24,6*	*20,1*	*14,9*	*17,6*	*7,2*	*7,0*	*7,1*
1907	a	2364	2077	4441	378	286	664	266	212	478	112	74	186
	r	*170,9*	*151,2*	*161,1*	*27,3*	*20,5*	*23,9*	*19,2*	*15,2*	*17,2*	*8,1*	*5,3*	*6,7*
1908	a	2416	2095	4511	336	290	626	242	200	442	94	90	184
	r	*170,3*	*146,2*	*158,2*	*23,7*	*20,2*	*21,9*	*17,1*	*14,0*	*15,5*	*6,6*	*6,3*	*6,4*
1909	a	2238	1950	4188	341	289	630	201	217	478	80	72	152
	r	*153,8*	*132,5*	*143,3*	*23,4*	*19,7*	*21,5*	*17,9*	*14,7*	*16,3*	*5,5*	*4,9*	*5,2*

Jahr		Gestorbene insgesamt			Tuberkulose insgesamt			Tuberkulose der Lungen			Tuberkulose anderer Organe		
		m	w	zus.	m	w	zus.	m	w	zus.	m	w	zus.
1	2	3	4	5	6	7	8	9	10	11	12	13	14
1910	a	2239	1981	4220	328	317	645	219	216	435	109	101	210
	r	*150,7*	*131,2*	*140,9*	*21,9*	*21,0*	*21,4*	*14,7*	*14,3*	*14,5*	*7,2*	*6,7*	*6,9*
1911	a	2338	2112	4450	353	337	690	269	248	517	84	89	173
	r				*23,6*	*22,0*	*22,8*	*17,9*	*16,2*	*17,0*	*5,6*	*5,8*	*5,7*
1912	a	2420	2126	4546	303	285	588	207	201	408	96	84	180
	r				*20,0*	*18,0*	*18,8*	*13,5*	*12,8*	*13,1*	*6,3*	*5,3*	*5,8*
1913	a	2267	2028	4295	298	277	575	211	204	415	87	73	160
	r				*18,9*	*17,1*	*18,1*	*13,4*	*12,7*	*13,2*	*5,6*	*4,5*	*5,0*
1914	a	2267	2047	4314	312	281	593	233	203	436	79	78	157
1915	a	1982	1990	3972	289	320	609	225	237	462	64	83	147
1916	a	1957	2083	4040	303	349	652	217	258	475	86	91	177
1917	a	2367	2421	4788	406	460	866	316	358	674	90	102	192
1918	a	2424	2900	5324	393	509	902	312	390	702	81	119	200
1919	a	2427	2456	4883	440	491	931	342	366	708	98	125	223
	r	*163,5*	*150,8*	*156,9*	*29,6*	*30,2*	*30,0*	*23,0*	*22,5*	*22,8*	*6,6*	*7,7*	*7,2*
1920	a	2273	2464	4737	311	396	707	237	316	553	74	80	154
	r	*149,6*	*150,5*	*150,1*	*20,4*	*24,2*	*22,3*	*15,6*	*19,3*	*17,5*	*4,8*	*4,9*	*4,8*
1921	a	1982	2021	4003	295	292	587	235	219	454	60	73	133
	r	*129,2*	*122,5*	*125,7*	*19,2*	*17,7*	*18,4*	*15,3*	*13,3*	*14,3*	*3,9*	*4,4*	*4,1*
1922	a	2190	2168	4358	299	308	607	218	237	455	81	71	152
	r	*141,7*	*130,7*	*136,0*	*19,4*	*18,6*	*18,9*	*14,1*	*14,3*	*14,2*	*5,3*	*4,3*	*4,7*
1923	a	2085	2076	4161	328	326	654	250	249	499	78	77	155
	r	*134,9*	*125,2*	*129,8*	*21,2*	*19,7*	*20,4*	*16,2*	*15,0*	*15,6*	*5,0*	*4,7*	*4,8*

1924	a	1904	1931	3835	252	266	518	200	194	394	52	72	124
	r	*123,7*	*116,3*	*119,8*	*16,3*	*16,1*	*16,2*	*12,9*	*11,7*	*12,3*	*3,4*	*4,4*	*3,9*
1925	a	1886	1798	3684	237	223	460	184	154	338	53	69	122
	r	*114,3*	*103,4*	*108,7*	*14,3*	*12,8*	*13,6*	*11,1*	*8,9*	*10,0*	*3,2*	*3,9*	*3,6*
1926	a	1877	1781	3658	164	213	377	126	170	296	38	43	81
	r	*113,6*	*102,3*	*107,8*	*9,8*	*12,3*	*11,1*	*7,6*	*9,8*	*8,7*	*2,2*	*2,5*	*2,4*
1927	a	2022	1970	3992	192	214	406	143	169	312	49	45	94
	r	*122,0*	*112,9*	*117,3*	*11,6*	*12,3*	*11,9*	*8,6*	*9,7*	*9,2*	*3,0*	*2,6*	*2,7*
1928	a	1982	1918	3900	191	201	392	144	147	291	47	54	101
	r	*118,8*	*109,3*	*113,9*	*11,4*	*11,5*	*11,4*	*8,6*	*8,4*	*8,5*	*2,8*	*3,1*	*2,9*
1929	a	2257	2227	4484	193	178	371	149	141	290	44	37	81
	r	*134,5*	*126,5*	*130,5*	*11,5*	*10,1*	*10,8*	*8,9*	*8,0*	*8,5*	*2,6*	*2,1*	*2,3*
1930	a	2026	1916	3942	155	168	323	121	133	254	34	35	69
	r	*120,2*	*108,5*	*114,3*	*9,3*	*9,5*	*9,4*	*7,2*	*7,5*	*7,3*	*2,1*	*2,0*	*2,0*
1931	a	1946	1961	3907	186	165	351	151	119	270	35	46	81
	r	*114,7*	*110,4*	*112,5*	*10,9*	*9,3*	*10,1*	*8,9*	*6,7*	*7,8*	*2,0*	*2,6*	*2,3*
1932	a	1963	1859	3822	162	133	295	128	109	237	34	24	58
	r	*107,5*	*101,5*	*104,8*	*9,5*	*7,4*	*8,4*	*7,5*	*6,1*	*6,8*	*2,0*	*1,3*	*1,6*
1933	a	1950	1919	3869	178	146	324	156	128	284	22	18	40
	r	*107,7*	*100,7*	*104,1*	*10,7*	*7,6*	*9,1*	*8,6*	*6,7*	*7,6*	*1,2*	*0,94*	*1,5*
1934	a	1827	1671	3498	171	120	291	144	101	245	27	19	46
	r	*100,5*	*87,5*	*94,0*	*9,4*	*6,3*	*7,8*	*7,9*	*5,3*	*6,6*	*1,5*	*0,99*	*1,2*
1935	a	1927	1959	3886	162	148	310	137	118	255	25	30	55
1936	a	2082	2017	4099	177	109	286	155	96	251	22	13	35
1937	a	2128	2056	4184	160	154	314	136	118	254	24	36	60
1938	a	2157	1949	4106	172	107	279	150	92	242	22	15	37

Tabelle XXV. *Thüringen.*

Jahr		Gestorbene insgesamt			Tuberkulose insgesamt			Tuberkulose der Lungen			Tuberkulose anderer Organe		
		m	w	zus.	m	w	zus.	m	w	zus.	m	w	zus.
1	2	3	4	5	6	7	8	9	10	11	12	13	14
1919	a	12844	12251	25095	1456	1517	2973	1219	1309	2528	237	208	445
1920	a	11475	11375	22850	872	949	1821	763	813	1576	109	136	245
	r	*156,9*	*141,7*	*148,9*	*11,9*	*11,8*	*11,8*	*10,4*	*10,1*	*10,3*	*1,5*	*1,7*	*1,5*
1921	a	10540	10431	20971	886	940	1826	743	798	1541	143	142	285
	r	*142,1*	*128,5*	*135,0*	*11,9*	*11,5*	*11,7*	*10,0*	*9,8*	*9,8*	*1,9*	*1,7*	*1,8*
1922	a	10657	10755	21412	1010	937	1947	891	817	1708	119	120	239
	r	*141,9*	*131,1*	*136,3*	*13,5*	*11,4*	*12,4*	*11,9*	*10,0*	*10,9*	*1,6*	*1,4*	*1,5*
1923	a	10815	10667	21482	962	919	1881	817	791	1608	145	128	273
	r	*142,6*	*129,1*	*135,5*	*12,7*	*11,1*	*11,9*	*10,8*	*9,6*	*10,1*	*1,9*	*1,5*	*1,8*
1924	a	9660	9536	19196	825	799	1624	712	692	1404	113	107	220
	r	*126,3*	*114,6*	*120,2*	*10,7*	*9,6*	*10,2*	*9,3*	*8,3*	*8,8*	*1,4*	*1,3*	*1,4*
1925	a	9336	9393	18729	715	739	1454	618	646	1264	97	93	190
	r	*120,2*	*112,0*	*116,4*	*9,3*	*8,9*	*9,0*	*8,0*	*7,8*	*7,9*	*1,3*	*1,1*	*1,2*
1926	a	9295	9270	18565	651	673	1324	553	601	1154	98	72	170
	r	*118,6*	*110,6*	*114,5*	*8,2*	*8,0*	*8,2*	*7,0*	*7,2*	*7,1*	*1,2*	*0,8*	*1,0*
1927	a	9299	9416	18715	646	680	1326	553	597	1150	93	83	176
	r	*118,2*	*112,0*	*115,0*	*8 2*	*8,1*	*8,2*	*7,0*	*7,1*	*7,1*	*1,2*	*1,0*	*1,1*
1928	a	9168	9115	18283	617	621	1238	530	535	1065	87	86	173
	r	*115,9*	*108,0*	*111,8*	*7,7*	*7,4*	*7,6*	*6,7*	*6,3*	*6,5*	*1,0*	*1,1,*	*1,1*
1929	a	10581	10163	20321	629	577	1206	560	508	1068	69	69	138
	r	*127,8*	*120,0*	*123,9*	*8,0*	*6,8*	*7,7*	*7,1*	*6,0*	*6,5*	*0,9*	*0,8*	*0,8*
1930	a	8759	8631	17390	545	456	1001	462	406	868	83	50	133
	r	*109,6*	*101,4*	*105,5*	*6,8*	*5,4*	*6,1*	*5,8*	*4,8*	*5,3*	*1,0*	*0,6*	*0,8*
1931	a	8713	8974	17687	535	471	1006	470	420	890	65	51	116
	r	*108,3*	*104,9*	*106,6*	*6,6*	*5,5*	*6,1*	*5,8*	*4,9*	*5,4*	*0,8*	*0,6*	*0,7*

1932	a	8640	8779	17419	502	505	1007	436	449	885	66	56	122
	r	*106,8*	*102,2*	*104,5*	*6,2*	*5,8*	*6,0*	*5,4*	*5,2*	*5,3*	*0,81*	*0,65*	*0,7*
1933	a	9006	9474	18480	513	465	978	440	418	858	73	47	120
	r	*111,7*	*111,0*	*111,3*	*6,4*	*5,4*	*5,9*	*5,5*	*4,9*	*5,2*	*0,9*	*0,55*	*0,7*
1934	a	8749	8767	17516	487	481	968	439	429	868	48	52	100
	r	*107,9*	*102,3*	*105,1*	*6,0*	*5,6*	*5,8*	*5,4*	*5,0*	*5,2*	*0,59*	*0,6*	*0,6*
1935	a	9745	9958	19703	527	476	1003	469	424	893	58	52	110
1936	a	9741	9753	19494	343	359	702	294	302	596	49	57	106
1937	a	9802	9396	19198	483	401	884	437	356	793	46	45	91
1938	a	9640	9581	19221	470	385	855	420	346	766	50	39	89

Tabelle XXVI. *Reuß j. L.*

1904[1]	a			2322			164			155			9
	r			*161,0*			*12,0*			*11,0*			*0,6*
1905[2]													
1906	a	1478	1459	2937	101	115	216	87	89	176	14	26	40
	r	*212,9*	*194,1*	*203,1*	*14,3*	*15,2*	*14,8*	*12,4*	*11,7*	*12,0*	*2,0*	*3,4*	*2,7*
1907	a	1372	1327	2699	117	117	234	102	104	206	15	13	28
	r	*195,1*	*174,7*	*184,5*	*16,4*	*15,3*	*15,9*	*14,4*	*13,6*	*13,9*	*2,1*	*1,7*	*1,9*
1908	a	1368	1244	2612	110	106	216	97	91	188	13	15	28
	r	*193,0*	*162,6*	*177,3*	*15,5*	*13,9*	*14,4*	*13,7*	*11,6*	*12,8*	*1,8*	*2,0*	*1,9*
1909	a	1330	1148	2478	119	103	222	105	90	195	14	13	27
	r	*182,4*	*148,0*	*164,7*	*16,3*	*13,2*	*14,7*	*14,4*	*11,6*	*13,0*	*1,9*	*1,7*	*1,8*
1910	a	1270	1184	2454	100	92	192	89	82	171	11	10	21
	r	*170,8*	*151,0*	*160,6*	*13,5*	*11,7*	*12,6*	*12,0*	*10,5*	*11,2*	*1,5*	*1,3*	*1,4*
1911	a	1294	1226	2520	93	94	187	85	82	167	8	12	20
	r				*12,5*	*12,0*	*12,1*	*11,4*	*10,5*	*11,0*	*1,1*	*1,5*	*1,3*

[1] Ab 1. 4. 1904 geführt, in der Reichszahl enthalten. [2] Keine Angaben vorhanden, in der Reichszahl nicht enthalten.

Jahr		Gestorbene insgesamt			Tuberkulose insgesamt			Tuberkulose der Lungen			Tuberkulose anderer Organe		
		m	w	zus.	m	w	zus.	m	w	zus.	m	w	zus.
1	2	3	4	5	6	7	8	9	10	11	12	13	14
1912	a	1195	1127	2322	96	108	204	81	87	168	15	21	36
	r				*12,7*	*13,5*	*13,1*	*10,8*	*10,9*	*10,8*	*2,0*	*2,6*	*2,3*
1913	a	1141	1073	2214	94	98	192	81	89	170	13	9	22
	r				*12,4*	*12,1*	*12,3*	*10,8*	*11,0*	*10,9*	*1,7*	*1,1*	*1,4*
1914	a	1200	1152	2352	89	87	176	76	81	157	13	6	19
1915	a	1072	1061	2133	76	97	173	65	84	149	11	13	24
1916	a	1035	1081	2116	77	103	180	64	93	157	13	10	23
1917	a	1132	1198	2330	112	119	231	98	107	205	14	12	26
1918	a	1248	1550	2798	123	137	260	115	123	238	8	14	22

1919 zu Thüringen.

Tabelle XXVII. *Reuß ä. L.*

Jahr		m	w	zus.	m	w	zus.	m	w	zus.	m	w	zus.
1896	a			1472			122			110			12
1897	a			1680			133			115			18
	r			*244,0*			*19,0*			*16,0*			*2,6*
1898	a			1528			113			102			11
	r			*218,0*			*16,0*			*15,0*			*1,6*
1899	a			1523			114			96			18
	r			*224,0*			*17,0*			*14,0*			*2,6*
1900	a			1598			119			101			18
	r			*234,0*			*17,0*			*15,0*			*2,6*
1901	a			1347			130			121			9
	r			*196,0*			*19,0*			*18,0*			*1,3*

1902	a			1356			117			109			8
	r			*197,0*			*17,0*			*16,0*			*1,2*
1903	a			1390			124			110			14
	r			*201,0*			*18,0*			*16,0*			*2,0*
1904	a			1314			113			96			17
	r			*190,0*			*15,0*			*14,0*			*2,5*
1905	a	728	691	1419	51	69	120	44	60	104	7	9	16
	r	*216,2*	*187,1*	*201,0*	*15,2*	*18,7*	*17,0*	*13,1*	*16,3*	*14,7*	*2,0*	*2,2*	*2,2*
1906	a	603	556	1159	53	42	95	44	33	77	9	9	18
	r	*179,0*	*150,6*	*164,1*	*15,7*	*11,3*	*13,4*	*13,0*	*8,9*	*10,9*	*2,6*	*2,4*	*2,5*
1907	a	699	638	1337	60	60	120	52	53	105	8	7	15
	r	*205,3*	*171,2*	*187,5*	*17,6*	*16,1*	*16,8*	*15,3*	*14,2*	*14,7*	*2,3*	*1,5*	*2,1*
1908	a	640	562	1202	45	54	99	40	46	86	5	8	13
	r	*186,7*	*150,0*	*167,2*	*13,1*	*14,1*	*13,8*	*11,7*	*12,3*	*12,0*	*1,5*	*2,1*	*1,8*
1909	a	612	515	1127	44	48	92	38	45	83	6	3	9
	r	*177,9*	*136,8*	*156,4*	*12,7*	*12,7*	*12,7*	*11,0*	*12,0*	*11,5*	*1,7*	*0,8*	*1,2*
1910	a	548	551	1099	50	48	98	48	46	94	2	2	4
	r	*157,5*	*145,0*	*151,0*	*14,4*	*12,6*	*13,5*	*13,8*	*12,1*	*12,9*	*0,6*	*0,5*	*0,5*
1911	a	611	553	1164	43	40	83	38	37	75	5	3	8
	r				*12,4*	*10,5*	*11,4*	*10,9*	*9,5*	*10,4*	*1,4*	*0,8*	*1,1*
1912	a	568	500	1068	44	47	91	41	43	84	3	4	7
	r				*12,7*	*12,4*	*12,5*	*11,8*	*11,3*	*11,5*	*0,9*	*1,0*	*1,0*
1913	a	544	521	1065	31	43	74	28	40	68	3	3	6
	r				*8,9*	*11,3*	*10,1*	*8,1*	*10,5*	*9,3*	*0,9*	*0,8*	*0,8*
1914	a	600	557	1157	43	40	83	37	35	72	6	5	11
1915	a	583	443	1026	36	39	75	32	34	66	4	5	9
1916	a	585	489	1074	39	35	74	38	32	70	1	3	4
1917	a	665	478	1143	50	52	102	46	45	91	4	7	11
1918	a	603	712	1315	56	81	137	53	76	129	3	5	8

1919 zu Thüringen.

Tabelle XXVIII. *Sachsen-Weimar.*

Jahr		Gestorbene insgesamt			Tuberkulose insgesamt			Tuberkulose der Lungen			Tuberkulose anderer Organe		
		m	w	zus.	m	w	zus.	m	w	zus.	m	w	zus.
1	2	3	4	5	6	7	8	9	10	11	12	13	14
1903	a			7019			636			522			114
	r			*187,0*			*17,0*			*14,0*			*3,0*
1904	a			6834			625			514			111
	r			*180,0*			*17,0*			*13,0*			*2,9*
1905	a	3895	3464	7359	344	325	669	283	277	560	61	48	109
	r	*205,6*	*274,3*	*189,6*	*18,2*	*16,4*	*17,3*	*15,0*	*14,0*	*14,5*	*3,2*	*2,4*	*1,8*
1906	a	3423	3155	6578	307	272	579	252	209	461	55	63	118
	r	*180,7*	*158,8*	*169,5*	*16,0*	*13,5*	*14,7*	*13,1*	*10,4*	*11,7*	*2,9*	*3,1*	*3,0*
1907	a	3405	3180	6585	323	284	607	264	228	492	59	56	115
	r	*176,1*	*156,8*	*166,3*	*16,5*	*13,7*	*15,2*	*13,5*	*11,1*	*12,3*	*3,0*	*2,7*	*2,9*
1908	a	3474	3324	6798	286	289	575	225	233	458	61	56	117
	r	*177,4*	*161,9*	*169,5*	*14,6*	*14,1*	*14,4*	*11,5*	*11,5*	*11,5*	*3,1*	*2,7*	*2,9*
1909	a	3335	3019	6354	243	257	500	186	198	384	57	59	116
	r	*166,6*	*144,6*	*155,4*	*12,1*	*12,3*	*12,2*	*9,3*	*9,5*	*9,4*	*2,8*	*2,8*	*2,8*
1910	a	3241	3159	6400	277	265	542	225	209	434	52	56	108
	r	*158,6*	*148,5*	*153,4*	*13,5*	*12,5*	*13,0*	*11,0*	*9,8*	*10,4*	*2,5*	*2,6*	*2,6*
1911	a	3568	3540	7108	243	267	510	203	218	421	40	49	89
	r				*11,8*	*12,5*	*12,2*	*9,7*	*10,2*	*10,0*	*1,9*	*2,3*	*2,1*
1912	a	3337	3221	6558	292	266	558	249	215	464	43	51	94
	r				*14,0*	*12,3*	*13,1*	*11,9*	*10,0*	*10,9*	*2,1*	*2,4*	*2,2*
1913	a	3221	3106	6327	269	245	514	198	185	383	71	60	131
	r				*12,7*	*11,2*	*11,9*	*9,3*	*8,4*	*8,8*	*3,5*	*2,7*	*3,0*
1914	a	3442	3030	6472	234	221	455	202	168	370	32	53	85
1915	a	3233	3163	6396	252	221	473	188	175	363	64	46	110

1916	a	2960	3061	6021	260	238	498	207	184	391	53	54	107
1917	a	3409	3586	6995	312	356	668	254	297	551	58	59	117
1918	a	3536	4351	7887	412	423	835	353	370	723	59	53	112

Tabelle XXIX. *Sachsen-Coburg-Gotha.*

1892	a			4374			487			455			32
	r			*209,0*			*23,0*			*22,0*			*1,5*
1893	a			4656			541			500			41
	r			*220,0*			*26,0*			*24,0*			*1,9*
1894	a			4051			480			418			62
	r			*190,0*			*22,0*			*20,0*			*2,9*
1895	a			4259			520			468			52
	r			*197,0*			*24,0*			*22,0*			*2,4*
1896	a			4129			455			395			60
	r			*191,0*			*21,0*			*18,0*			*2,7*
1897	a			4315			496			428			68
	r			*199,0*			*23,0*			*19,0*			*3,1*
1898	a			4175			502			440			62
	r			*188,0*			*23,0*			*20,0*			*2,8*
1899	a			4443			489			420			69
	r			*197,0*			*22,0*			*19,0*			*3,1*
1900	a			4452			513			441			72
	r			*194,0*			*22,0*			*19,0*			*3,1*
1901	a			4418			483			404			49
	r			*192,0*			*20,0*			*17,0*			*2,1*
1902	a			4150			385			345			40
	r			*178,0*			*16,0*			*15,0*			*1,7*
1903	a			4269			396			362			34
	r			*180,0*			*17,0*			*15,0*			*1,4*

Jahr		Gestorbene insgesamt			Tuberkulose insgesamt			Tuberkulose der Lungen			Tuberkulose anderer Organe		
		m	w	zus.	m	w	zus.	m	w	zus.	m	w	zus.
1	2	3	4	5	6	7	8	9	10	11	12	13	14
1904	a			4266			444			387			57
	r			*178,0*			*19,0*			*16,0*			*2,4*
1905	a	2290	2175	4465	212	190	402	192	165	357	20	25	45
	r	*195,3*	*173,7*	*184,2*	*18,1*	*15,2*	*16,6*	*16,4*	*13,2*	*14,8*	*1,7*	*2,0*	*1,9*
1906	a	2142	2106	4248	228	175	404	197	154	351	31	21	52
	r	*182,7*	*168,2*	*175,2*	*19,0*	*13,7*	*16,2*	*16,4*	*12,0*	*14,1*	*2,6*	*1,6*	*2,1*
1907	a	2095	2054	4149	213	186	399	190	168	358	23	18	41
	r	*175,7*	*164,5*	*168,3*	*17,9*	*14,7*	*16,0*	*16,0*	*13,3*	*14,6*	*1,9*	*1,4*	*1,7*
1908	a	2188	2056	4244	196	167	363	182	148	330	14	19	33
	r	*181,6*	*159,9*	*170,4*	*16,3*	*13,0*	*14,6*	*15,1*	*11,5*	*13,3*	*1,2*	*1,5*	*1,3*
1909	a	2172	2099	4271	183	185	368	164	170	334	19	15	34
	r	*176,5*	*161,5*	*168,8*	*14,8*	*14,2*	*14,5*	*13,3*	*13,0*	*13,2*	*1,5*	*1,2*	*1,3*
1910	a	2012	2029	4041	174	158	332	140	133	273	34	25	59
	r	*160,5*	*153,9*	*157,1*	*13,9*	*12,0*	*12,9*	*11,2*	*10,1*	*10,6*	*2,7*	*1,9*	*2,3*
1911	a	2373	2131	4504	170	158	328	146	133	279	24	25	49
	r				*13,5*	*11,8*	*12,7*	*11,6*	*10,0*	*10,8*	*1,9*	*1,9*	*1,9*
1912	a	1981	1901	3882	168	173	341	151	148	299	17	25	42
	r				*13,2*	*12,9*	*13,0*	*11,8*	*11,0*	*11,4*	*1,3*	*1,9*	*1,6*
1913	a	1900	1862	3762	164	162	326	143	142	285	21	20	41
	r				*12,9*	*11,9*	*12,4*	*11,3*	*10,5*	*10,8*	*1,6*	*1,5*	*1,6*
1914	a	1976	1913	3889	152	154	306	139	138	277	13	16	29
1915	a	1886	1856	3742	148	154	302	127	141	268	21	13	34
1916	a	1694	1945	3639	153	191	344	126	175	301	27	16	43
1917	a	1872	2010	3882	179	202	381	162	180	342	17	22	39
1918	a	2346	2490	4836	239	251	490	215	229	444	24	22	46

1919 zu Thüringen.
1920 zu Bayern.

Tabelle XXX. *Schwarzburg-Rudolstadt.*

1903	a			1641			123			108			15
	r			*172,0*			*13,0*			*11,0*			*1,6*
1904	a			1666			149			126			23
	r			*173,0*			*15,0*			*13,0*			*2,4*
1905	a	905	797	1702	82	69	151	69	65	134	13	4	17
	r	*191,6*	*160,7*	*175,7*	*17,4*	*13,8*	*15,6*	*14,6*	*13,2*	*13,9*	*2,7*	*0,8*	*1,8*
1906	a	801	754	1555	109	63	172	95	57	152	14	6	20
	r	*169,5*	*152,0*	*160,6*	*22,9*	*12,6*	*17,6*	*20,0*	*11,4*	*15,6*	*2,9*	*1,2*	*2,1*
1907	a	821	796	1617	94	85	179	76	68	144	18	17	35
	r	*171,5*	*158,7*	*144,9*	*19,6*	*16,9*	*18,2*	*15,8*	*13,5*	*14,7*	*3,7*	*3,4*	*3,6*
1908	a	808	786	1594	75	63	138	63	59	122	12	4	16
	r	*167,4*	*155,6*	*161,4*	*15,5*	*12,5*	*14,0*	*13,0*	*11,7*	*12,3*	*2,5*	*0,8*	*1,6*
1909	a	771	688	1459	67	43	110	61	40	101	6	3	9
	r	*158,1*	*135,3*	*146,5*	*13,7*	*8,4*	*11,0*	*12,5*	*7,9*	*10,1*	*1,2*	*0,6*	*0,9*
1910	a	759	737	1496	78	54	132	70	44	114	8	10	18
	r	*153,8*	*143,5*	*148,6*	*15,8*	*10,5*	*13,1*	*14,2*	*8,6*	*11,3*	*1,6*	*1,9*	*1,8*
1911	a	819	785	1604	68	44	112	62	39	101	6	5	11
	r				*13,7*	*8,5*	*11,0*	*12,4*	*7,6*	*10,0*	*1,2*	*1,0*	*1,1*
1912	a	807	742	1549	70	58	128	62	50	112	8	8	16
	r				*14,0*	*11,1*	*12,5*	*11,4*	*9,6*	*11,0*	*1,6*	*1,5*	*1,6*
1913	a	683	706	1389	44	50	94	41	46	87	3	4	7
	r				*8,8*	*9,6*	*9,2*	*8,2*	*8,8*	*8,5*	*0,6*	*0,8*	*0,7*
1914	a	749	720	1469	44	41	85	41	35	76	3	6	9
1915	a	689	706	1395	62	44	106	55	38	93	7	6	13
1916	a	642	693	1335	52	51	103	46	48	94	6	3	9
1917	a	790	855	1645	74	59	133	65	49	114	9	10	19
1918	a	783	1047	1830	84	87	171	78	78	156	6	9	15

1919 zu Thüringen.

Tabelle XXXI. *Schwarzburg-Sondershausen.*

Jahr		Gestorbene insgesamt			Tuberkulose insgesamt			Tuberkulose der Lungen			Tuberkulose anderer Organe		
		m	w	zus.	m	w	zus.	m	w	zus.	m	w	zus.
1	2	3	4	5	6	7	8	9	10	11	12	13	14
1896	a			1343			112			97			15
	r			*171,0*			*14,0*			*12,0*			*1,9*
1897	a			1479			113			99			14
	r			*188,0*			*14,0*			*13,0*			*1,8*
1898	a			1507			103			82			21
	r			*190,0*			*13,0*			*10,0*			*2,6*
1899	a			1546			128			109			19
	r			*193,0*			*16,0*			*14,0*			*2,4*
1900	a			1448			148			123			25
	r			*179,0*			*18,0*			*15,0*			*3,1*
1901	a			1523			126			93			33
	r			*187,0*			*15,0*			*11,0*			*4,1*
1902	a			1392			151			130			21
	r			*170,0*			*18,0*			*16,0*			*2,6*
1903	a			1420			166			132			34
	r			*173,0*			*20,0*			*16,0*			*4,1*
1904	a			1413			163			129			34
	r			*171,0*			*20,0*			*16,0*			*4,1*
1905	a	730	724	1454	60	71	131	52	57	109	8	14	22
	r	*176,1*	*165,6*	*170,8*	*14,5*	*16,2*	*15,3*	*12,7*	*12,7*	*12,7*	*1,9*	*3,8*	*2,6*
1906	a	700	681	1381	72	68	140	56	51	107	16	17	33
	r	*168,9*	*155,8*	*162,2*	*17,2*	*15,4*	*16,2*	*13,4*	*11,5*	*12,4*	*3,8*	*3,9*	*3,8*
1907	a	730	648	1378	75	67	142	54	51	105	21	16	37
	r	*173,6*	*145,8*	*159,3*	*17,6*	*15,0*	*16,4*	*12,7*	*11,4*	*12,1*	*4,9*	*3,6*	*4,3*
1908	a	733	650	1383	62	71	133	51	54	105	11	17	28
	r	*172,7*	*144,7*	*158,3*	*14,6*	*15,8*	*15,2*	*12,0*	*12,0*	*12,0*	*2,6*	*3,8*	*3,2*

1909	a	694	685	1379	66	83	149	49	63	112	17	20	37
	r	*159,8*	*151,5*	*155,6*	*15,2*	*18,4*	*16,8*	*11,3*	*13,9*	*12,6*	*3,9*	*4,4*	*4,2*
1910	a	711	697	1408	84	74	158	64	56	120	20	18	38
	r	*161,0*	*152,3*	*156,6*	*19,0*	*16,1*	*17,5*	*14,5*	*12,2*	*13,3*	*4,5*	*3,9*	*4,2*
1911	a	795	704	1499	58	56	114	41	46	87	17	10	27
	r				*13,0*	*12,2*	*12,6*	*9,2*	*10,0*	*9,6*	*3,8*	*2,2*	*3,0*
1912	a	667	630	1297	56	48	104	46	40	86	10	8	18
	r				*12,5*	*10,3*	*11,4*	*10,3*	*8,6*	*9,5*	*2,2*	*1,7*	*2,0*
1913	a	723	660	1383	55	51	106	41	38	79	14	13	27
	r				*12,2*	*10,9*	*11,5*	*9,1*	*8,1*	*8,6*	*3,1*	*2,8*	*2,9*
1914	a	732	691	1423	58	55	113	48	42	90	10	13	23
1915	a	671	650	1321	73	60	133	44	34	78	29	26	55
1916	a	583	663	1246	48	55	103	32	40	72	16	15	31
1917	a	637	761	1398	51	70	121	36	59	95	15	11	26
1918	a	873	957	1830	79	69	148	72	59	131	7	10	17

1919 zu Thüringen.

Tabelle XXXII. *Sachsen-Meiningen.*

1895	a			4553			646			622			24
	r			*195,0*			*28,0*			*27,0*			*1,0*
1896	a			4401			631			596			35
	r			*187,0*			*26,0*			*24,0*			*1,9*
1897	a			4527			621			577			44
	r			*191,0*			*26,0*			*24,0*			*1,9*
1898	a			4263			541			505			36
	r			*179,0*			*23,0*			*21,0*			*1,5*
1899	a			4658			614			580			34
	r			*190,0*			*25,0*			*24,0*			*1,4*

Jahr		Gestorbene insgesamt			Tuberkulose insgesamt			Tuberkulose der Lungen			Tuberkulose anderer Organe		
		m	w	zus.	m	w	zus.	m	w	zus.	m	w	zus.
1	2	3	4	5	6	7	8	9	10	11	12	13	14
1900	a			4857			527			474			53
	r			*194,0*			*21,0*			*19,0*			*2,1*
1901	a			4465			477			454			23
	r			*176,0*			*19,0*			*18,0*			*0,9*
1902	a			4425			472			419			53
	r			*173,0*			*18,0*			*16,0*			*2,1*
1903	a			4651			430			393			37
	r			*180,0*			*17,0*			*15,0*			*1,4*
1904	a			4491			407			367			40
	r			*171,0*			*15,0*			*14,0*			*1,5*
1905	a	2337	2231	4568	235	216	451	206	197	403	29	19	48
	r	*176,9*	*163,0*	*169,9*	*17,7*	*15,9*	*16,9*	*15,6*	*14,6*	*15,1*	*2,2*	*1,4*	*1,8*
1906	a	2129	2083	4212	202	232	434	177	197	374	25	35	60
	r	*161,2*	*152,2*	*156,6*	*15,2*	*16,9*	*16,0*	*13,3*	*14,3*	*13,8*	*1,9*	*2,5*	*2,2*
1907	a	2260	2162	4422	239	198	437	210	179	389	29	19	48
	r	*167,5*	*154,7*	*161,0*	*17,8*	*14,3*	*16,0*	*15,7*	*12,9*	*14,2*	*2,2*	*1,4*	*1,8*
1908	a	2375	2193	4568	235	224	459	197	204	401	38	20	58
	r	*173,7*	*154,9*	*164,1*	*17,2*	*15,8*	*16,5*	*14,4*	*14,4*	*14,4*	*2,8*	*1,4*	*2,1*
1909	a	2159	2077	4236	243	221	464	221	193	414	22	28	50
	r	*159,5*	*147,7*	*153,5*	*17,9*	*15,7*	*16,8*	*16,3*	*13,7*	*15,0*	*1,6*	*2,0*	*1,8*
1910	a	2089	2083	4172	233	218	451	215	202	417	18	16	34
	r	*152,5*	*146,5*	*149,7*	*17,1*	*15,3*	*16,2*	*15,7*	*14,2*	*15,0*	*1,3*	*1,1*	*1,2*
1911	a	2213	2176	4389	212	186	398	188	172	360	24	14	38
	r				*15,4*	*13,1*	*14,2*	*13,7*	*12,1*	*12,9*	*1,7*	*1,0*	*1,4*
1912	a	2174	2174	4348	197	185	382	168	168	336	29	17	46
	r				*14,3*	*12,8*	*13,5*	*12,2*	*11,6*	*11,9*	*2,1*	*1,2*	*1,8*
1913	a	2107	2049	4156	212	197	409	188	181	369	24	16	40
	r				*15,2*	*13,8*	*14,4*	*13,5*	*12,6*	*12,9*	*1,7*	*1,1*	*1,4*

1914	a	2012	2026	4033	188	194	382	173	178	351	15	16	31
1915	a	1883	1974	3857	176	176	352	163	161	324	13	15	28
1916	a	1924	2018	3942	243	177	420	187	125	312	56	52	108
1917	a	2044	2098	4142	265	251	516	255	234	489	10	17	27
1918	a	2236	2738	4974	298	342	640	263	325	588	35	17	52

1919 zu Thüringen.

Tabelle XXXIII. *Anhalt.*

1896	a			5245			563			508			55
	r			*178,0*			*19,0*			*17,0*			*1,9*
1897	a			5658			503			452			51
	r			*189,0*			*17,0*			*15,0*			*1,5*
1898	a			6040			568			508			60
	r			*198,0*			*19,0*			*17,0*			*2,0*
1899	a			5940			536			486			50
	r			*192,0*			*17,0*			*16,0*			*1,6*
1900	a			6148			565			489			76
	r			*195,0*			*18,0*			*15,0*			*2,4*
1901	a			5842			561			497			64
	r			*185,0*			*18,0*			*16,0*			*2,0*
1902	a			5310			495			456			39
	r			*168,0*			*16,0*			*14,0*			*1,2*
1903	a			5782			502			450			52
	r			*176,0*			*15,0*			*14,0*			*1,6*
1904	a			5965			547			401			56
	r			*179,0*			*16,0*			*15,0*			*1,7*
1905	a	3148	2858	6006	268	230	498	205	199	404	63	31	94
	r	*197,3*	*169,6*	*183,1*	*16,8*	*13,7*	*15,2*	*12,6*	*12,0*	*12,3*	*4,0*	*1,9*	*2,9*

Jahr		Gestorbene insgesamt			Tuberkulose insgesamt			Tuberkulose der Lungen			Tuberkulose anderer Organe		
		m	w	zus.	m	w	zus.	m	w	zus.	m	w	zus.
1	2	3	4	5	6	7	8	9	10	11	12	13	14
1906	a	2779	2507	5286	232	241	473	192	198	390	40	43	83
	r	*174,1*	*148,8*	*161,1*	*14,6*	*14,3*	*14,4*	*12,0*	*11,8*	*11,9*	*2,5*	*2,5*	*2,5*
1907	a	2693	2478	5171	224	194	418	175	171	346	49	23	72
	r	*167,3*	*145,0*	*155,9*	*13,9*	*11,4*	*12,6*	*10,9*	*10,0*	*10,4*	*3,0*	*1,3*	*2,2*
1908	a	2984	2760	5744	192	203	395	150	171	321	42	32	74
	r	*184,4*	*160,1*	*171,9*	*11,9*	*11,8*	*11,8*	*9,3*	*9,9*	*9,6*	*2,6*	*1,9*	*2,2*
1909	a	2658	2431	5089	199	178	377	162	152	314	37	26	63
	r	*165,4*	*143,4*	*154,1*	*12,4*	*10,5*	*11,4*	*10,0*	*9,0*	*9,5*	*2,3*	*1,5*	*1,9*
1910	a	2518	2443	4961	193	185	378	158	155	313	35	30	65
	r	*156,3*	*143,7*	*149,8*	*12,0*	*10,9*	*11,5*	*9,8*	*9,1*	*9,5*	*2,2*	*1,8*	*2,0*
1911	a	3118	2964	6082	202	197	399	175	172	347	27	25	52
	r				*12,5*	*11,6*	*12,0*	*10,8*	*10,1*	*10,6*	*1,7*	*1,5*	*1,6*
1912	a	2570	2456	5026	183	179	362	153	155	308	30	24	54
	r				*11,3*	*10,5*	*10,9*	*9,6*	*9,1*	*9,3*	*1,9*	*1,4*	*1,6*
1913	a	2471	2375	4846	167	182	349	136	155	291	31	27	58
	r				*10,3*	*10,6*	*10,6*	*8,4*	*9,1*	*8,9*	*1,9*	*1,6*	*1,4*
1914	a	2491	2489	4980	175	182	357	151	161	312	24	21	45
1915	a	2587	2526	5113	150	173	323	121	147	268	29	26	55
1916	a	2212	2372	4584	181	219	400	153	189	342	28	30	58
1917	a	2910	2936	5846	246	273	519	216	240	456	30	33	63
1918	a	3098	3523	6621	278	335	613	249	295	544	29	40	69
1919	a	2710	2865	5575	327	369	696	285	322	607	42	47	89
	r	*171,8*	*165,1*	*168,3*	*20,8*	*21,3*	*21,0*	*18,1*	*18,6*	*18,3*	*2,7*	*2,7*	*2,7*

1920	a	2691	2658	5349	219	242	461	181	218	399	38	24	62
	r	*166,6*	*151,8*	*158,9*	*13,6*	*13,8*	*13,7*	*11,2*	*12,5*	*11,9*	*2,3*	*1,4*	*1,9*
1921	a	2488	2407	4895	234	242	476	197	210	407	37	32	69
	r	*152,1*	*136,1*	*143,8*	*14,3*	*13,7*	*14,0*	*12,0*	*11,9*	*12,0*	*2,3*	*1,8*	*2,0*
1922	a	2560	2445	5005	190	192	382	165	169	334	25	23	48
	r	*154,7*	*137,1*	*145,6*	*11,5*	*10,8*	*11,1*	*10,0*	*9,5*	*9,7*	*1,5*	*1,3*	*1,4*
1923	a	2534	2479	5013	226	215	441	193	181	374	33	34	67
	r	*152,0*	*136,2*	*144,8*	*13,6*	*12,0*	*12,8*	*11,6*	*10,1*	*10,8*	*2,0*	*1,9*	*1,9*
1924	a	2147	2158	4305	175	189	364	145	158	303	30	31	61
	r	*127,9*	*119,5*	*123,6*	*10,4*	*10,5*	*10,4*	*8,6*	*8,8*	*8,7*	*1,8*	*1,7*	*1,8*
1925	a	2217	2232	4449	173	191	364	148	160	308	25	31	56
	r	*130,0*	*123,7*	*126,8*	*10,2*	*10,6*	*10,4*	*8,7*	*8,9*	*8,8*	*1,5*	*1,7*	*1,6*
1926	a	2199	2171	4370	122	154	276	103	130	233	19	24	43
	r	*127,9*	*119,5*	*123,6*	*7,1*	*8,5*	*7,8*	*6,0*	*7,2*	*6,6*	*1,1*	*1,3*	*1,2*
1927	a	2214	2088	4302	132	146	278	111	125	236	21	21	42
	r	*127,9*	*114,3*	*120,9*	*7,6*	*8,0*	*7,8*	*6,4*	*6,8*	*6,6*	*1,2*	*1,1*	*1,1*
1928	a	2160	2218	4378	142	117	259	129	95	224	13	22	35
	r	*124,0*	*120,9*	*122,4*	*8,1*	*6,4*	*7,3*	*7,4*	*5,2*	*6,3*	*0,7*	*1,2*	*1,0*
1929	a	2351	2375	4726	115	127	242	98	116	214	17	11	28
	r	*134,3*	*128,8*	*131,5*	*6,6*	*6,9*	*6,8*	*5,6*	*6,3*	*6,0*	*1,0*	*0,7*	*0,8*
1930	a	1993	2073	4066	145	115	260	129	103	232	16	12	28
	r	*113,2*	*112,0*	*112,6*	*8,3*	*6,4*	*7,3*	*7,3*	*5,6*	*6,5*	*0,9*	*0,6*	*0,7*
1931	a	2026	2149	4175	111	110	221	93	93	186	18	17	35
	r	*114,4*	*115,6*	*115,0*	*6,3*	*5,8*	*6,0*	*5,2*	*5,0*	*5,1*	*1,0*	*1,0*	*1,0*
1932	a	1989	1979	3968	109	104	213	90	91	181	19	13	32
	r	*111,8*	*106,2*	*109,0*	*6,2*	*5,6*	*5,9*	*5,1*	*4,9*	*5,0*	*1,1*	*0,7*	*0,9*
1933	a	2313	2291	4604	113	89	202	105	80	185	8	9	17
	r	*130,0*	*123,0*	*126,0*	*6,3*	*4,8*	*5,5*	*5,9*	*4,3*	*5,1*	*0,4*	*0,5*	*0,5*
1934	a	2131	1996	4127	113	94	207	97	82	179	16	12	28
	r	*119,8*	*106,2*	*113,0*	*6,3*	*5,0*	*5,6*	*5,5*	*4,4*	*4,9*	*0,8*	*0,6*	*0,7*
1935	a	2254	2261	4515	126	110	236	107	91	198	19	19	38

Jahr		Gestorbene insgesamt			Tuberkulose insgesamt			Tuberkulose der Lungen			Tuberkulose anderer Organe		
		m	w	zus.	m	w	zus.	m	w	zus.	m	w	zus.
1	2	3	4	5	6	7	8	9	10	11	12	13	14
1936	a	2437	2215	4652	136	98	234	112	87	199	24	11	35
1937	a	2423	2292	4715	115	84	199	97	68	165	18	16	34
1938	a	2532	2367	4899	118	105	223	103	92	195	15	13	28

Tabelle XXXIV. *Lübeck.*

Jahr		Gestorbene insgesamt m	Gestorbene insgesamt w	Gestorbene insgesamt zus.	Tuberkulose insgesamt m	Tuberkulose insgesamt w	Tuberkulose insgesamt zus.	Tuberkulose der Lungen m	Tuberkulose der Lungen w	Tuberkulose der Lungen zus.	Tuberkulose anderer Organe m	Tuberkulose anderer Organe w	Tuberkulose anderer Organe zus.
1896	a			1386			155			130			25
	r			*164,0*			*18,0*			*15,0*			*3,0*
1897	a			1549			181			142			39
	r			*181,0*			*21,0*			*17,0*			*4,6*
1898	a			1424			142			117			25
	r			*164,0*			*16,0*			*13,0*			*2,9*
1899	a			1740			158			122			36
	r			*187,0*			*17,0*			*13,0*			*3,9*
1900	a			1735			178			148			30
	r			*179,0*			*18,0*			*15,0*			*3,1*
1901	a			1749			167			136			31
	r			*176,0*			*17,0*			*14,0*			*3,1*
1902	a			1565			159			127			32
	r			*154,0*			*16,0*			*13,0*			*3,4*
1903	a			1594			141			120			21
	r			*154,0*			*14,0*			*12,0*			*3,0*
1904	a			1652			153			119			34
	r			*155,0*			*14,0*			*11,0*			*3,2*
1905	a	908	840	1748	88	78	166	70	60	130	18	18	36
	r	*174,9*	*155,7*	*165,1*	*17,0*	*14,3*	*15,6*	*13,5*	*11,1*	*12,3*	*3,5*	*3,3*	*3,4*

1906	a	893	735	1628	87	71	158	59	47	106	28	24	52
	r	*172,0*	*136,3*	*153,8*	*16,4*	*12,9*	*14,6*	*11,1*	*8,5*	*9,8*	*5,3*	*4,3*	*4,8*
1907	a	938	802	1740	87	78	165	63	60	123	24	18	42
	r	*176,2*	*144,5*	*160,0*	*16,1*	*13,9*	*15,0*	*11,7*	*10,7*	*11,2*	*4,5*	*3,2*	*3,8*
1908	a	900	910	1810	81	75	156	59	60	119	22	15	37
	r	*166,5*	*161,1*	*163,7*	*15,0*	*13,3*	*14,1*	*10,9*	*10,6*	*10,8*	*4,1*	*2,7*	*3,4*
1909	a	906	775	1681	69	67	136	44	53	97	25	14	39
	r	*163,3*	*133,5*	*148,1*	*12,4*	*11,5*	*12,0*	*7,9*	*9,1*	*8,5*	*4,5*	*2,4*	*3,5*
1910	a	879	830	1709	69	82	151	52	53	105	17	29	46
	r	*154,5*	*139,0*	*146,6*	*12,1*	*13,7*	*13,0*	*9,1*	*8,9*	*9,0*	*3,0*	*4,9*	*3,9*
1911	a	920	840	1760	78	48	126	56	35	91	22	13	35
	r				*13,6*	*8,0*	*10,7*	*9,8*	*5,8*	*7,7*	*3,9*	*2,2*	*2,9*
1912	a	888	824	1712	91	76	167	62	53	115	29	23	52
	r				*15,6*	*12,5*	*14,0*	*10,7*	*8,7*	*9,7*	*5,1*	*3,8*	*4,4*
1913	a	844	848	1692	70	62	132	50	46	96	20	16	36
	r				*11,8*	*10,0*	*10,9*	*8,5*	*7,4*	*7,9*	*3,4*	*2,6*	*3,0*
1914	a	845	827	1672	77	66	143	59	52	111	18	14	32
1915	a	941	880	1821	89	87	176	65	63	128	24	24	48
1916	a	906	879	1785	122	106	228	99	83	182	23	23	46
1917	a	1106	1011	2117	181	147	328	154	120	274	27	27	54
1918	a	1011	1194	2205	122	149	271	104	125	229	18	24	42
1919	a	909	954	1863	146	116	262	117	98	215	29	18	47
	r	*158,0*	*151,3*	*154,5*	*25,4*	*18,3*	*21,8*	*20,3*	*15,6*	*17,9*	*5,0*	*2,8*	*3,9*
1920	a	937	920	1857	88	88	176	74	70	144	14	18	32
	r	*159,4*	*145,2*	*152,0*	*15,0*	*13,8*	*14,4*	*12,6*	*11,0*	*11,8*	*2,4*	*2,8*	*2,6*
1921	a	845	831	1676	100	82	182	75	68	143	25	14	39
	r	*142,6*	*130,2*	*136,1*	*16,9*	*12,9*	*14,8*	*12,7*	*10,7*	*11,6*	*4,2*	*2,2*	*3,2*

Jahr		Gestorbene insgesamt			Tuberkulose insgesamt			Tuberkulose der Lungen			Tuberkulose anderer Organe		
		m	w	zus.	m	w	zus.	m	w	zus.	m	w	zus.
1	2	3	4	5	6	7	8	9	10	11	12	13	14
1922	a	959	1034	1993	86	96	182	72	84	156	14	12	26
	r	*160,8*	*161,3*	*161,0*	*14,5*	*15,0*	*14,7*	*12,1*	*13,1*	*12,6*	*2,4*	*1,9*	*2,4*
1923	a	920	913	1833	108	88	196	92	70	162	16	18	34
	r	*153,6*	*142,1*	*147,7*	*18,1*	*13,7*	*15,8*	*15,4*	*10,9*	*13,1*	*2,7*	*2,8*	*2,7*
1924	a	760	824	1584	76	93	169	64	75	139	12	18	30
	r	*126,4*	*128,9*	*127,2*	*12,6*	*14,5*	*13,6*	*10,6*	*11,7*	*11,2*	*2,0*	*2,8*	*2,4*
1925	a	858	794	1652	78	76	154	65	58	123	13	18	31
	r	*139,4*	*119,6*	*129,1*	*12,7*	*11,4*	*12,0*	*10,6*	*8,7*	*9,6*	*2,0*	*2,7*	*2,4*
1926	a	839	798	1637	74	66	140	65	55	120	9	11	20
	r	*135,6*	*119,0*	*127,5*	*11,9*	*9,9*	*11,0*	*10,5*	*8,3*	*9,4*	*1,4*	*1,6*	*1,6*
1927	a	792	810	1602	59	59	118	47	44	91	12	15	27
	r	*126,2*	*120,1*	*123,0*	*9,4*	*8,7*	*9,1*	*7,5*	*6,5*	*7,0*	*1,9*	*2,2*	*2,1*
1928	a	854	796	1650	75	59	134	62	41	103	13	18	31
	r	*133,4*	*115,8*	*124,3*	*11,7*	*8,6*	*10,1*	*9,7*	*6,0*	*7,8*	*2,0*	*2,6*	*2,3*
1929	a	835	832	1667	71	67	138	56	52	108	15	15	30
	r	*128,4*	*119,4*	*123,9*	*10,9*	*9,7*	*10,3*	*8,6*	*7,5*	*8,1*	*2,3*	*2,2*	*2,2*
1930	a	829	804	1633	105	62	167	59	41	100	46	21	67
	r	*126,6*	*114,7*	*120,6*	*16,0*	*8,8*	*12,4*	*9,0*	*5,8*	*7,4*	*7,0*	*3,0*	*5,0*
1931	a	764	797	1561	46	53	99	35	42	77	11	11	22
	r	*116,0*	*113,2*	*114,6*	*7,0*	*7,6*	*7,2*	*5,3*	*6,0*	*5,6*	*1,7*	*1,6*	*1,6*
1932	a	757	774	1531	61	51	112	41	39	80	20	12	32
	r	*114,6*	*109,8*	*112,2*	*9,2*	*7,2*	*8,2*	*6,2*	*5,5*	*5,8*	*3,0*	*1,7*	*2,3*
1933	a	709	824	1533	56	50	106	48	44	92	8	6	14
	r	*108,6*	*115,8*	*112,4*	*8,6*	*7,0*	*7,8*	*7,4*	*6,2*	*6,8*	*1,2*	*0,8*	*1,0*
1934	a	781	800	1581	46	61	107	35	51	86	11	10	21
	r	*119,2*	*112,3*	*115,7*	*7,0*	*8,6*	*7,8*	*5,3*	*7,2*	*6,2*	*1,7*	*1,4*	*1,5*
1935	a	830	901	1731	53	54	107	48	45	93	5	9	14
1936	a	901	868	1769	56	48	104	53	41	94	3	7	10

Tabelle XXXV. *Mecklenburg-Schwerin.*

1921	a	5314	5255	10569	394	372	766	331	326	657	63	46	109
	r	*161,6*	*151,8*	*156,6*	*12,0*	*10,7*	*11,4*	*10,1*	*9,4*	*9,7*	*1,9*	*1,4*	*1,6*
1922	a	5891	5704	11595	420	427	847	354	355	709	66	72	138
	r	*177,8*	*163,4*	*170,2*	*12,7*	*12,2*	*12,5*	*10,7*	*10,2*	*10,4*	*2,0*	*2,1*	*2,1*
1923	a	5761	5741	11502	523	499	1022	443	434	877	80	65	145
	r	*172,5*	*163,7*	*167,9*	*15,6*	*14,2*	*14,9*	*13,2*	*12,4*	*12,8*	*2,4*	*1,9*	*2,1*
1924	a	4984	4846	9830	448	419	867	371	349	720	77	70	147
	r	*148,1*	*137,6*	*142,7*	*13,3*	*11,6*	*12,6*	*11,6*	*9,9*	*10,5*	*2,3*	*2,0*	*2,1*
1925	a	4791	4434	9225	389	367	756	309	311	620	80	56	136
	r	*144,6*	*129,3*	*136,8*	*11,7*	*10,7*	*11,2*	*9,3*	*9,1*	*9,2*	*2,4*	*1,7*	*2,0*
1926	a	4687	4527	9214	320	354	674	261	287	548	59	67	126
	r	*140,4*	*131,2*	*135,7*	*8,2*	*10,5*	*9,9*	*7,8*	*8,3*	*8,1*	*1,8*	*1,9*	*1,8*
1927	a	4599	4495	9094	312	353	665	246	287	533	66	66	132
	r	*136,9*	*129,3*	*133,1*	*9,1*	*10,2*	*9,8*	*7,3*	*8,3*	*7,8*	*2,0*	*1,9*	*2,0*
1928	a	4581	4310	8891	338	302	640	260	246	506	78	56	134
	r	*135,5*	*123,5*	*129,4*	*10,0*	*8,6*	*9,3*	*7,7*	*7,0*	*7,4*	*2,3*	*1,6*	*1,9*
1929	a	4662	4753	9415	315	354	669	244	282	526	71	72	143
	r	*137,1*	*135,6*	*136,3*	*9,3*	*10,1*	*9,7*	*7,2*	*8,0*	*7,6*	*2,0*	*2,1*	*2,1*
1930	a	4345	4187	8532	326	269	595	260	220	480	66	49	115
	r	*127,0*	*118,9*	*122,9*	*9,5*	*7,6*	*8,6*	*7,6*	*6,2*	*6,9*	*2,0*	*1,3*	*1,7*
1931	a	4443	4424	8867	315	272	587	263	222	485	52	50	102
	r	*129,2*	*125,0*	*127,1*	*9,2*	*7,7*	*8,4*	*7,6*	*6,3*	*7,0*	*1,5*	*1,4*	*1,5*

1932 mit Mecklenburg-Strelitz zu Mecklenburg vereinigt.

Tabelle XXXVI. *Mecklenburg-Strelitz.*

1924	a	846	804	1650	36	35	71	30	31	61	6	4	10
	r	*156,2*	*140,2*	*148,0*	*6,6*	*6,1*	*6,4*	*5,5*	*5,4*	*5,5*	*1,1*	*0,7*	*0,9*
1925	a	780	796	1576	34	35	69	23	25	48	11	10	21
	r	*144,3*	*141,8*	*143,0*	*6,3*	*6,2*	*6,3*	*4,3*	*4,4*	*4,4*	*2,0*	*1,8*	*1,9*
1926	a	791	753	1544	33	46	79	20	34	54	13	12	25
	r	*145,1*	*133,1*	*139,0*	*6,1*	*8,1*	*7,1*	*3,7*	*6,0*	*4,9*	*2,4*	*2,1*	*2,3*

Jahr		Gestorbene insgesamt			Tuberkulose insgesamt			Tuberkulose der Lungen			Tuberkulose anderer Organe		
		m	w	zus.	m	w	zus.	m	w	zus.	m	w	zus.
1	2	3	4	5	6	7	8	9	10	11	12	13	14
1927	a	781	742	1523	36	33	69	24	24	48	12	9	21
	r	*142,7*	*130,6*	*136,5*	*6,6*	*5,8*	*6,2*	*4,4*	*4,2*	*4,3*	*2,2*	*1,6*	*1,9*
1928	a	733	741	1474	26	36	62	19	28	47	7	8	15
	r	*133,4*	*129,9*	*131,6*	*4,6*	*6,3*	*5,5*	*3,5*	*4,9*	*4,2*	*1,3*	*1,4*	*1,3*
1929	a	803	860	1663	28	20	48	19	15	34	9	5	14
	r	*145,6*	*150,4*	*148,0*	*5,1*	*3,5*	*4,3*	*3,4*	*2,6*	*3,0*	*1,6*	*0,9*	*1,2*
1930	a	616	699	1315	25	17	42	21	11	32	4	6	10
	r	*111,1*	*121,9*	*116,5*	*4,5*	*3,0*	*3,7*	*3,8*	*1,9*	*2,9*	*0,7*	*1,0*	*0,9*
1931	a	766	759	1525	24	23	47	19	17	36	5	6	11
	r	*137,4*	*131,8*	*134,6*	*4,3*	*4,0*	*4,1*	*3,4*	*3,0*	*3,2*	*0,9*	*1,0*	*1,0*

1932 mit Mecklenburg-Schwerin zu Mecklenburg vereinigt.

Tabelle XXXVII. *Mecklenburg.*

Jahr		Gestorbene insgesamt m	w	zus.	Tuberkulose insgesamt m	w	zus.	Tuberkulose der Lungen m	w	zus.	Tuberkulose anderer Organe m	w	zus.
1932	a	4995	4757	9752	344	290	634	287	241	528	57	49	106
	r	*124,4*	*115,2*	*119,8*	*8,6*	*7,0*	*7,8*	*7,2*	*5,8*	*6,5*	*1,4*	*1,2*	*1,3*
1933	a	5003	4892	9895	326	276	602	284	224	508	42	52	94
	r	*125,1*	*120,7*	*122,9*	*8,2*	*6,8*	*7,5*	*7,1*	*5,5*	*6,3*	*1,1*	*1,3*	*1,2*
1934	a	4956	4845	9801	318	276	594	258	227	485	60	49	109
	r	*123,2*	*118,8*	*121,0*	*7,9*	*6,8*	*7,3*	*6,4*	*5,6*	*6,0*	*1,5*	*1,2*	*1,3*
1935	a	5599	5510	11109	293	272	565	244	219	463	49	53	102
1936	a	5557	5234	10791	282	251	533	240	206	446	42	45	87
1937	a	5607	5350	10957	299	253	552	262	206	468	37	47	84
1938	a	5406	4953	10359	244	238	482	205	208	413	39	30	69

Tabelle XXXVIII. *Waldeck.*

1896	a			964			112			104			8
	r			*167,0*			*19,0*			*18,0*			*1,4*
1897	a			1025			104			96			8
	r			*177,0*			*18,0*			*17,0*			*1,4*
1898	a			912			112			106			6
	r			*157,0*			*19,0*			*18,0*			*1,0*
1899	a			1076			113			108			5
	r			*186,0*			*20,0*			*19,0*			*0,9*
1900	a			1057			119			111			8
	r			*183,0*			*21,0*			*19,0*			*1,4*
1901	a			1024			102			94			8
	r			*177,0*			*18,0*			*16,0*			*1,4*
1902	a			931			108			105			3
	r			*161,0*			*19,0*			*18,0*			*0,5*
1903	a			1002			147			137			10
	r			*173,0*			*25,0*			*24,0*			*1,7*
1904	a			930			127			119			8
	r			*160,0*			*22,0*			*20,0*			*1,4*
1905	a	485	461	946	60	64	124	52	57	109	8	7	15
	r	*168,5*	*151,9*	*160,0*	*20,9*	*21,3*	*21,0*	*18,2*	*18,9*	*18,5*	*2,8*	*2,3*	*2,5*
1906	a	425	417	842	57	55	112	56	53	109	1	2	3
	r	*147,6*	*137,4*	*142,4*	*19,6*	*18,0*	*18,7*	*19,3*	*17,4*	*18,3*	*0,3*	*0,7*	*0,5*
1907	a	434	445	879	42	52	94	39	45	84	3	7	10
	r	*149,3*	*146,1*	*147,7*	*14,3*	*17,0*	*15,6*	*13,3*	*14,7*	*14,0*	*1,0*	*2,3*	*1,7*
1908	a	457	431	888	53	46	99	50	42	92	3	4	7
	r	*156,3*	*141,2*	*148,6*	*18,1*	*15,0*	*16,5*	*17,1*	*13,8*	*15,4*	*1,0*	*1,3*	*1,2*
1909	a	461	496	957	46	48	94	42	45	87	4	3	7
	r	*153,4*	*160,3*	*156,9*	*15,3*	*15,5*	*15,4*	*14,0*	*14,5*	*14,3*	*1,3*	*1,0*	*1,1*
1910	a	395	473	868	37	54	91	31	51	82	6	3	9
	r	*129,3*	*151,8*	*140,7*	*12,1*	*17,4*	*14,7*	*10,2*	*16,4*	*13,3*	*2,0*	*1,0*	*1,5*
1911	a	415	448	803	40	55	95	37	52	89	3	3	6
	r				*13,1*	*17,6*	*15,3*	*12,1*	*16,6*	*14,3*	*1,0*	*1,0*	*1,0*

Jahr		Gestorbene insgesamt			Tuberkulose insgesamt			Tuberkulose der Lungen			Tuberkulose anderer Organe		
		m	w	zus.	m	w	zus.	m	w	zus.	m	w	zus.
1	2	3	4	5	6	7	8	9	10	11	12	13	14
1912	a	423	397	820	43	50	93	42	47	89	1	3	4
	r				*14,1*	*16,0*	*14,9*	*13,7*	*15,0*	*14,3*	*0,3*	*0,1*	*0,6*
1913	a	385	429	814	37	41	78	36	40	76	1	1	2
	r				*11,9*	*12,9*	*12,3*	*11,5*	*12,6*	*12,1*	*0,3*	*0,3*	*0,3*
1914	a	417	400	817	42	37	79	38	34	72	4	3	7
1915	a	396	454	850	36	38	74	31	34	65	5	4	9
1916	a	430	463	893	39	44	83	34	43	77	5	1	6
1917	a	415	486	901	28	59	87	20	57	77	8	2	10
1918	a	515	665	1180	43	55	98	40	49	89	3	6	9
1919	a	456	508	964	60	49	109	53	47	100	7	2	9
	r	*146,8*	*143,6*	*145,1*	*19,4*	*13,9*	*16,4*	*17,1*	*13,3*	*15,1*	*2,3*	*0,6*	*1,4*
1920	a	423	442	865	34	41	75	25	38	63	9	3	12
	r	*133,0*	*124,2*	*128,4*	*10,7*	*11,5*	*11,2*	*7,9*	*10,7*	*9,3*	*2,8*	*0,8*	*1,7*
1921	a	420	394	814	35	38	73	32	32	64	3	6	9
	r	*130,8*	*109,9*	*119,7*	*10,9*	*10,6*	*10,7*	*10,0*	*8,9*	*9,4*	*0,9*	*1,7*	*1,3*
1922	a	417	375	792	40	34	74	32	32	64	8	2	10
	r	*149,5*	*125,4*	*137,2*	*14,4*	*11,4*	*12,9*	*11,5*	*10,7*	*11,1*	*2,9*	*0,7*	*1,7*
1923	a	338	307	645	25	38	63	20	29	49	5	9	14
	r	*120,3*	*102,1*	*110,9*	*8,9*	*12,8*	*10,8*	*7,1*	*9,6*	*8,4*	*1,8*	*3,0*	*2,4*
1924	a	303	315	618	26	16	42	19	15	34	7	1	8
	r	*106,8*	*104,9*	*105,3*	*9,2*	*5,3*	*7,2*	*6,7*	*5,0*	*5,8*	*2,8*	*0,3*	*1,4*
1925	a	318	291	609	16	25	41	14	19	33	2	6	8
	r	*117,4*	*101,4*	*109,2*	*5,6*	*8,2*	*6,9*	*4,9*	*6,2*	*5,6*	*0,7*	*2,1*	*1,7*

1926	a	334	330	664	23	26	49	17	22	39	6	4	10
	r	*112,4*	*114,3*	*118,2*	*8,4*	*9,0*	*8,7*	*6,2*	*7,6*	*6,9*	*2,2*	*1,4*	*1,8*
1927	a	338	339	677	23	21	44	21	16	37	2	5	7
	r	*123,0*	*116,8*	*119,9*	*8,3*	*7,2*	*7,8*	*7,6*	*5,5*	*6,6*	*0,7*	*1,7*	*1,2*
1928	a	297	309	606	13	24	37	11	21	32	2	3	5
	r	*107,4*	*106,0*	*106,7*	*4,7*	*8,3*	*6,5*	*4,0*	*7,2*	*5,6*	*0,7*	*1,0*	*0,9*

Tabelle XXXIX. *Oldenburg.*

1901	a			6753			871			811			60
	r			*168,0*			*22,0*			*20,0*			*1,5*
1902	a			6571			802			745			57
	r			*160,0*			*20,0*			*18,0*			*1,4*
1903	a			7076			915			868			47
	r			*171,0*			*22,0*			*21,0*			*1,1*
1904	a			7282			837			785			52
	r			*174,0*			*20,0*			*18,8*			*1,2*
1905	a	3804	3493	7297	424	410	834	379	376	755	45	34	79
	r	*173,6*	*159,5*	*166,5*	*19,3*	*18,7*	*19,0*	*17,3*	*17,2*	*17,2*	*2,1*	*1,6*	*1,8*
1906	a	3623	3269	6892	374	414	788	335	363	698	39	51	90
	r	*164,9*	*149,2*	*157,0*	*16,6*	*18,6*	*17,6*	*14,9*	*16,3*	*15,6*	*1,7*	*2,3*	*2,0*
1907	a	3664	3382	7046	387	372	759	360	350	710	27	22	49
	r	*161,7*	*150,4*	*156,1*	*16,9*	*16,4*	*16,6*	*15,7*	*15,4*	*15,6*	*1,2*	*0,9*	*1,1*
1908	a	3657	3383	7040	347	365	712	300	332	632	47	33	80
	r	*158,4*	*148,6*	*153,3*	*15,0*	*16,0*	*15,5*	*13,0*	*14,5*	*13,8*	*2,0*	*1,4*	*1,7*
1909	a	3500	3187	6687	316	289	605	243	216	459	73	73	146
	r	*147,7*	*136,7*	*142,3*	*13,3*	*12,4*	*12,8*	*10,2*	*9,3*	*9,7*	*3,0*	*3,1*	*3,1*
1910	a	3662	3209	6871	340	355	695	255	263	518	85	92	177
	r	*150,1*	*134,2*	*142,2*	*13,9*	*14,8*	*14,4*	*10,4*	*11,0*	*10,7*	*3,5*	*3,8*	*3,7*
1911	a	3670	3524	7194	313	333	646	234	261	495	79	72	151
	r				*12,8*	*13,9*	*13,3*	*9,5*	*10,9*	*10,2*	*3,2*	*3,1*	*3,1*
1912	a	3464	3298	6762	334	327	661	294	294	588	40	33	73
	r				*13,3*	*13,2*	*13,3*	*11,6*	*12,0*	*11,8*	*1,6*	*1,3*	*1,5*

Jahr		Gestorbene insgesamt			Tuberkulose insgesamt			Tuberkulose der Lungen			Tuberkulose anderer Organe		
		m	w	zus.	m	w	zus.	m	w	zus.	m	w	zus.
1	2	3	4	5	6	7	8	9	10	11	12	13	14
1913	a	3360	2974	6334	301	297	598	262	254	516	39	43	82
	r				*11,8*	*11,8*	*11,8*	*10,4*	*10,1*	*10,2*	*1,5*	*1,7*	*1,6*
1914	a	3656	3346	7002	303	282	585	262	255	517	41	27	68
1915	a	3439	3179	6618	266	306	572	236	274	510	30	32	62
1916	a	3209	3213	6422	297	317	614	271	279	550	26	38	64
1917	a	3534	3630	7164	336	432	768	301	391	692	35	41	76
1918	a	3892	4225	8117	434	424	858	396	380	776	38	44	82
1919	a	3603	3567	7170	397	390	787	353	348	701	44	42	86
	r	*143,7*	*133,5*	*138,6*	*15,8*	*14,6*	*15,2*	*14,1*	*13,0*	*13,5*	*1,8*	*1,6*	*1,7*
1920	a	3507	3455	6962	335	350	685	298	322	620	37	28	65
	r	*136,3*	*128,0*	*132,1*	*13,0*	*12,9*	*13,0*	*11,6*	*11,9*	*11,8*	*1,4*	*1,0*	*1,2*
1921	a	3149	2994	6143	279	328	607	252	294	546	27	34	61
	r	*120,6*	*109,5*	*114,9*	*10,8*	*11,9*	*11,3*	*9,7*	*10,7*	*10,2*	*1,1*	*1,2*	*1,1*
1922	a	3246	3159	6405	291	332	623	262	295	557	29	37	66
	r	*122,5*	*114,0*	*118,2*	*11,0*	*11,9*	*11,5*	*9,9*	*10,6*	*10,3*	*1,1*	*1,3*	*1,2*
1923	a	3215	3135	6350	321	312	633	280	275	555	41	37	78
	r	*120,0*	*112,0*	*115,9*	*12,1*	*11,1*	*11,5*	*10,5*	*9,8*	*10,1*	*1,6*	*1,3*	*1,4*
1924	a	2984	2850	5834	260	284	544	234	245	479	26	39	65
	r	*110,3*	*100,9*	*105,5*	*9,5*	*10,0*	*9,8*	*8,6*	*8,7*	*8,7*	*0,9*	*1,3*	*1,1*
1925	a	2777	2744	5521	198	230	428	163	198	361	35	32	67
	r	*102,7*	*99,8*	*101,3*	*7,3*	*8,3*	*7,7*	*6,0*	*7,2*	*6,6*	*1,3*	*1,1*	*1,2*
1926	a	2985	2626	5611	199	220	419	159	189	348	40	31	71
	r	*109,1*	*94,4*	*101,7*	*7,3*	*7,9*	*7,6*	*5,8*	*6,8*	*6,3*	*1,5*	*1,1*	*1,3*

1927	a	2942	2790	5732	186	211	397	156	176	332	30	35	65
	r	*107,0*	*99,8*	*103,4*	*6,8*	*7,5*	*7,2*	*5,7*	*6,3*	*6,0*	*1,1*	*1,2*	*1,2*
1928	a	2961	2743	5704	175	220	395	144	185	329	31	35	66
	r	*106,9*	*97,4*	*102,1*	*6,4*	*7,8*	*7,1*	*5,2*	*6,6*	*5,9*	*1,2*	*1,2*	*1,2*
1929	a	3245	3088	6333	192	233	425	167	196	363	25	37	62
	r	*116,5*	*109,0*	*112,8*	*6,8*	*8,2*	*7,5*	*6,0*	*6,9*	*6,4*	*0,8*	*1,3*	*1,1*
1930	a	2614	2472	5086	189	163	352	158	137	295	31	26	57
	r	*93,0*	*86,5*	*89,8*	*6,7*	*5,7*	*6,2*	*5,6*	*4,8*	*5,2*	*1,1*	*0,9*	*1,0*
1931	a	2689	2568	5257	191	203	394	158	176	334	33	27	60
	r	*94,4*	*88,8*	*91,6*	*6,7*	*7,0*	*6,8*	*5,5*	*6,1*	*5,8*	*1,2*	*0,9*	*1,0*
1932	a	2714	2606	5320	169	177	346	150	158	308	19	19	38
	r	*94,2*	*89,2*	*91,7*	*5,8*	*6,0*	*5,9*	*5,2*	*5,4*	*5,3*	*0,6*	*0,6*	*0,6*
1933	a	3026	2940	5966	180	182	362	151	161	312	29	21	50
	r	*106,1*	*101,8*	*103,9*	*6,3*	*6,3*	*6,3*	*5,3*	*5,6*	*5,5*	*1,0*	*0,7*	*0,9*
1934	a	2983	2753	5736	179	180	359	149	153	302	30	27	57
	r	*103,5*	*94,4*	*98,9*	*6,2*	*6,1*	*6,2*	*5,2*	*5,2*	*5,2*	*1,0*	*0,9*	*1,0*
1935	a	3275	3011	6286	196	163	359	161	130	291	35	33	68
1936	a	3299	3087	6386	185	181	366	168	146	314	17	35	52
1937	a	3147	2647	5794	176	175	351	148	141	289	28	34	62
1938	a	2890	2638	5528	188	176	364	152	142	294	36	34	70

Tabelle XL. *Sachsen-Altenburg.*

1897	a			4648			406			357			49
	r			*253,0*			*22,0*			*19,0*			*2,7*
1898	a			4219			397			338			59
	r			*227,0*			*21,0*			*18,0*			*3,2*
1899	a			4512			351			313			38
	r			*237,0*			*18,0*			*16,0*			*2,0*

Jahr		Gestorbene insgesamt			Tuberkulose insgesamt			Tuberkulose der Lungen			Tuberkulose anderer Organe		
		m	w	zus.	m	w	zus.	m	w	zus.	m	w	zus.
1	2	3	4	5	6	7	8	9	10	11	12	13	14
1900	a			4566			375			332			43
	r			*234,0*			*19,0*			*17,0*			*2,2*
1901	a			4686			379			336			43
	r			*237,0*			*19,0*			*17,0*			*2,2*
1902	a			4266			323			291			32
	r			*213,0*			*16,0*			*15,0*			*1,6*
1903	a			4480			363			326			37
	r			*221,0*			*18,0*			*16,0*			*1,8*
1904	a			4480			313			288			25
	r			*218,0*			*15,0*			*14,0*			*1,2*
1905	a	2470	2133	4603	165	163	328	150	134	284	15	29	44
	r	*243,6*	*203,0*	*222,9*	*16,3*	*15,4*	*15,8*	*14,8*	*12,7*	*13,7*	*1,4*	*2,7*	*2,0*
1906	a	2149	1891	4040	162	121	283	145	109	254	17	12	29
	r	*211,9*	*179,9*	*195,6*	*15,9*	*11,4*	*13,6*	*14,2*	*10,3*	*12,2*	*1,7*	*1,1*	*1,4*
1907	a	2074	1823	3897	156	129	285	141	121	262	15	8	23
	r	*201,0*	*170,4*	*185,4*	*15,1*	*12,1*	*13,5*	*13,6*	*11,3*	*12,4*	*1,5*	*0,7*	*1,1*
1908	a	2176	2008	4184	147	128	275	137	116	253	10	12	22
	r	*208,6*	*185,6*	*196,9*	*14,1*	*11,8*	*12,9*	*13,1*	*10,7*	*11,9*	*1,0*	*1,1*	*1,0*
1909	a	1974	1749	3723	136	131	267	121	117	238	15	14	29
	r	*188,0*	*161,1*	*174,4*	*12,9*	*12,1*	*12,5*	*11,5*	*10,8*	*11,1*	*1,4*	*1,3*	*1,4*
1910	a	1940	1817	3757	120	125	245	105	112	217	15	13	28
	r	*182,5*	*165,4*	*173,8*	*11,3*	*11,4*	*11,3*	*9,9*	*10,2*	*10,0*	*1,5*	*1,2*	*1,3*
1911	a	2097	1965	4062	111	122	233	104	113	217	7	9	16
	r				*10,3*	*11,0*	*10,8*	*9,7*	*10,2*	*10,0*	*0,6*	*0,8*	*0,7*
1912	a	1763	1688	3451	145	123	268	139	119	258	6	4	10
	r				*13,4*	*11,0*	*12,3*	*12,9*	*10,7*	*11,8*	*0,6*	*0,3*	*0,5*
1913	a	1656	1595	3251	102	138	240	95	128	223	7	10	17
	r				*9,4*	*12,3*	*10,7*	*8,7*	*11,4*	*10,1*	*0,6*	*0,8*	*0,7*

1914	a	1826	1795	3621	106	147	253	99	137	236	7	10	17
1915	a	1706	1558	3264	115	117	232	104	108	212	11	9	20
1916	a	1489	1504	2993	134	152	286	119	148	267	15	4	19
1917	a	1802	1801	3603	202	181	383	188	173	361	14	8	22
1918	a	2035	2192	4227	228	212	440	212	202	414	16	10	26

1919 zu Thüringen.

Tabelle XLI. *Schaumburg-Lippe.*

1895	a			637			82			69			13
	r			*155,0*			*20,0*			*17,0*			*3,2*
1896	a			588			82			76			6
	r			*141,0*			*20,0*			*18,0*			*1,4*
1897	a			656			88			88			—
	r			*157,0*			*21,0*			*21,0*			—
1898	a			643			76			71			5
	r			*152,0*			*18,0*			*17,0*			*1,2*
1899	a			654			53			49			4
	r			*154,0*			*12,0*			*11,0*			*0,9*
1900	a			578			29			25			4
	r			*134,0*			*6,7*			*5,8*			*0,9*
1901	a			680			83			74			9
	r			*157,0*			*19,0*			*17,0*			*2,1*
1902	a			668			70			69			1
	r			*152,0*			*16,0*			*16,0*			*0,2*
1903	a			679			77			73			4
	r			*154,0*			*17,0*			*17,0*			*0,9*
1904	a			656			82			75			7
	r			*154,0*			*18,0*			*17,0*			*1,6*

Jahr		Gestorbene insgesamt			Tuberkulose insgesamt			Tuberkulose der Lungen			Tuberkulose anderer Organe		
		m	w	zus.	m	w	zus.	m	w	zus.	m	w	zus.
1	2	3	4	5	6	7	8	9	10	11	12	13	14
1905	a	297	293	590	22	28	50	12	10	22	10	18	28
	r	*132,4*	*129,9*	*131,1*	*9,8*	*12,4*	*11,1*	*5,3*	*4,4*	*4,9*	*4,4*	*8,0*	*6,2*
1906	a	336	312	648	31	22	53	25	17	42	6	5	11
	r	*149,7*	*138,3*	*144,0*	*13,7*	*9,7*	*11,7*	*11,0*	*7,5*	*9,3*	*2,7*	*2,2*	*2,4*
1907	a	317	330	647	30	23	53	23	18	41	7	5	12
	r	*139,3*	*144,5*	*141,9*	*13,2*	*10,1*	*11,6*	*10,1*	*7,9*	*9,0*	*3,1*	*2,2*	*2,6*
1908	a	323	284	607	26	21	47	7	5	12	19	16	35
	r	*140,7*	*123,5*	*132,1*	*11,4*	*9,1*	*10,2*	*3,1*	*2,2*	*2,6*	*8,3*	*7,0*	*7,6*
1909	a	312	305	617	16	20	36	10	17	27	6	3	9
	r	*134,9*	*132,3*	*133,6*	*6,9*	*8,7*	*7,8*	*4,3*	*7,4*	*5,8*	*2,6*	*1,3*	*1,9*
1910	a	275	282	557	15	17	32	13	15	28	2	2	4
	r	*117,5*	*121,3*	*119,3*	*6,4*	*7,3*	*6,9*	*5,6*	*6,5*	*6,1*	*0,9*	*0,9*	*0,9*
1911	a	317	303	620	25	23	48	21	22	43	4	1	5
	r				*10,6*	*9,9*	*10,3*	*8,9*	*9,4*	*9,2*	*1,7*	*0,4*	*1,1*
1912	a	329	273	602	23	18	41	21	15	36	2	3	5
	r				*9,7*	*7,7*	*8,7*	*8,9*	*6,4*	*7,7*	*0,8*	*1,3*	*1,1*
1913	a	271	279	550	18	28	46	13	15	28	5	13	18
	r				*7,6*	*12,0*	*9,8*	*5,5*	*6,4*	*6,0*	*2,1*	*5,6*	*3,9*
1914	a	302	267	569	18	19	37	11	17	28	7	2	9
1915	a	273	286	559	12	19	31	10	18	28	2	1	3
1916	a	276	291	567	24	29	53	18	21	39	6	8	14
1917	a	288	328	616	29	25	54	21	17	38	8	8	16
1918	a	332	395	727	24	30	54	23	22	45	1	8	9

1919	a	318	317	635	32	27	59	26	24	50	6	3	9
	r	*143,6*	*130,9*	*137,0*	*14,4*	*11,0*	*12,6*	*11,7*	*9,9*	*10,8*	*2,7*	*1,2*	*1,9*
1920	a	302	291	593	31	18	49	26	13	39	5	5	10
	r	*133,0*	*119,3*	*126,2*	*13,7*	*7,9*	*10,8*	*11,5*	*5,3*	*8,4*	*2,2*	*2,6*	*2,1*
1921	a	298	296	594	19	36	55	14	34	48	5	2	7
	r	*130,1*	*120,5*	*125,1*	*8,3*	*14,6*	*11,5*	*6,1*	*13,8*	*10,1*	*2,2*	*0,8*	*1,5*
1922	a	327	316	643	13	17	30	12	16	28	1	1	2
	r	*141,6*	*127,9*	*134,6*	*5,6*	*6,9*	*6,3*	*5,2*	*6,5*	*5,9*	*0,4*	*0,4*	*0,4*
1923	a	275	277	552	24	22	46	19	20	39	5	2	7
	r	*118,5*	*111,6*	*114,9*	*10,4*	*8,9*	*9,6*	*8,2*	*8,1*	*8,1*	*2,2*	*0,8*	*1,5*
1924	a	256	264	520	17	16	33	9	7	16	8	9	17
	r	*109,5*	*105,9*	*107,6*	*7,2*	*6,4*	*6,8*	*3,8*	*2,8*	*3,3*	*3,4*	*3,6*	*3,3*
1925	a	250	256	506	10	31	41	9	27	36	1	4	5
	r	*107,2*	*103,5*	*105,3*	*4,3*	*12,5*	*8,4*	*3,9*	*10,9*	*7,5*	*0,4*	*1,6*	*1,0*
1926	a	267	271	538	14	23	37	14	22	36	—	1	1
	r	*113,7*	*109,0*	*111,3*	*6,0*	*9,3*	*7,6*	*6,0*	*8,9*	*7,5*	—	*0,4*	*0,2*
1927	a	261	240	501	15	23	38	13	23	36	2	—	2
	r	*111,4*	*96,8*	*103,9*	*6,4*	*9,3*	*7,9*	*5,5*	*9,3*	*7,5*	*0,9*	—	*0,4*
1928	a	264	235	499	23	15	38	19	13	32	4	2	6
	r	*112,5*	*94,7*	*103,4*	*9,8*	*6,0*	*7,9*	*8,1*	*5,2*	*6,6*	*1,7*	*0,8*	*1,3*
1929	a	308	327	635	15	17	32	12	14	26	3	3	6
	r	*131,2*	*131,8*	*131,5*	*6,4*	*6,8*	*6,6*	*5,1*	*5,6*	*5,4*	*1,3*	*1,2*	*1,2*
1930	a	263	245	508	21	18	39	21	18	39	—	—	—
	r	*111,7*	*98,6*	*105,1*	*8,9*	*7,2*	*8,1*	*8,9*	*7,2*	*8,1*	—	—	—
1931	a	264	288	552	18	16	34	15	15	30	3	1	4
	r	*111,4*	*115,3*	*113,3*	*7,6*	*6,4*	*7,0*	*6,3*	*6,0*	*6,2*	*1,3*	*0,4*	*0,9*
1932	a	249	232	481	20	15	35	12	11	23	8	4	12
	r	*102,4*	*91,1*	*96,6*	*8,4*	*6,0*	*7,2*	*5,0*	*4,4*	*4,7*	*3,4*	*1,6*	*2,5*
1933	a	260	295	555	22	9	31	19	7	26	3	2	5
	r	*106,3*	*115,7*	*111,1*	*9,0*	*3,4*	*6,2*	*7,8*	*2,7*	*5,3*	*1,2*	*0,78*	*1,0*
1934	a	286	225	511	15	12	27	15	11	26	—	1	1
	r	*116,2*	*87,9*	*102,0*	*6,1*	*5,2*	*5,6*	*6,1*	*4,3*	*5,2*	—	*0,89*	*0,45*

Jahr		Gestorbene insgesamt			Tuberkulose insgesamt			Tuberkulose der Lungen			Tuberkulose anderer Organe		
		m	w	zus.	m	w	zus.	m	w	zus.	m	w	zus.
1	2	3	4	5	6	7	8	9	10	11	12	13	14
1935	a	255	257	512	7	15	22	4	11	15	3	4	7
1936	a	311	301	612	17	21	38	14	19	33	3	2	5
1937	a	285	286	571	8	14	22	4	12	16	4	2	6
1938	a	331	287	618	26	16	42	18	14	32	8	2	10

Tabelle XLII. *Lippe.*

Jahr		m	w	zus.	m	w	zus.	m	w	zus.	m	w	zus.
1897	a			2450			287			256			31
	r			*179,0*			*21,0*			*19,0*			*2,3*
1898	a			2078			253			220			33
	r			*150,0*			*18,0*			*16,0*			*2,4*
1899	a			2393			278			247			31
	r			*174,0*			*12,0*			*10,0*			*2,2*
1900	a			2345			250			238			12
	r			*170,0*			*18,0*			*17,0*			*0,8*
1901	a			2330			239			217			22
	r			*167,0*			*17,0*			*15,0*			*1,6*
1902	a			2350			252			228			24
	r			*167,0*			*18,0*			*16,0*			*1,7*
1903	a			2287			247			216			31
	r			*159,0*			*17,0*			*15,0*			*2,2*
1904	a			2537			251			223			28
	r			*180,0*			*18,0*			*16,0*			*2,0*
1905	a	1175	1132	2307	116	122	238	95	98	193	21	24	45
	r	*166,0*	*151,3*	*158,5*	*16,4*	*16,4*	*16,4*	*13,4*	*13,1*	*13,3*	*2,9*	*3,2*	*3,1*

1906	a	1174	1121	2295	109	125	234	91	104	195	18	21	39
	r	*165,9*	*149,8*	*157,6*	*15,3*	*16,6*	*16,0*	*12,8*	*13,8*	*13,3*	*2,5*	*2,8*	*2,7*
1907	a	1183	1118	2301	114	131	245	77	110	187	37	21	58
	r	*164,5*	*147,6*	*155,8*	*15,9*	*16,6*	*17,3*	*10,7*	*14,5*	*12,9*	*5,2*	*2,8*	*3,9*
1908	a	1140	1108	2248	80	116	196	68	96	164	12	20	32
	r	*156,9*	*145,1*	*150,9*	*11,0*	*15,2*	*13,1*	*9,4*	*12,6*	*11,0*	*1,7*	*2,6*	*2,1*
1909	a	1175	1110	2285	89	101	190	76	86	162	13	15	28
	r	*162,0*	*144,6*	*153,1*	*12,3*	*13,1*	*12,7*	*10,5*	*11,2*	*10,8*	*1,8*	*1,9*	*1,9*
1910	a	1047	1083	2130	92	120	212	60	102	162	32	18	50
	r	*142,9*	*139,4*	*141,1*	*12,6*	*15,4*	*13,3*	*8,3*	*13,2*	*10,8*	*4,4*	*2,3*	*3,3*
1911	a	1106	1148	2254	95	108	203	81	86	167	14	22	36
	r				*12,9*	*13,8*	*13,4*	*11,0*	*11,0*	*11,0*	*1,9*	*2,8*	*2,4*
1912	a	1039	1020	2059	64	101	165	49	85	134	15	16	31
	r				*8,1*	*12,8*	*10,8*	*6,6*	*10,8*	*8,7*	*2,0*	*2,0*	*2,0*
1913	a	956	964	1920	76	97	173	59	82	141	17	15	32
	r				*10,2*	*12,2*	*11,2*	*7,9*	*10,3*	*9,2*	*2,3*	*1,9*	*2,1*
1914	a	1061	1063	2124	89	99	188	77	86	163	12	13	25
1915	a	1052	1060	2112	78	91	169	61	76	137	17	15	32
1916	a	977	1070	2047	79	134	213	64	109	173	15	25	40
1917	a	1131	1201	2332	105	124	229	85	106	191	20	18	38
1918	a	1138	1405	2543	103	122	225	96	104	200	7	18	25
1919	a	1030	1129	2159	80	108	188	70	97	167	10	11	21
	r	*144,8*	*135,7*	*139,9*	*11,2*	*13,0*	*12,2*	*9,8*	*11,6*	*10,8*	*1,4*	*1,3*	*1,4*
1920	a	1027	1042	2069	99	101	200	85	85	170	14	16	30
	r	*140,7*	*124,1*	*132,4*	*13,5*	*12,0*	*12,7*	*11,6*	*10,1*	*10,8*	*1,9*	*1,9*	*1,9*
1921	a	928	947	1875	81	103	184	70	97	167	11	6	17
	r	*125,1*	*111,6*	*118,1*	*11,0*	*12,1*	*11,6*	*9,5*	*11,4*	*10,5*	*1,5*	*0,7*	*1,1*

Jahr		Gestorbene insgesamt			Tuberkulose insgesamt			Tuberkulose der Lungen			Tuberkulose anderer Organe		
		m	w	zus.	m	w	zus.	m	w	zus.	m	w	zus.
1	2	3	4	5	6	7	8	9	10	11	12	13	14
1922	a	976	992	1986	70	90	160	62	79	141	8	11	19
	r	*130,3*	*115,9*	*122,6*	*9,4*	*10,5*	*10,0*	*8,3*	*9,2*	*8,8*	*1,1*	*1,3*	*1,2*
1923	a	1016	990	2006	99	99	198	89	83	172	10	16	26
	r	*134,3*	*114,8*	*123,8*	*13,1*	*11,5*	*12,2*	*11,8*	*9,6*	*10,6*	*1,3*	*1,9*	*1,6*
1924	a	852	852	1704	74	79	153	64	72	136	10	7	17
	r	*111,6*	*98,0*	*104,4*	*9,7*	*9,1*	*9,4*	*8,4*	*8,3*	*8,3*	*1,3*	*0,8*	*1,0*
1925	a	875	898	1773	52	73	125	48	57	105	4	16	20
	r	*110,8*	*106,0*	*108,3*	*6,6*	*8,6*	*7,6*	*6,1*	*6,7*	*6,4*	*0,5*	*1,9*	*1,2*
1926	a	887	903	1790	51	57	108	43	54	97	8	3	11
	r	*111,1*	*105,7*	*108,2*	*6,4*	*6,7*	*6,6*	*5,4*	*6,3*	*5,9*	*1,0*	*0,4*	*0,7*
1927	a	905	873	1778	42	81	123	39	70	109	3	11	14
	r	*112,7*	*101,8*	*107,1*	*5,3*	*9,5*	*7,4*	*4,9*	*8,2*	*6,6*	*0,4*	*1,3*	*0,8*
1928	a	892	835	1727	44	55	99	36	52	88	8	3	11
	r	*110,4*	*96,8*	*103,4*	*5,5*	*6,4*	*5,9*	*4,5*	*6,0*	*5,3*	*1,0*	*0,4*	*0,7*
1929	a	1040	1007	2047	45	59	104	42	50	92	3	9	12
	r	*127,9*	*116,1*	*122,0*	*5,6*	*6,8*	*6,2*	*5,2*	*5,8*	*5,5*	*0,4*	*1,0*	*0,7*
1930	a	840	841	1681	41	51	92	36	39	75	5	12	17
	r	*102,5*	*96,4*	*99,9*	*5,0*	*5,9*	*5,5*	*4,4*	*4,5*	*4,5*	*0,6*	*1,6*	*1,0*
1931	a	822	870	1692	43	57	100	34	50	84	9	7	16
	r	*99,3*	*99,0*	*99,2*	*5,2*	*6,5*	*5,8*	*4,1*	*5,7*	*4,9*	*1,1*	*0,8*	*0,9*
1932	a	812	815	1627	46	63	109	42	54	96	4	9	13
	r	*97,3*	*92,2*	*94,7*	*5,5*	*7,1*	*6,2*	*5,0*	*6,1*	*5,6*	*0,5*	*1,0*	*0,7*
1933	a	930	954	1884	54	57	111	45	54	99	9	3	12
	r	*108,0*	*107,0*	*107,5*	*6,2*	*6,4*	*6,3*	*5,2*	*6,1*	*5,7*	*1,0*	*0,3*	*0,7*
1934	a	939	834	1773	52	46	98	43	29	72	9	17	26
	r	*108,0*	*92,9*	*100,5*	*5,9*	*4,2*	*5,1*	*4,9*	*3,2*	*4,1*	*1,0*	*1,0*	*1,0*
1935	a	959	944	1903	48	40	88	39	32	71	9	8	17

1936	a	1082	953	2035	43	46	89	38	40	78	5	6	11
1937	a	985	917	1902	52	59	111	45	44	89	7	15	22
1938	a	1059	956	2015	46	36	82	39	28	67	7	8	15

Tabelle XLIII. *Braunschweig.*

1894	a			8764			1140			1063			77
	r			*206,0*			*27,0*			*25,0*			*1,8*
1895	a			8933			1087			1008			79
	r			*206,0*			*25,0*			*23,0*			*1,8*
1896	a			8144			1017			935			82
	r			*185,0*			*23,0*			*21,0*			*1,9*
1897	a			8524			1036			954			82
	r			*192,0*			*23,0*			*21,0*			*1,8*
1898	a			8189			901			832			69
	r			*182,0*			*20,0*			*18,0*			*1,5*
1899	a			8955			917			825			92
	r			*198,0*			*20,0*			*18,0*			*2,0*
1900	a			9295			1032			936			96
	r			*200,0*			*22,0*			*20,0*			*2,1*
1901	a			8936			1085			954			131
	r			*191,0*			*23,0*			*20,0*			*2,8*
1902	a			8142			1095			967			128
	r			*172,0*			*23,0*			*20,0*			*2,7*
1903	a			8966			1019			872			147
	r			*187,0*			*21,0*			*18,0*			*3,1*
1904	a			8531			984			861			123
	r			*176,0*			*20,0*			*18,0*			*2,5*
1905	a	4472	4261	8733	509	504	1013	420	405	825	89	99	188
	r	*186,9*	*172,6*	*179,7*	*21,3*	*20,3*	*20,8*	*17,7*	*16,4*	*17,0*	*3,7*	*4,0*	*3,9*

Jahr		Gestorbene insgesamt			Tuberkulose insgesamt			Tuberkulose der Lungen			Tuberkulose anderer Organe		
		m	w	zus.	m	w	zus.	m	w	zus.	m	w	zus.
1	2	3	4	5	6	7	8	9	10	11	12	13	14
1906	a	4328	3986	8314	461	486	947	359	393	752	102	93	195
	r	*181,0*	*161,5*	*171,1*	*19,3*	*19,6*	*19,4*	*15,0*	*15,9*	*15,4*	*4,3*	*3,8*	*4,0*
1907	a	4051	3874	7925	446	420	866	362	326	688	84	94	178
	r	*167,4*	*154,4*	*160,8*	*18,6*	*16,9*	*17,7*	*15,1*	*13,1*	*14,1*	*3,5*	*3,8*	*3,6*
1908	a	4251	3974	8225	434	432	866	326	345	671	108	87	195
	r	*174,4*	*156,8*	*165,4*	*17,8*	*17,1*	*17,4*	*13,4*	*13,6*	*13,5*	*4,4*	*3,4*	*3,9*
1909	a	4017	3959	7976	387	407	794	326	346	672	61	61	122
	r	*166,2*	*158,2*	*162,1*	*16,0*	*16,3*	*16,1*	*13,5*	*13,8*	*13,6*	*2,5*	*2,4*	*2,4*
1910	a	3751	3652	7403	361	414	775	282	337	619	79	77	156
	r	*154,5*	*145,2*	*149,7*	*14,9*	*16,6*	*15,7*	*11,6*	*13,4*	*12,5*	*3,3*	*3,2*	*3,2*
1911	a	4291	4135	8426	368	412	780	303	341	644	65	71	136
	r				*15,1*	*16,4*	*15,8*	*12,5*	*13,6*	*13,0*	*2,7*	*2,8*	*2,7*
1912	a	3790	3578	7368	347	410	757	293	343	636	54	67	121
	r				*14,2*	*16,2*	*15,3*	*12,1*	*13,6*	*12,8*	*2,2*	*2,6*	*2,4*
1913	a	3629	3437	7066	306	318	624	228	228	456	78	90	168
	r				*12,6*	*12,5*	*12,6*	*9,3*	*8,9*	*9,2*	*3,2*	*3,5*	*3,4*
1914	a	3859	3646	7505	368	324	692	271	261	532	97	63	160
1915	a	3764	3580	7344	411	414	825	348	354	702	63	60	123
1916	a	3346	3467	6813	381	436	817	302	355	657	79	81	160
1917	a	3961	4269	8230	509	601	1110	426	517	943	83	84	167
1918	a	4500	5216	9716	628	652	1280	526	556	1082	102	96	198
1919	a	4454	4003	8457	575	596	1171	490	487	977	85	109	194
	r	*196,7*	*157,5*	*176,0*	*25,4*	*23,5*	*24,4*	*21,6*	*19,1*	*20,4*	*3,8*	*4,3*	*4,0*

1920	a	3656	3814	7470	420	442	862	353	374	727	67	68	135
	r	*157,7*	*149,1*	*153,2*	*18,1*	*17,3*	*17,7*	*15,2*	*14,6*	*14,9*	*2,9*	*2,7*	*2,7*
1921	a	3306	3332	6638	333	376	709	275	313	588	58	63	121
	r	*141,0*	*129,2*	*134,8*	*14,1*	*14,6*	*14,4*	*11,7*	*12,1*	*11,9*	*2,4*	*2,5*	*2,4*
1922	a	3602	3740	7342	366	378	744	313	322	635	53	56	109
	r	*152,2*	*141,1*	*148,0*	*15,4*	*14,5*	*15,0*	*13,2*	*12,4*	*12,8*	*2,2*	*2,1*	*2,2*
1923	a	3617	3412	7029	344	406	750	286	361	647	58	45	103
	r	*152,0*	*131,0*	*141,0*	*14,5*	*15,7*	*15,1*	*12,0*	*13,9*	*13,0*	*2,5*	*1,8*	*1,9*
1924	a	2994	3006	6000	288	310	598	241	268	509	47	42	89
	r	*125,2*	*114,9*	*119,8*	*12,1*	*11,8*	*11,9*	*10,1*	*10,2*	*10,2*	*2,0*	*1,6*	*1,8*
1925	a	2985	3074	6059	223	172	495	192	121	413	31	51	82
	r	*123,6*	*118,2*	*120,8*	*9,2*	*10,5*	*9,9*	*7,9*	*8,5*	*8,2*	*1,3*	*2,0*	*1,7*
1926	a	3058	3052	6110	244	247	491	213	199	412	31	48	79
	r	*125,8*	*116,7*	*121,1*	*10,0*	*9,4*	*9,7*	*8,8*	*7,6*	*8,2*	*1,2*	*1,8*	*1,5*
1927	a	3148	3208	6356	229	249	478	192	214	406	37	35	72
	r	*129,6*	*122,9*	*126,1*	*9,5*	*9,5*	*9,5*	*7,9*	*8,2*	*8,1*	*1,6*	*1,3*	*1,5*
1928	a	3060	3027	6087	180	170	350	147	146	293	33	24	57
	r	*125,6*	*115,7*	*120,3*	*7,3*	*6,5*	*6,9*	*6,0*	*5,6*	*5,8*	*1,3*	*0,9*	*1,2*
1929	a	3348	3415	6763	196	193	389	162	165	327	34	28	62
	r	*136,9*	*130,3*	*133,6*	*8,0*	*7,3*	*7,7*	*6,6*	*6,3*	*6,5*	*1,4*	*1,0*	*1,2*
1930	a	2814	2793	5607	166	169	335	143	146	289	23	23	46
	r	*114,5*	*106,2*	*110,3*	*6,7*	*6,4*	*6,5*	*5,8*	*5,5*	*5,6*	*0,9*	*0,9*	*0,9*
1931	a	2809	2939	5748	188	188	376	156	160	316	32	28	60
	r	*113,6*	*111,2*	*112,4*	*7,6*	*7,2*	*7,4*	*6,3*	*6,1*	*6,2*	*1,3*	*1,1*	*1,2*
1932	a	2831	2925	5756	208	186	394	185	160	345	23	26	49
	r	*113,9*	*110,3*	*112,1*	*8,3*	*6,9*	*7,6*	*7,4*	*6,0*	*6,7*	*0,9*	*1,0*	*0,9*
1933	a	3250	3303	6553	230	198	428	199	158	357	31	40	71
	r	*130,8*	*124,8*	*127,7*	*9,2*	*7,5*	*8,3*	*8,0*	*6,0*	*7,0*	*1,2*	*1,5*	*1,4*
1934	a	3137	3003	6140	198	177	375	177	150	327	21	27	48
	r	*125,9*	*113,3*	*121,6*	*7,9*	*6,7*	*7,3*	*7,1*	*5,7*	*6,4*	*0,8*	*1,0*	*0,9*
1935	a	3259	3199	6458	166	160	326	144	129	273	22	31	53

Jahr		Gestorbene insgesamt			Tuberkulose insgesamt			Tuberkulose der Lungen			Tuberkulose anderer Organe		
		m	w	zus.	m	w	zus.	m	w	zus.	m	w	zus.
1	2	3	4	5	6	7	8	9	10	11	12	13	14
1936	a	3364	3211	6575	183	169	352	161	139	300	22	30	52
1937	a	3261	3133	6394	164	147	311	144	125	269	20	22	42
1938	a	3354	3243	6597	171	138	309	150	118	268	21	20	41

Tabelle XLIV. *Elsaß-Lothringen.*

Jahr		Gestorbene insgesamt m	w	zus.	Tuberkulose insgesamt m	w	zus.	Tuberkulose der Lungen m	w	zus.	Tuberkulose anderer Organe m	w	zus.
1892	a			36222			4623			4090			533
	r			*224,0*			*29,0*			*25,0*			*3,3*
1893	a			38172			4528			4017			511
	r			*236,0*			*28,0*			*25,0*			*3,2*
1894	a			37436			4769			4177			592
	r			*230,0*			*29,0*			*25,0*			*3,6*
1895	a			34901			4414			3827			587
	r			*213,0*			*27,0*			*23,0*			*3,6*
1896	a			32598			4190			3655			535
	r			*199,0*			*26,0*			*22,0*			*3,3*
1897	a			33473			4193			3667			526
	r			*204,0*			*26,0*			*22,0*			*3,2*
1898	a			36552			4300			3607			693
	r			*220,0*			*26,0*			*22,0*			*4,2*
1899	a			33952			4135			3616			519
	r			*200,0*			*24,0*			*21,0*			*3,0*
1900	a			36547			4370			3848			522
	r			*213,0*			*25,4*			*22,0*			*3,4*
1901	a			34021			4227			3702			525
	r			*198,0*			*24,6*			*21,0*			*3,6*

1902	a			33609			4358			3727			631
	r			*193,0*			*25,0*			*21,0*			*3,7*
1903	a			34802			4465			3850			615
	r			*198,0*			*25,0*			*22,0*			*3,5*
1904	a			35227			4455			3743			712
	r			*198,0*			*25,0*			*21,0*			*4,0*
1905	a	18355	17817	36172	2175	2409	4584	1808	1987	3795	367	422	789
	r	*196,2*	*202,7*	*199,3*	*23,1*	*27,2*	*25,1*	*19,3*	*22,2*	*20,9*	*3,7*	*4,8*	*4,3*
1906	a	17534	16425	33959	2156	2266	4422	1756	1850	3606	400	416	816
	r	*187,3*	*186,9*	*187,1*	*22,8*	*25,5*	*24,2*	*18,6*	*20,9*	*19,8*	*4,2*	*4,7*	*4,5*
1907	a	17189	16124	33313	2172	2141	4313	1773	1736	3509	399	405	804
	r	*180,3*	*180,9*	*180,6*	*22,8*	*24,0*	*23,5*	*18,7*	*19,5*	*19,1*	*4,2*	*4,5*	*4,4*
1908	a	17550	16813	34363	2212	2079	4291	1825	1694	3519	387	385	772
	r	*182,0*	*187,0*	*184,4*	*22,9*	*23,0*	*23,0*	*19,0*	*18,8*	*18,9*	*4,0*	*4,3*	*4,1*
1909	a	16391	15762	32153	2069	2026	4095	1681	1651	3332	388	375	763
	r	*171,4*	*175,2*	*173,3*	*21,6*	*22,5*	*22,1*	*17,6*	*18,3*	*17,9*	*4,0*	*4,2*	*4,1*
1910	a	14847	14393	29240	1922	1927	3849	1559	1601	3160	363	326	689
	r	*153,8*	*158,4*	*156,0*	*19,9*	*21,2*	*20,5*	*16,1*	*17,6*	*16,8*	*3,8*	*3,6*	*3,7*
1911	a	16600	16216	32816	1834	1855	3689	1518	1505	3023	316	350	666
	r				*19,0*	*20,3*	*19,6*	*15,7*	*16,5*	*16,1*	*3,3*	*3,8*	*3,5*
1912	a	14899	14077	28976	1742	1648	3390	1422	1324	2746	320	324	644
	r				*17,9*	*18,0*	*17,9*	*14,6*	*14,4*	*14,5*	*3,3*	*3,5*	*3,4*
1913	a	14713	14515	29228	1616	1724	3340	1301	1386	2687	315	338	653
	r				*16,5*	*18,7*	*17,5*	*13,2*	*15,0*	*14,1*	*3,2*	*3,7*	*3,4*
1914	a	14949	14538	29487	1724	1591	3315	1401	1315	2716	323	276	599
1915	a	13329	13315	26644	1569	1563	3132	1333	1284	2617	236	279	515

1916 nicht mehr geführt.

Tabelle XLV. *Berlin (Westsektoren).*

Jahr		Gestorbene insgesamt			Tuberkulose insgesamt			Tuberkulose der Lungen			Tuberkulose anderer Organe		
		m	w	zus.	m	w	zus.	m	w	zus.	m	w	zus.
1	2	3	4	5	6	7	8	9	10	11	12	13	14
1937	r						*9,0*			*8,4*			*0,6*
1938	r						*8,2*			*7,6*			*0,6*
1939	r						*8,4*			*7,7*			*0,7*
1940	r						*10,0*			*9,4*			*0,6*
1941	r						*10,6*			*10,1*			*0,5*
1942	r						*12,5*			*11,8*			*0,7*
1943	r						*12,7*			*12,1*			*0,6*
1944	r						*16,2*			*15,7*			*0,5*
1945	r						*29,1*			*26,8*			*2,3*
1946	a	23385	21806	45191	2899	1574	4473	2713	1383	4096	186	191	377
	r			*229,5*			*22,7*			*20,8*			*1,9*
1947	a	20158	18988	39146	2689	1389	4078	2534	1183	3717	155	206	361
	r	*241,1*	*156,3*	*190,9*	*32,2*	*11,4*	*19,9*	*30,3*	*9,7*	*18,1*	*1,9*	*1,7*	*1,8*
1948	a	14546	14589	29135	2084	1091	3175	1951	950	2901	133	141	274
	r	*165,0*	*118,1*	*138,5*	*23,8*	*8,9*	*15,0*	*22,4*	*7,8*	*13,8*	*1,5*	*1,1*	*1,3*
1949	a	12820	14678	27498	1261	760	2021	1166	642	1808	95	118	213
	r	*145,2*	*120,1*	*130,6*	*14,3*	*6,2*	*9,6*	*13,2*	*5,3*	*8,6*	*1,1*	*1,0*	*1,0*
1950	a	12101	14119	26220	723	405	1128	669	336	1005	54	69	123
	r	*133,4*	*114,6*	*122,6*	*8,0*	*3,3*	*5,3*	*7,4*	*2,7*	*4,7*	*0,6*	*0,6*	*0,6*

Tabelle XLVI. *Bundesgebiet.*

1946[1]	a	257924	223840	481764	19838	12844	32682	16754	10042	26796	3084	2802	5886
	r	*144,02*	*104,25*	*122,33*	*11,08*	*5,98*	*8,30*	*9,35*	*4,68*	*6,80*	*1,72*	*1,30*	*1,49*
1947[1]	a	249427	224910	474337	18178	12124	30302	15214	9457	24671	2964	2667	5631
	r	*132,02*	*100,41*	*114,87*	*9,62*	*5,41*	*7,34*	*8,05*	*4,22*	*5,97*	*1,57*	*1,19*	*1,36*
1948	a	246738	230000	476738	18539	12527	31066	16118	10087	26205	2421	2440	4861
	r	*115,17*	*92,25*	*102,84*	*8,65*	*5,02*	*6,70*	*7,52*	*4,05*	*5,65*	*1,13*	*0,98*	*1,05*
1949	a	245147	234784	479931	14044	9280	23324	12125	7424	19549	1919	1856	3775
	r	*111,48*	*93,43*	*101,85*	*6,39*	*3,69*	*4,95*	*5,51*	*2,95*	*4,15*	*0,87*	*0,74*	*0,80*
1950	a	250059	243357	493416	11547	7259	18806	10009	5591	15600	1538	1668	3206
	r	*111,93*	*96,06*	*103,50*	*5,17*	*2,87*	*3,94*	*4,48*	*2,21*	*3,27*	*0,69*	*0,66*	*0,67*

[1] Bundesgebiet ohne Rheinland-Pfalz und Baden.

(Errechnet mit *bereinigten* Bevölkerungszahlen unter Verwendung der Volkszählungsergebnisse vom 13. 9. 1950.)

Tabelle XLVII. *Baden.*

1943	a	7127	7191	14318	444	370	814	382	291	673	62	79	141
	r			*117,1*			*6,6*			*5,5*			*1,1*
1944	a	9609	10595	20204	466	429	895	376	352	728	90	77	167
	r			*168,3*			*7,5*			*6,1*			*1,4*
1945	a	11557	10295	21852	627	458	1085	535	373	908	92	85	177
	r			*185,7*			*9,1*			*7,7*			*1,5*
1946	a	8426	7936	16362	672	495	1167	567	398	965	105	97	202
	r	*164,5*	*118,4*	*138,4*			*9,9*			*8,1*			*1,7*
1947	a	7853	7657	15510	516	452	968	426	321	747	90	131	221
	r			*128,2*			*8,0*			*6,2*			*1,8*
1948	a	7365	7410	14775	477	384	861	405	302	707	72	82	154
	r			*118,3*			*6,9*			*5,7*			*1,2*
1949	a	7199	7310	14509	344	280	624	291	216	507	53	64	117
	r			*113,0*			*4,9*			*3,9*			*0,9*
1950	a	7219	7346	14565	253	212	405	205	149	354	48	63	111
	r	*117,0*	*102,2*	*100,7*			*3,5*			*2,7*			*0,8*

Tabelle XLVIII. *Bayern.*

Jahr		Gestorbene insgesamt			Tuberkulose insgesamt			Tuberkulose der Lungen			Tuberkulose anderer Organe		
		m	w	zus.	m	w	zus.	m	w	zus.	m	w	zus.
1	2	3	4	5	6	7	8	9	10	11	12	13	14
1938[1]	a	50806	47707	98513	2620	2236	4856	2285	1858	4143	335	378	713
	r	*131,21*	*116,47*	*123,63*	*6,77*	*5,46*	*6,09*	*5,90*	*4,54*	*5,20*	*0,87*	*0,92*	*0,89*
1939[1]	a	54898	50936	105834	2675	2140	4815	2378	1816	4194	297	324	621
	r	*136,07*	*121,61*	*128,70*	*6,63*	*5,11*	*5,86*	*5,89*	*4,34*	*5,10*	*0,74*	*0,77*	*0,76*
1940[1]	a	53246	51456	104702	2899	2394	5293	2589	2013	4602	310	381	691
	r			*128,82*			*6,51*			*5,66*			*0,85*
1941	a	46293	45524	91817	2611	2109	4720	2345	1769	4114	266	340	606
	r			*130,49*			*6,71*			*5,85*			*0,86*
1942	a	44469	43580	88049	2742	2198	4940	2455	1823	4278	287	375	662
	r			*125,85*			*7,06*			*6,11*			*0,95*
1943	a	45359	44361	89720	2936	2257	5193	2634	1898	4532	302	359	661
	r			*141,26*			*8,18*			*7,14*			*1,04*
1944	a	53686	53128	106814	3078	2453	5531	2762	2062	4824	316	391	707
	r			*156,02*			*8,08*			*7,05*			*1,03*
1945	a	80002	72975	152977	4380	2615	6995	4002	2244	6246	378	371	749
	r			*195,66*			*8,95*			*7,99*			*0,96*
1946	a	57012	52695	109707	3848	2618	6466	3404	2185	5589	444	433	877
	r	*149,26*	*114,71*	*130,40*	*10,07*	*5,70*	*7,68*	*8,91*	*4,76*	*6,64*	*1,16*	*0,94*	*1,04*
1947	a	55909	53095	109004	3682	2494	6176	3287	2072	5359	395	422	817
	r	*134,34*	*106,08*	*118,91*	*8,85*	*4,98*	*6,74*	*7,90*	*4,14*	*5,84*	*0,95*	*0,84*	*0,89*
1948	a	51836	50294	102130	3492	2404	5896	3098	2005	5103	394	399	793
	r	*121,18*	*100,14*	*109,81*	*8,16*	*4,78*	*6,34*	*7,24*	*3,99*	*5,49*	*0,92*	*0,79*	*0,85*
1949	a	50157	49316	99473	2527	1793	4320	2211	1456	3667	316	337	653
	r	*117,01*	*97,57*	*106,49*	*5,90*	*3,55*	*4,63*	*5,16*	*2,88*	*3,93*	*0,74*	*0,67*	*0,70*
1950	a	49469	49504	98973	2247	1466	3713	1973	1151	3124	274	315	589
	r	*116,42*	*100,69*	*107,98*	*5,28*	*2,98*	*4,05*	*4,64*	*2,34*	*3,41*	*0,64*	*0,64*	*0,64*

[1] Einschließlich Pfalz.
[2] Vorläufige Zahlen.

Tabelle IL. *Bremen.*

1938	a			3960									
	r			*99,0*									
1939	a			4744									
	r			*105,0*									
1940	a			5033									
	r			*123,0*									
1941	a			4917									
	r			*130,0*									
1942	a			5290									
	r			*144,0*									
1943	a			4920									
	r			*148,0*									
1944	a			5974									
	r			*182,0*									
1945	a			7021									
	r			*211,0*									
1946	a	3340	2657	5997	289	194	483	248	162	410	41	32	73
	r	*147,5*	*101,4*	*122,7*	*12,8*	*7,4*	*9,9*	*11,0*	*6,2*	*8,5*	*1,8*	*1,2*	*1,5*
1947	a	2811	2366	5177	209	173	382	180	145	325	29	28	57
	r	*121,5*	*89,7*	*104,6*	*9,1*	*6,5*	*7,7*	*7,8*	*5,5*	*6,6*	*1,3*	*1,1*	*1,2*
1948	a	2516	2224	4740	221	169	390	189	135	324	32	34	66
	r	*103,4*	*81,9*	*92,1*	*8,9*	*6,2*	*7,5*	*7,8*	*5,0*	*6,3*	*1,3*	*1,3*	*1,3*
1949	a	2583	2357	4940	180	124	304	165	108	273	15	16	31
	r	*101,8*	*84,0*	*92,5*	*7,0*	*4,4*	*5,6*	*6,5*	*3,9*	*5,1*	*0,6*	*0,6*	*0,6*
1950	a	2818	2653	5471	140	99	239	115	77	192	25	22	47
	r	*107,0*	*91,2*	*98,7*	*5,3*	*3,4*	*4,3*	*4,4*	*2,6*	*3,5*	*0,9*	*0,8*	*0,8*

Tabelle L. *Hamburg.*

1939	a	11283	10490	21773	695	430	1125	622	368	990	73	62	135
	r	*137,0*	*118,0*	*127,0*	*8,5*	*4,8*	*6,58*	*7,6*	*4,1*	*5,79*	*0,89*	*0,70*	*1,79*
1940	a	11347	11226	22573	720	493	1213	626	423	1049	94	70	164
	r	*149,0*	*126,0*	*137,0*	*9,4*	*5,6*	*7,4*	*8,2*	*4,8*	*6,4*	*1,2*	*0,78*	*1,0*

Jahr		Gestorbene insgesamt			Tuberkulose insgesamt			Tuberkulose der Lungen			Tuberkulose anderer Organe		
		m	w	zus.	m	w	zus.	m	w	zus.	m	w	zus.
1	2	3	4	5	6	7	8	9	10	11	12	13	14
1941	a	10670	10233	20903	753	495	1248	671	411	1082	82	84	166
	r	*147,0*	*117,0*	*131,0*	*10,5*	*5,7*	*7,8*	*9,4*	*4,7*	*6,8*	*1,1*	*0,95*	*1,0*
1942	a	11191	10213	21404	891	471	1362	808	387	1195	83	84	167
	r	*160,0*	*120,0*	*138,0*	*13,1*	*5,4*	*8,8*	*11,9*	*4,4*	*7,7*	*1,2*	*1,0*	*1,1*
1943	a	9047	8352	17399	735	364	1099	657	288	945	78	76	154
	r	*165,0*	*110,0*	*134,0*	*13,3*	*4,8*	*8,5*	*11,9*	*3,8*	*7,3*	*1,4*	*1,0*	*1,2*
1944	a	7529	6725	14254	562	305	867	495	252	747	67	53	120
	r	*167,0*	*107,0*	*132,0*	*12,5*	*4,8*	*8,0*	*11,0*	*4,0*	*6,9*	*1,5*	*0,8*	*1,1*
1945	a	11207	8604	19811	818	398	1216	719	326	1045	99	72	171
	r	*205,0*	*130,0*	*163,0*	*15,6*	*5,9*	*10,0*	*13,7*	*4,8*	*8,6*	*1,9*	*1,1*	*1,4*
1946	a	11703	8932	20635	826	356	1182	728	280	1008	98	76	174
	r	*182,0*	*117,0*	*147,0*	*12,9*	*4,7*	*8,4*	*11,4*	*3,7*	*7,2*	*1,5*	*1,0*	*1,2*
1947	a	10176	8630	18806	769	388	1157	694	326	1020	75	62	137
	r	*155,0*	*111,0*	*130,0*	*11,6*	*5,0*	*8,03*	*10,5*	*4,2*	*7,08*	*1,1*	*0,8*	*0,95*
1948	a	7946	7181	15127	669	348	1017	611	308	919	58	40	98
	r	*114,0*	*90,0*	*101,0*	*9,6*	*4,4*	*6,82*	*8,8*	*3,9*	*6,16*	*0,8*	*0,5*	*0,66*
1949	a	8178	7420	15598	517	276	793	472	235	707	45	41	86
	r	*113,0*	*91,0*	*101,0*	*7,1*	*3,4*	*5,15*	*6,5*	*2,9*	*4,59*	*0,6*	*0,5*	*0,56*
1950	a	8515	8152	16667	410	219	629	387	191	578	23	28	51
	r	*114,0*	*96,0*	*105,0*	*5,5*	*2,6*	*3,96*	*5,2*	*2,3*	*3,64*	*0,3*	*0,3*	*0,32*

Tabelle LI. *Hessen.*

Jahr		m	w	zus.	m	w	zus.	m	w	zus.	m	w	zus.
1946	a	23563	21357	44920	1651	1157	2808	1385	919	2304	266	238	504
	r	*134,9*	*101,1*	*116,4*	*9,5*	*5,5*	*7,3*	*8,0*	*4,4*	*6,0*	*1,5*	*1,1*	*1,3*
1947	a	24731	22703	47434	1733	1136	2869	1460	888	2348	273	248	521
	r	*130,6*	*101,3*	*114,8*	*9,2*	*5,1*	*6,9*	*7,7*	*4,0*	*5,7*	*1,5*	*1,1*	*1,2*
1948	a	22603	21626	44229	1445	1052	2497	1237	847	2084	208	205	413
	r	*115,6*	*95,5*	*104,8*	*7,4*	*4,6*	*5,9*	*6,3*	*3,7*	*4,9*	*1,1*	*0,9*	*1,0*

1949	a	22819	22377	45196	1111	761	1872	950	596	1546	161	165	326
	r	*113,9*	*98,5*	*105,8*	*5,5*	*3,4*	*4,4*	*4,7*	*2,6*	*3,6*	*0,8*	*0,8*	*0,8*
1950	a	22761	22869	45630	864	583	1447	736	455	1191	128	128	256
	r	*112,7*	*99,7*	*105,7*	*4,3*	*2,5*	*3,4*	*3,4*	*2,0*	*2,8*	*0,6*	*0,5*	*0,6*

Tabelle LII. *Niedersachsen.*

1946	a	38984	33777	72761	2946	1894	4840	2471	1488	3959	475	406	881
		136,2	*98,8*	*115,9*	*10,3*	*5,6*	*7,7*	*8,6*	*4,4*	*6,3*	*1,7*	*1,2*	*1,4*
1947	a	39639	35392	75031	2768	2003	4771	2234	1537	3771	534	466	1000
	r	*135,0*	*101,8*	*117,0*	*9,4*	*5,8*	*7,4*	*7,6*	*4,4*	*5,9*	*1,8*	*1,3*	*1,6*
1948	a	33516	30809	64325	2663	1854	4517	2247	1480	3727	416	374	790
	r	*109,6*	*86,5*	*97,2*	*8,7*	*5,2*	*6,8*	*7,4*	*4,7*	*5,6*	*1,4*	*1,1*	*1,2*
1949	a	32912	30996	63908	2143	1382	3525	1794	1084	2878	349	298	647
	r	*103,9*	*86,6*	*94,7*	*6,8*	*3,9*	*5,2*	*5,7*	*3,0*	*4,3*	*1,1*	*0,8*	*1,0*
1950	a	32842	32600	65442	1582	1051	2633	1318	804	2122	264	247	511
	r	*102,7*	*90,8*	*96,4*	*4,9*	*2,9*	*3,9*	*4,1*	*2,2*	*3,1*	*0,8*	*0,7*	*0,8*

Tabelle LIII. *Nordrhein-Westfalen.*

1946	a	74406	60612	135018	6472	4106	10578	5350	3043	8393	1122	1063	2185
	r	*143,4*	*96,3*	*117,6*	*12,5*	*6,5*	*9,2*	*10,3*	*4,8*	*7,3*	*2,2*	*1,7*	*1,9*
1947	a	71622	60952	132574	5775	3726	9501	4667	2740	7407	1108	986	2094
	r	*130,0*	*93,5*	*110,2*	*10,5*	*5,7*	*7,9*	*8,5*	*4,2*	*6,2*	*2,0*	*1,5*	*1,7*
1948	a	63710	56219	119929	5289	3371	8660	4658	2726	7384	631	645	1276
	r	*109,5*	*84,7*	*96,3*	*9,1*	*5,1*	*7,0*	*8,0*	*4,1*	*5,9*	*1,1*	*1,0*	*1,0*
1949	a	66730	60776	127506	4210	2559	6769	3680	2087	5767	530	472	1002
	r	*110,0*	*89,9*	*99,4*	*6,9*	*3,8*	*5,3*	*6,1*	*3,1*	*4,5*	*0,9*	*0,7*	*0,8*
1950	a	70991	65645	136636	3668	2065	5733	3227	1612	4839	441	453	894
	r	*114,0*	*95,0*	*104,0*	*5,9*	*3,0*	*4,4*	*5,2*	*2,3*	*3,7*	*0,7*	*0,7*	*0,7*

Tabelle LIV. *Rheinland-Pfalz.*

Jahr		Gestorbene insgesamt			Tuberkulose insgesamt			Tuberkulose der Lungen			Tuberkulose anderer Organe		
		m	w	zus.	m	w	zus.	m	w	zus.	m	w	zus.
1	2	3	4	5	6	7	8	9	10	11	12	13	14
1948	a	17403	15763	33166	1309	880	2189	1115	679	1794	194	201	395
	r	*135,3*	*102,5*	*117,5*	*10,2*	*5,7*	*7,8*	*8,7*	*4,4*	*6,4*	*1,5*	*1,3*	*1,4*
1949	a	16069	15818	31887	894	608	1502	750	449	1199	144	159	303
	r	*120,3*	*101,9*	*110,6*	*6,7*	*3,9*	*5,2*	*5,6*	*2,9*	*4,2*	*1,1*	*1,0*	*1,0*
1950	a	16145	15813	31958	708	445	1153	605	315	920	103	130	233
	r	*115,2*	*98,6*	*108,0*	*5,0*	*2,8*	*3,9*	*4,3*	*2,0*	*3,1*	*0,7*	*0,8*	*0,8*

Tabelle LV. *Schleswig-Holstein.*

Jahr		m	w	zus.	m	w	zus.	m	w	zus.	m	w	zus.
1945	a	24295	21292	45587	1585	1012	2597	1358	806	2164	227	206	433
	r			*211,0*									
1946	a	20332	17279	37611	1678	1068	2746	1359	815	2174	319	253	572
	r	*176,0*	*121,8*	*145,9*	*14,5*	*7,5*	*10,7*	*11,7*	*5,7*	*8,5*	*2,8*	*1,8*	*2,2*
1947	a	16394	14927	31321	1297	823	2120	1065	640	1705	232	183	415
	r			*117,0*			*8,1*			*6,5*			*1,6*
1948	a	12972	12129	25101	1135	721	1856	971	547	1518	164	174	338
	r			*91,0*			*7,0*			*5,7*			*1,3*
1949	a	12254	11681	23935	804	539	1343	691	430	1121	113	109	222
	r			*87,0*			*5,2*			*4,2*			*0,9*
1950	a	12670	12035	24705	617	381	998	528	281	809	89	100	189
	r	*104,7*	*86,9*	*95,2*	*5,2*	*2,8*	*3,9*	*4,4*	*2,03*	*3,1*	*0,73*	*0,72*	*0,73*

Tabelle LVI. *Württemberg-Baden.*

Jahr		m	w	zus.	m	w	zus.	m	w	zus.	m	w	zus.
1946	a	21182	19469	40651	1541	1034	2605	1309	847	2156	232	217	449
	r	*137,6*	*103,5*	*118,8*	*10,0*	*5,7*	*7,6*	*8,5*	*4,5*	*6,3*	*1,5*	*1,1*	*1,3*
1947	a	21164	20093	41257	1448	1053	2501	1236	868	2104	212	185	397
	r	*124,9*	*98,3*	*110,3*	*8,5*	*5,1*	*6,7*	*7,3*	*4,2*	*5,6*	*1,2*	*0,9*	*1,1*

1948	a	20109	19690	39799	1453	1035	2488	1278	806	2084	175	229	404
	r	*115,0*	*95,3*	*104,3*	*8,3*	*5,0*	*6,5*	*7,3*	*3,9*	*5,4*	*1,0*	*1,1*	*1,0*
1949	a	19715	19900	39615	1047	746	1793	911	606	1517	136	140	276
	r	*109,8*	*95,6*	*102,1*	*5,8*	*3,6*	*4,6*	*5,1*	*2,9*	*3,9*	*0,8*	*0,7*	*0,7*
1950	a	20094	19963	40057	829	561	1390	734	424	1158	95	137	232
	r	*110,3*	*97,0*	*102,2*	*4,5*	*2,7*	*3,6*	*4,0*	*2,0*	*3,0*	*0,5*	*0,7*	*0,6*

Tabelle LVII. *Württemberg-Hohenzollern (einschl. Lindau).*

1946	a	7402	7062	14464	594	390	984	500	303	803	94	87	181
	r	*155,0*	*114,0*	*132,0*	*12,4*	*6,1*	*8,9*	*10,6*	*4,9*	*7,3*	*1,9*	*1,3*	*1,6*
1947	a	6980	6753	13733	497	328	825	391	241	632	106	87	193
	r	*141,0*	*107,0*	*122,0*	*10,0*	*5,2*	*7,4*	*7,9*	*3,4*	*5,6*	*2,1*	*1,3*	*1,7*
1948	a	6762	6655	13417	377	310	687	302	253	555	75	57	132
	r	*132,0*	*105,0*	*117,0*	*7,3*	*4,9*	*6,0*	*5,8*	*4,0*	*4,8*	*1,4*	*0,9*	*1,2*
1949	a	6527	6837	13364	267	212	479	210	157	367	57	55	112
	r	*120,0*	*106,0*	*113,0*	*4,9*	*3,2*	*4,0*	*3,8*	*2,4*	*3,1*	*1,0*	*0,8*	*0,9*
1950	a	6488	6761	13249	229	177	406	181	132	313	48	45	93
	r	*114,0*	*101,0*	*107,0*	*4,0*	*2,4*	*3,2*	*3,2*	*2,0*	*2,6*	*0,8*	*0,9*	*0,8*

Anhang.

1. Mitteilungen und wissenschaftliche Rundschreiben des D.ZK.

1. Arbeitseinsatz von Tuberkulose-Kranken in Italien.
2. Ärztliche und Fürsorge-Richtlinien für die Arbeitsvermittlung von Lungentuberkulösen.
3. Inkubationszeit und Intervalle bei Tuberkulosen.
4. Gesichtspunkte zur Nomenklatur bei der Begutachtung der Tuberkulose als Berufskrankheit, Kap. I 12 Anhang 3 S. 235.
5. Formular zum Abschnitt „Tuberkulose" des „Jahresgesundheitsberichtes".
6. Ansteckende bzw. offene oder bacilläre Lungentuberkulose.
7. Richtlinien für die Eingliederung von aktiven Tuberkulosefällen in die statistischen Gruppen Ia—Id bzw. Fa—Fd.
8. Diagnoseschlüssel für Tuberkulose-Fürsorgestellen im Anschluß an das neue deutsche Verzeichnis der Krankheiten und Todesursachen.
9. Erläuterungen zur Führung der Tuberkulosestatistik in den Gesundheitsämtern.
10. Verlautbarung des Arbeitsausschusses für Chemotherapie des D.ZK. über die Anwendungsbreite von Conteben, PAS und Streptomycin, Kap. II 11 (s. Anhang S. 225).
11. Vorläufiges Merkblatt über die Resistenz von Tuberkelbakterien gegenüber Conteben, PAS und Streptomycin, Kap. II 11 (s. Anhang S. 226).
12. Nährbodenrezepte, Kap. II 11.
13. Leitsätze betr. Notwendigkeit des Kulturverfahrens für den Nachweis von Tuberkelbakterien (s. Anhang 3).
14. Abgabe von Streptomycin, PAS und Conteben durch Krankenanstalten und freipraktizierende Ärzte.
15. Objektträger-Methode zur Kultur von Tuberkelbacillen aus dem Sputum; nach Berry und Lowry (Übersetzung).
16. Desinfektionsmaßnahmen bei Tuberkulose, 1. und 2. Auflage.
17. Nachprüfung der Leistungsfähigkeit von Dampfdesinfektionsapparaten mittels Bacillensporen, Kap. II 5.
18. Desinfektionsmittel für die Stalldesinfektion bei Tuberkulosen, Kap. II 3 (S. 24).
19. Wohnraumbeschlagnahme bei Tuberkulösen.
20. Memorandum des Arbeitsausschusses für Tuberkulosefürsorge (s. Anhang 3).
21. Vorschläge des Landesgesundheitsrates Niedersachsen für eine Wohnungsfürsorge-Verordnung für Tuberkulöse (s. Anhang 3).
22. Leitsätze von Dr. Breu betr. Zwangsabsonderung von uneinsichtigen Offentuberkulösen.
23. Auszug aus Birkhäuser u. Martha Stoll: Über asoziale Tuberkulöse.
24. Schweigepflicht des Personals der Röntgenschirmbildstellen.
25. British Tuberculosis Association, Report of Research Committee for 1950 Mass Radiography.
26. Schema zur Auswertung der Schirmbildaufnahmen, Kap. II 6 (S. 29).
27. Erfahrungen über die Wirtschaftlichkeit der Röntgenröhren im Betrieb der Schirmbildstellen, Kap. II 6 (S. 30).
28. Entwicklung der Kindertuberkulose nach dem Zweiten Weltkrieg, Kap. II 7 (S. 32).
29. Milch für die Schulspeisung, Kap. II 3 (S. 23).
30. Anlieferung von ansaurer Milch, Kap. II 3 (S. 24).
31. Intracutane Tuberkulinprobe bei der Bekämpfung der Rindertuberkulose, Kap. II 3 (S. 22).
32. Intensivierung der Arbeit in den Tuberkulose-Fürsorgestellen, Kap. II 1 (S. 18).
33. BCG.-Schutzimpfung (Kindertuberkulosen nach BCG.-Schutzimpfung in Vasa-Finnland).
34. Tuberkulose-Schutzimpfung mit dem Vole-Bacillus.

35. Vorschläge für die Länderregierungen über die Weiterführung der BCG.-Schutzimpfung nach Beendigung der ersten Massenimpfungsperiode, Kap. II 2 (S. 20).
36. Richtlinien für die Tuberkulose-Schutzimpfung mit BCG., Kap. II 2.
37. Erfolgsstatistik nach BCG.-Schutzimpfung.
38. Lungensegmente am Bronchialbaum.
39. Lungen- und Bronchialcarcinom.
40. Bestand und Neuzugänge im Norden und Süden der Bundesrepublik.
41. Ergebnisse der Untersuchungen von Sputum, Kehlkopfabstrich und Magensaft auf Tuberkelbacillen.
42. Virulenz der Tuberkelbacillen.
43. Übertragung von streptomycinresistenten Tuberkulosen.
44. Tuberkulinproben.
45. Tuberkulosedienst in Allgemeinen Krankenhäusern.
46. Inkubationszeit für die Primärherdtuberkulosen.
47. Streptomycin-Resistenz.
48. Rindertuberkulose und Kindertuberkulose.
49. Gesetzliche Vorschriften über Milcherhitzung.
50. BCG. und Schwangerschaft.

2. Veröffentlichungen.

Ickert: Darf ein gravides Stationsmädchen auf einer Station mit Offentuberkulösen beschäftigt werden? Tuberkulosearzt **1950**, H. 1, 50/51.
— Entwicklung der Tuberkulose. Volksgesundheitsdienst **1950**, H. 1, 5—7.
— Über Tuberkulose-Statistik. Öff. Gesdh.dienst **1950**, H. 12, 407—12.
— Streptomycin zur Behandlung der Lungentuberkulose. Niedersächs. Ärztebl. **1950**, Nr. 4, 91—93.
— Die Wechselbeziehungen zwischen menschlicher und tierischer Tuberkulose. Gesundheitsfürsorge **1950**, H. 1, 8-9.
— Hermann Braeuning zum Gedenken. Z. Tbk. **94**, 212—13 (1950).
— Die Übertragung der Rindertuberkulose auf den Menschen. Landarzt **1950**, H. 9, 312—14.
— Die volkswirtschaftliche Bedeutung der Tuberkulose. Versicherungswiss., -praxis, -medizin **1951**, H. 2, 26—28.
— Die Entwicklung der Kindertuberkulose nach dem Zweiten Weltkriege. Landarzt **1951**, H. 16, 369—73.
— Über die Aussichten der Tuberkulosebekämpfung. Gesundheitsfürsorge **1951**, H. 6, 93—94.
— u. Keutzer: Die derzeitige Tuberkulose-Mortalität nach Alter und Geschlecht im deutschen Bundesgebiet und in einigen außerdeutschen Ländern. Dtsch. med. Wschr. **1951**, Nr. 37, 1133—35.
— — Die Diskrepanz zwischen Tuberkulose-Sterbe- und Tuberkulose-Erkrankungsziffern. Ärztl. Wschr. **1951**, H. 38, 905—08.
— — Seuchenhygienische Betrachtungen über die Herkunft der ansteckenden Lungentuberkulosen. Z. Tbk. **1952**, H. 1—3.

3. Beschlüsse des Vorstandes des Deutschen Zentralkomitees auf Grund der Vorschläge der Arbeitsausschüsse.

a) Erläuterungen zur Führung der Tuberkulosestatistik in den Gesundheitsämtern; aktive Tuberkulosen bzw. Fürsorgefälle.

Arbeitsausschuß für Tuberkulosefürsorge.

I. *Fürsorgefälle:* Fürsorgefälle sind klinisch gesprochen alle Fälle von *aktiver* Tuberkulose, d. h. alle tuberkulösen Erkrankungen, bei denen das Krankheitsgeschehen im Einzelorgan oder im Gesamtorganismus noch nachweisbare Zeichen der „Tätigkeit“ aufweist.

II. *Ia- oder Fa-Fälle:* Hierher gehören alle Fälle von klinisch oder röntgenologisch nachweisbarer Lungentuberkulose, bei denen in den letzten 12 Monaten noch Tuberkelbacillen im Auswurf nachweisbar waren. Dabei ist Voraussetzung, daß zum Nachweis alle in Betracht kommenden Verfahren angewendet werden (Gewinnung des Auswurfmaterials: Sputum, Kehlkopfabstrich, Magensaft; Untersuchungsverfahren: Ausstrich, Kulturverfahren).

III. *Ib- oder Fb-Fälle:* Hierher gehören alle Fälle von Lungentuberkulose, bei denen unter Anwendung der obengenannten Verfahren Bacillen nicht gefunden werden, bei denen aber der sonstige Befund für eine ansteckungsfähige Tuberkulose spricht, bei denen besonders die Dichte und Qualität der Röntgenschatten oder das Vorhandensein von Kavernen und katarrhalischen Geräuschen für Infektiosität sprechen.

Sind bei den Fällen der Gruppe Ia (oder Fa) nach eingehenden mehrfachen Untersuchungen keine Tuberkelbacillen mehr nachgewiesen worden, so ist es der Entscheidung des Tuberkulose-Fürsorgearztes überlassen, den Kranken nach Ic (oder Fc) überzuführen. Dieses hat frühestens nach 12 Monaten und spätestens 24 Monate nach dem letzten Bacillenbefund zu geschehen.

IV. *Ic- oder Fc-Fälle:* Hierher gehören

1. diejenigen Patienten, die eine Erkrankung im Sinne der Ziffer II und III durchgemacht haben, aber noch Aktivitätszeichen seitens des Organismus, z. B. subfebrile Temperaturschwankungen, ausgesprochene Verschiebungen im Blutbild, Gewichtsschwankungen (mit Vorsicht) oder Veränderungen an den Lungen zeigen, z. B. ständiger Katarrh und vor allem noch Neigung zu Neuherdbildung oder unscharfen Verschattungen infiltrativer Art (bei einwandfreien Röntgenaufnahmen, nicht Schirmbild),

2. diejenigen Patienten mit *beginnender Tuberkulose der Lungen,* bei denen nach dem Allgemeinbefunde, dem klinischen und vor allem Röntgenbefunde (Röntgenserien) mit einer Entwicklung zur ansteckungsfähigen Lungentuberkulose zu rechnen ist,

3. alle Fälle von intrathorakalen Lymphknotenerkrankungen, d. h. die echte Bronchialdrüsentuberkulose der Kinder und Jugendlichen und alle tumorigen Hilusdrüsenverschattungen (nicht aber die sog. verstärkte Hiluszeichnung bei tuberkulinpositiven Kindern und Jugendlichen),

4. alle Formen von *Pleuritis exsudativa,* bei denen sich ein anderer Ursprung nicht mit Sicherheit nachweisen läßt,

5. alle Fälle positiver Tuberkulinreaktion ohne klinischen Befund bis zum vollendeten 2. Lebensjahr; Lungeninfiltrierungen bei tuberkulinpositiven Kindern, akute und subakute Miliarstreuungen.

Da im Gegensatz zur Gruppe Fa die Diagnose der Gruppen Fb und Fc nicht auf bakteriologischer, sondern auf klinischer Grundlage beruht, bedürfen *diese Fälle besonders sorgfältiger diagnostischer Überprüfung* mit allen zur Verfügung stehenden Mitteln und *sorgfältiger fürsorgerischer Überwachung.*

Es muß aber unter allen Umständen vermieden werden, daß diese wichtigen Gruppen zu einem Sammelbecken ungeklärter und unklarer Fälle werden, die dann mit allen Nachteilen für den Betroffenen wie für die Tuberkulosefürsorge fälschlich unter der Diagnose „aktive Tuberkulose“ laufen. Dadurch verlieren die örtlichen und die zentralen Stellen den Überblick über die tatsächliche Tuberkuloselage.

V. *Id- oder Fd-Fälle:* Aus der Fassung geht hervor, daß zu d alle Erkrankungen an Tuberkulose *außerhalb* der Atmungsorgane, d. h. alle *extrapulmonalen* bzw. *extrathorakalen* Formen zu zählen sind.

1. *Knochen-* und *Gelenktuberkulose.* Hier sind nur die Fälle zu zählen, die noch Zeichen aktiver Erkrankung tragen. Abgeschlossene, auch mit Verkrüppelung geheilte Fälle, die nur orthopädischer Nachbehandlung bedürfen, gehören zu den Überwachungsfällen b.

2. *Drüsentuberkulose,* z. B. Halslymphdrüsentuberkulose, Bauchdrüsentuberkulose. Hier sind nur die Erkrankungen an einwandfreier aktiver Tuberkulose zu zählen, nicht aber Drüsennarben (diese unter „Überwachungsfälle“ — „IIb-Fälle“), auch wenn es sich um tuberkulinpositive Kinder handelt.

3. *Hauttuberkulose.* Hier gilt sinngemäß, daß nur aktive Erkrankungen zu zählen sind, nicht Lupusnarben. In Zweifelsfällen empfiehlt es sich, die Entscheidung des Hautarztes bzw. des Beauftragten für Hauttuberkulose (Lupus) herbeizuführen.

4. *Hirnhauttuberkulose.* Hier ist zu bemerken, daß gemäß der jetzt geübten Streptomycintherapie die Zahlen der Erkrankungs- und der Todesfälle nicht mehr gleich zu sein brauchen.

5. *Andere Organtuberkulosen* (z. B. Augentuberkulose, Tuberkulose des Urogenitalsystems).

Jeder Kranke darf in der Statistik nur einmal erscheinen. Trifft aktive Tuberkulose der Atmungsorgane mit einer aktiven extrapulmonalen Tuberkulose zusammen, so ist es dem Ermessen des Arztes anheimgestellt, in welcher Rubrik der Kranke geführt wird. Ist eine der Erkrankungen aktiv, die anderen klinisch geheilt, so ist er in der Gruppe der Erkrankung zu führen, die aktiv ist. Leistungsfähigen Tuberkulose-Fürsorgestellen wird empfohlen, die *Diagnosenordnung* zu verwenden, welche im Sinne der bekannten Diagnosenordnung von SCHRÖDER von der Gesundheitsabteilung des Bundesinnenministeriums vorgeschlagen wird.

b) Verlautbarung des Arbeitsausschusses für Chemotherapie über die Anwendungsbreite von Conteben, PAS und Streptomycin vom 24. 7. 1951.

A. Allgemeine Erfahrungen mit den drei Heilmitteln.

Über die Behandlung der Tuberkulose mit tuberkulostatischen Mitteln liegen ausgiebige Erfahrungen vor. Trotzdem kann kein Zweifel bestehen, daß wir uns auch heute noch im allerersten Stadium unserer Erfahrungen befinden. Einige Tatsachen stehen endgültig fest:

1. Die tuberkulostatischen Mittel: Conteben, PAS und Streptomycin, können in der Behandlung der Tuberkulose bei richtiger Anwendung eine die Heilung fördernde Wirkung haben. Über Grad und Dauer dieser Wirkung, wie über den Grad der Wirksamkeit der einzelnen Mittel gehen die Meinungen auch heute noch weit auseinander.

2. Alle diese Mittel haben in vivo auf die Tuberkelbakterien nur eine bakteriostatische Wirkung. Sie setzen die Vitalität der Erreger nur herab, ohne diese ganz zu vernichten. Die Vernichtung des in seiner Vitalität beeinträchtigten Erregers bleibt den natürlichen Abwehrkräften des Organismus überlassen. Es kommt deshalb weiter darauf an, neben der Gabe der tuberkulostatischen Mittel diese natürlichen Abwehrkräfte zu mobilisieren.

Dies kann nur geschehen nach den *Grundsätzen der hygienisch-diätetischen Behandlung in der Heilstätte. Die Heilstättenbehandlung stellt weiterhin die Grundbehandlung der Tuberkulose* dar. Der Einbau von Kollapsverfahren in den Behandlungsplan bedarf auch bei Anwendung tuberkulostatischer Mittel sorgfältiger Abwägung, und der entscheidende Zeitpunkt für ihre Anwendung darf nicht versäumt werden.

3. Die tuberkulostatischen Mittel haben unter Umständen ernste toxische Nebenwirkungen. Ihnen ist durch entsprechende Überwachung durch den behandelnden Arzt, der die möglichen Nebenwirkungen kennt und die zu ihrer Früherkennung notwendigen Untersuchungsmethoden beherrscht, zu begegnen.

4. Die Hauptschwierigkeit liegt in der Tatsache, daß die Tuberkelbacillen im Laufe der Anwendung tuberkulostatischer Mittel resistent werden, und zwar offenbar um so mehr, je wirksamer die Mittel uns heute erscheinen. So wird die Resistenz gegen Streptomycin schon nach wenigen Wochen, gegen PAS nach einigen Monaten, gegen Conteben seltener beobachtet. Die Kombination von Streptomycin und PAS scheint das Entstehen der Resistenz zu verzögern. Sind auch die letzten Konsequenzen dieser auftretenden Resistenz heute noch nicht ganz absehbar, so ist doch jetzt schon ganz sicher, daß die wahl- und kritiklose Anwendung der Mittel — ohne jeden Nutzen für den Kranken — nur dazu führt, daß allzu oft resistente Bakterienstämme mit ihren Gefahren für die Allgemeinheit herangezüchtet werden. Dies gilt ganz besonders für das Streptomycin mit seiner hohen Wirksamkeit, aber der früh auftretenden Resistenz. *Seine Anwendung ist eine äußerst verantwortliche ärztliche Aufgabe, der nur der in der Klinik der Tuberkulose erfahrene und mit der Anwendung tuberkulostatischer Mittel vertraute Arzt gerecht werden kann.* Unter diesen Gesichtspunkten ist die Behandlung mit *Streptomycin* nur vertretbar und angezeigt bei allen unmittelbar lebensbedrohlichen und bei allen für den weiteren Verlauf entscheidenden Stadien der Krankheit. Als solche können gelten:

a) alle Stadien akuter und subakuter Generalisation, insbesondere Meningitis und Miliartuberkulose,

b) alle eindeutigen ernsten Frühstadien und entscheidende akute Schübe der Lungentuberkulose oder anderer Organtuberkulosen,

c) alle noch heilbaren Tuberkuloseerkrankungen, bei denen operative Maßnahmen notwendig werden (Operationsschutz).

Bei den Fällen der Gruppen b und c sollte die Streptomycinbehandlung nicht über den Termin der vermutlichen Resistenzentstehung hinaus (etwa nach Verabreichung von 30 bis 40 g) fortgeführt werden, da ein unmittelbar lebensbedrohlicher Zustand ja nicht vorliegt und die Behandlung mit anderen tuberkulostatischen Mitteln weitergeführt werden kann. Dann kann bei etwaigen späteren entscheidenden Schüben und etwa notwendigen operativen Maßnahmen auf das Streptomycin zurückgegriffen werden.

B. Über die Indikationen und Grenzen der Anwendung der drei Heilmittel.

Aus den bisherigen Erfahrungen ergibt sich also:

I. Die Behandlung der Tuberkulose mit tuberkulostatischen Mitteln wird in der Regel in den Rahmen einer klinischen oder Heilstättenbehandlung eingefügt werden. Eine ambulante Behandlung *nur* mit tuberkulostatischen Mitteln gilt bei dem heutigen Stand unserer Erfahrungen als unzureichend.

II. Außerhalb der Klinik oder Heilstätte gilt eine ambulante Behandlung mit tuberkulostatischen Mitteln als vertretbar und berechtigt:

1. *vor der stationären Behandlung* bei unmittelbar lebensbedrohlichen Generalisationsstadien, wie bei Meningitis und Miliartuberkulose, bis zur Möglichkeit stationärer Behandlung (Streptomycin, evtl. in Verbindung mit PAS oder Conteben), wenn alle erforderlichen diagnostischen Maßnahmen eingeleitet sind; bei allen entscheidenden Frühstadien und akuten Schüben der Lungentuberkulose und anderer Organtuberkulosen (PAS oder Conteben, kein Streptomycin) bis zur Möglichkeit der stationären Behandlung. Wie bisher ist eine stationäre Aufnahme dieser dringlichen Behandlungsfälle durch Gesundheitsämter, Lungenfachärzte und Ärzte zu beantragen und sollte von den Kostenträgern angestrebt werden.

2. *Nach der stationären Behandlung* kann nach Maßgabe der während der stationären Behandlung gemachten Beobachtungen die Behandlung mit tuberkulostatischen Mitteln (PAS und Conteben, nicht Streptomycin) ambulant fortgesetzt werden. Dabei ist fortlaufende Überwachung der Resistenz in allen Fällen notwendig, in denen Bakterien ausgeschieden werden.

III. Die Gesamtbehandlungszeit mit PAS sollte im allgemeinen 6 Monate nicht überschreiten.

IV. Die ambulante Behandlung von Kindern unter 6 Jahren mit Conteben wird zur Zeit noch als zu komplikationsreich abgelehnt.

c) Vorläufiges Merkblatt über die Resistenz von Tuberkelbakterien gegenüber Conteben, PAS und Streptomycin.

I. *Conteben, PAS* und *Streptomycin* wirken wachstumshemmend auf die Tuberkulosebakterien. Bei laufender klinischer Anwendung dieser Mittel hört jedoch nach einiger Zeit bei manchen aus dem Untersuchungsmaterial (Sputum usw.) gezüchteten Bakterienstämmen diese Wachstumshemmung auf; in seltenen Fällen ist eine hemmende Wirkung von vornherein nicht nachweisbar. Das Ausbleiben dieser Wirkung wird auf eine erhöhte Widerstandskraft der Bakterienstämme zurückgeführt und als *Resistenz* bezeichnet. Im weiteren Sinne spricht man von Resistenz gegenüber den modernen Chemotherapeutica, wenn diese beim Kranken keine kurativen Wirkungen zeigen (klinische Resistenz) und zugleich im Laboratorium Einwirkungen auf den betreffenden Tuberkelbakterienstamm vermissen lassen (bakteriologische Resistenz).

II. *Diskrepanz zwischen Klinik und Laboratorium* liegt vor, wenn eines der drei Arzneimittel klinisch wirksam ist, laboratoriumsmäßig aber keine Einwirkungen auf den Patientenstamm zeigt oder umgekehrt. Dabei ist zu berücksichtigen, daß in einer Tuberkelbakterienkultur unter Umständen sensible mit resistenten Keimen gemischt sind. Im Test können dabei die resistenten Keime die sensiblen überwuchern, wodurch eine Resistenz der Gesamtkultur vorgetäuscht wird. Möglicherweise können trotzdem klinisch die in der Überzahl vorhandenen sensiblen Keime auf das Medikament genügend ansprechen, so daß ein therapeutischer Erfolg erwartet werden darf. — Die Kenntnis des *Verhältnisses der Zahl der sensiblen zu den resistenten Keimen* bei einem Patienten ist daher für den behandelnden Arzt wichtig.

III. *Auftreten der Resistenz* gegen Streptomycin kann schon nach wenigen Wochen beobachtet werden, gegen PAS erst nach einigen Monaten (gewöhnlich nicht vor 6 Monaten), gegen Conteben später und seltener.

IV. *Resistenzbestimmungen* werden im Rahmen der *Therapie* mit den genannten drei Heilmitteln als zweckmäßig erachtet

1. bei Einleitung einer Behandlung,
2. bei Versagen eines der drei Heilmittel während der Behandlung,
3. bei Fortbestehen des positiven Bakterienbefundes am Ende der vorgesehenen Behandlungszeit,
4. bei Auftreten eines neuen Tuberkuloseschubes, wenn der Kranke vorher mit einem der drei Heilmittel behandelt worden ist.

Der Ausfall einer Resistenzprüfung sollte beim Übergang eines Patienten von einem Arzt zu einem anderen mitgeteilt werden.

V. Zur *Resistenzbestimmung* sollte ein Test gewählt werden, der es ermöglicht, den Anteil der resistenten und sensiblen Keime des jeweiligen Untersuchungsmaterials zu bestimmen, bezogen auf die Wirkstoffkonzentration im Test.

Bakteriologische Resistenz ist gegeben, wenn unter den vereinbarten Bedingungen (s. Abschn. VIIb) die Keime bzw. deren resistenter Anteil bei *Streptomycin* von 50 γ, bei *PAS* von 50 γ und bei *Conteben* von 50 γ/cm^3 Nährboden nicht gehemmt werden. Es bedeutet dies mindestens für Streptomycin und Conteben etwa eine 20fach, für PAS etwa eine 50fach höhere Resistenz, als sie der internationale *Standardstamm H 37 Rv* aufweist. Dieser Stamm ist bei jeder Nährbodencharge als Kontrollsystem mitzutesten (s. a. VIIb)[1].

Klinische Resistenz ist zu befürchten, wenn der Anteil resistenter Keime an einer Gesamtkultur 10% und mehr beträgt. Diese Zahl beruht auf vorläufigen Schätzungen.

VI. *Das Material zur Herauszüchtung* einer Kultur (Sputum, Magensaft, Liquor usw. für die Resistenzbestimmung muß *frisch* sein und auf kürzestem Wege eingeschickt werden); wird eine bereits vorhandene Kultur des Patientenstammes zur Resistenzbestimmung eingesandt, so soll diese Kultur möglichst nur etwa 14 Tage bis 3 Wochen alt sein.

VIIa. *Methoden zur Resistenzbestimmung sind:*

1. die *Direktverfahren:* Objektträgerkultur oder Übertragung der Schwefelsäuresedimente auf feste oder flüssige chemotherapeuticumhaltige Nährböden,

2. die *Reinkulturverfahren:* Übertragung von Reinkulturaufschwemmungen bestimmter Dichte auf feste oder flüssige chemotherapeuticumhaltige Nährböden.

Die resistenten Anteile einer Gesamtkultur im Verhältnis zu den sensiblen lassen sich nur bei Ausführung des Testes auf einem festen Nährboden oder in der Objektträgerkultur bestimmen, nicht aber in einem flüssigen Nährboden.

VIIb. Der *Arbeitsausschuß für Chemotherapie* hat sich entschlossen, vorläufig das *Reinkulturverfahren mit Hohn-Substrat 4* als Standardverfahren zu empfehlen[2]. Bei seiner Verwendung als Routineverfahren sind im Minimalansatz für jeden Tb-Stamm je drei Konzentrationen ausreichend, nämlich:

$$\left.\begin{array}{l} 1:\ 10000 = 100\ \gamma/cm^3 \\ 1:\ 20000 = 50\ \gamma/cm^3 \\ 1:100000 = 10\ \gamma/cm^3 \end{array}\right\}\ \text{von Conteben, PAS und Streptomycin,}$$

also 9 Teströhrchen, dazu 2 Kontrollröhrchen. Außerdem ist in gleicher Weise für jede Nährbodencharge der Kontrollstamm H 37 Rv mitzutesten. Weitere Konzentrationen nach Belieben. (Auf wissenschaftliche Untersuchungen bezieht sich diese Empfehlung nicht.)

Ausgang stets von einer frisch angewachsenen Primärkultur; alte Tb-Kulturen sind resistenter als junge, daher für Resistenzbestimmungen nicht brauchbar. Alter der Kultur möglichst nur etwa 14 Tage bis 3 Wochen, äußerste Grenze 4 Wochen; das gilt auch für den Teststamm.

Falls nur einzelne Kolonien angegangen sind, *alle* Kolonien mischen, verreiben und gleichmäßig auf Testreihe verimpfen; in solchen Fällen nicht von einer einzelnen Kolonie ausgehen. Etwa 2 mg Kultur*masse* in 1 cm^3 NaCl; davon die Testreihen mit Öse von 4 mm lichter Weite

[1] Der *Stamm H 37 Rv* ist zu erhalten: im *Institut für experimentelle Therapie* in *Frankfurt a. M.*, *Tbc.-Forschungsinstitut Borstel*, *Robert-Koch-Institut* in *Berlin N 65, Föhrerstraße 2.*

[2] Die *Nährbodenrezepte* können von der Geschäftsstelle des D.ZK., Hannover, Sallstraße 41, angefordert werden.

beimpfen. Gleichmäßige Beimpfungsverhältnisse unbedingt erforderlich. Resistente Tb-Bakterien können Conteben anlagern, wodurch im Nährboden die Conteben-Konzentration ungleichmäßig wird; dadurch wird in der Nähe liegenden empfindlichen Tb-Bakterien evtl. das Wachstum ermöglicht; deshalb für dünne Aufschwemmung sorgen! Klumpen vermeiden! Ablesen nach Auftreten makroskopisch deutlichen Wachstums in den Kontrollen (++++), jedoch nicht vor Ablauf von 3 Wochen nach Beimpfung! Feststellung der Zahl der auf Teströhrchen angegangenen Kolonien im Vergleich zu den Kontrollen. Ablesung der Teströhrchen nach folgendem Schema:

++++ = dichter Rasen,
+++, ++, + } aufgelockerter Rasen, je nach Dichte, wobei „+“ etwa 25% des Kontrollwachstums bedeutet,
(+) = Einzelkolonien (100 und mehr; etwa 10% des Kontrollwachstums),
± = Einzelkolonien (weniger als 100; dabei Zahl der Kolonien angeben!).

Als resistent ist ein Stamm nur zu bewerten, wenn bei einem Grenzwert von 50 γ/cm³ Nährboden unter Conteben, PAS und Streptomycin mindestens 100 Kolonien gewachsen sind, sofern der Kontrollstamm H 37 Rv die in Abschnitt V (2. Abs.) erwähnten Resistenzwerte aufweist.

Dauer des Verfahrens: Nach Eingang des Sputums *mindestens* 5 Wochen. Die Testung sollte stets gegen Conteben, PAS und Streptomycin zugleich erfolgen.

VIIc. *Als Verfahren* zur *schnelleren* Resistenzbestimmung (Dauer 8—12 Tage), welches *gleichzeitig die Feststellung des Anteils sensibler und resistenter Keime* im Ausgangs-Untersuchungsmaterial (Sputum) ermöglicht, wird die Objektträgermethode empfohlen. Sie muß jedoch noch mit dem erst später ablesbaren Ergebnis des Reinkulturverfahrens verglichen werden.

Flüssiger Nährboden ohne Tween 80 (z. B. *Kirchner 30* oder *Kirchner modifiziert nach* UNHOLTZ).

Drei Teströhren für jedes Mittel:

Conteben	10—50—100 γ/cm³ Nährboden,
PAS	10—50—100 γ/cm³ Nährboden,
Streptomycin . . .	10—50—100 γ/cm³ Nährboden.

Für *Kirchner 30* hat sich folgendes Vorgehen bewährt:

Sputum gut durchmischen und in nicht zu dünner Schicht auf sterile Objektträger ausstreichen (vom freien Ende des Objektträgers in etwa 4,5 cm Länge). 1 Std. bei 37° in steriler, halbgeöffneter Petrischale antrocknen lassen. 6 min mit 6%iger H_2SO_4 behandeln, dann zweimal mit sterilem Aqu. dest. sorgfältig spülen (sterile Bechergläser!). Einstellen in den Nährboden der Kulturröhrchen. Ganze Objektträger in weiten Röhrchen oder längshalbierte in Reagensgläsern. Stopfen paraffinieren. 8—12 Tage bebrüten. Dann nach Herausnahme in sterilen Schalen trocknen, färben (nach ZIEHL-NEELSEN oder für Fluoreszenz). Ablesen nach DISSMANN (Tbk.Arzt *4*, H. 11, 629 (1950)].

Die Reinkultur (Sputumzüchtung) ist in jedem Falle anzusetzen, auch wenn gleichzeitig Objektträgerteste durchgeführt wurden[1].

Verfahren bisher nur anwendbar für Sputen mit genügend zahlreichen Tuberkelbakterien (etwa 100 oder mehr Tb-Bakterien in 10 Gesichtsfeldern bei 300- bis 500facher Vergrößerung). Besondere Vorsicht erforderlich, da hochinfektiös!

VIII. Es wurde beobachtet, daß streptomycinresistente Tuberkelbakterienstämme auf andere Personen *übertragbar* sind, wodurch bei diesen eine streptomycinresistente Tuberkulose erzeugt wurde. Gleiches gilt möglicherweise auch für PAS und Conteben. Die große seuchenhygienische Bedeutung dieser Beobachtung ist ein weiterer zwingender Grund dafür, stets mit den genannten drei Heilmitteln Resistenzbestimmungen durchzuführen.

IX. In jedem Lande der Bundesrepublik sollten *Einrichtungen* geschaffen werden, in denen Resistenzbestimmungen durchgeführt und andere Untersuchungsstellen beraten werden können. Hier sollten auch Untersuchungen darüber angestellt werden, inwieweit die von den

[1] Die *Nährbodenrezepte* können von der Geschäftsstelle des D.ZK., Hannover, Sallstraße 41, angefordert werden.

Untersuchern gewählten Methoden der Resistenzbestimmung mit dem empfohlenen Standardverfahren in Einklang zu bringen sind.

Kissingen, den 17. September 1951.

gez.: Lydtin, Heilmeyer, Schlossberger, Meissner, Gaubatz, Henneberg, Ickert.

d) Leitsätze betr. Notwendigkeit des Kulturverfahrens für den Nachweis von Tuberkelbakterien.

Jede Untersuchung auf Tuberkuloseerkrankung im Sinne der Qualitätsdiagnose erstreckt sich in zwei Richtungen:

a) in die spezifisch-epidemiologische durch Bakteriennachweis,

b) in die der vorwiegenden Gewebsveränderungen — exsudative, produktive Phase der Toxicität — und der dadurch bedingten Verlaufsformen.

Die Untersuchungen zu b) haben in den letzten Jahrzehnten durch Ausbau des Röntgenverfahrens wie durch die Verbesserung der serologischen Methode der Aktivitätsdiagnose erfreulich an Beachtung und Leistung zugenommen.

Die bakteriologische Diagnostik ist demgegenüber zu einem gewissen Stillstand gekommen sowohl hinsichtlich des Ausgangsmaterials als auch des Verfahrens; sie ist im wesentlichen auf Sputumuntersuchungen beschränkt geblieben, seltenerweise sind auch Magensaftuntersuchungen bei Erwachsenen erfolgt.

Im allgemeinen wurde bisher nur die alte Färbemethode mit oder ohne Anreicherung herangezogen, mitunter erweitert durch die Fluoreszenzmikroskopie. Das bei allen anderen Ländern längst übliche Verfahren, den Nachweis erst nach Anreicherung auf geeigneten Nährböden durchzuführen (Kulturverfahren), hat sich in Deutschland bisher nicht durchgesetzt. Die Gründe dafür sind mannigfach, aber nicht durchschlagend, um diesen Rückstand in der deutschen Tuberkulosebekämpfung irgendwie zu rechtfertigen.

1. Es sollte jede erstmalige Untersuchung tuberkuloseverdächtiger Ausscheidungen bei der durch wiederholte Ausstrich- und Färbeverfahren der Tuberkelbakteriennachweis nicht möglich bzw. das Vorliegen von Tuberkulose nicht sicher auszuschließen ist, durch Kulturverfahren ergänzt werden. Erst wenn auch diese negativ ist, darf mit einiger Sicherheit gesagt werden, daß in der Ausscheidung keine spezifischen tuberkulösen Erreger vorhanden sind.

2. Alle Ausscheidungen von Erkrankten, bei denen spezifische Erreger früher nachgewiesen waren, sind im Zweifelsfalle mit Kulturverfahren nachzuuntersuchen,

a) wenn klinische Anzeichen noch für das Vorliegen einer aktiven spezifischen Erkrankung sprechen,

b) wenn röntgenologische Veränderungen unter besonderer Berücksichtigung der Schichtbildbefunde für Einschmelzungen sprechen.

c) Sichtbare Höhlenbildungen in der Lunge sollten nur als spezifisch angesehen werden, wenn durch Kulturverfahren der Nachweis der Spezifität erbracht ist.

d) Alle Ausscheidungen, die erfahrungsgemäß arm sind an spezifischen Erregern, sollten ausschließlich und im Notfall wiederholt durch Kulturverfahren untersucht werden.

e) Die Anwendung des Kulturverfahrens ist besonders dringend, wenn therapeutische Besserung unter dem Einfluß von lungenchirurgischen Eingriffen und Chemotherapeutica zustandegekommen ist.

f) Aus epidemiologischen Gründen sollte das Vorliegen von nichtansteckungsfähigen Tuberkulosen bei besonders gefährdenden Berufsgruppen grundsätzlich nur anerkannt werden, wenn die Untersuchung auf Tuberkelbakterien im Kulturverfahren negativ ist; solche Berufsgruppen sind alle diejenigen, bei denen ein enger Kontakt mit Kindern und Jugendlichen unumgänglich ist, z. B. Lehrerberufe aller Art (auch Klavierlehrer), Kinderpflegerinnen, ferner Berufe mit Publikumsverkehr wie Friseure, Kellner, außerdem Versicherungsagenten und Personen im Nahrungsmittelgewerbe.

3. Bei negativen Befunden im Kulturverfahren kann entsprechend den „Erläuterungen zur Führung der Tuberkulosestatistik in den Gesundheitsämtern" eine Überführung des Erkrankungsfalles aus der Gruppe Ia in die von Ic stattfinden.

e) Memorandum des Arbeitsausschusses für Tuberkulosefürsorge betr. gesetzliche Regelung der Wohnungsfürsorge für ansteckende Tuberkulöse.

1. Seit über 60 Jahren ist der Erreger der Tuberkulose bekannt, noch immer aber sind die Maßnahmen zur Bekämpfung der Tuberkulose lückenhaft. Seit mindestens 30 Jahren wissen wir und ist in eingehenden unwiderlegten Untersuchungen festgestellt, daß in den Familien von ansteckend Tuberkulösen bei ungenügender Absonderung eine erhöhte Erkrankungshäufigkeit der Umgebung, besonders der Kinder und Jugendlichen, vorhanden ist.

2. Seit mindestens 40 Jahren wird neben der Desinfektion bei ansteckender Tuberkulose die Absonderung des Kranken als gesundheitspolizeiliche Maßnahme verlangt. Die Durchführung der Absonderungsvorschriften ist aber bis jetzt mangelhaft. Seit dem Kriegsende haben sich die Verhältnisse durch die Wohnungsnot verschlimmert. Insbesondere sind die Schwierigkeiten bei den Heimatvertriebenen bis jetzt im Durchschnitt höher als bei den Einheimischen.

3. Umfragen haben ergeben, daß auf 100000 Einwohner im Durchschnitt 40 bis 50 Fälle kommen dürften, in denen eine Absonderung nur durch Zuteilung von mehr Wohnraum möglich ist.

4. Selbsthilfe ist den meisten Betroffenen infolge Vermögensverlustes, ungenügenden Einkommens, Mangel an freiem Wohnraum und Zwangsbewirtschaftung der Wohnungen unmöglich.

5. Die erhöhte Erkrankungsgefahr, der die von ansteckender Tuberkulose betroffenen Familien ausgesetzt sind, ist zum großen Teil Folge unguter staatlicher und zwischenstaatlicher Maßnahmen.

6. Aus dem Gesundheitsrecht, das jedem Menschen zuerkannt ist, ergibt sich die gemeinschaftshygienische Forderung nach Abhilfe.

7. Die Mißstände sind nur solange da, als die Gemeinschaft nicht ernsthaft und tatkräftig bemüht ist, sie zu beseitigen.

8. Es hat sich gezeigt, daß ohne gesetzliche Regelung die Behebung des Wohnraummangels von vielen tuberkulosegefährdeten Familien nicht möglich ist. Deshalb ist eine solche mit Beschleunigung herbeizuführen.

9. Durch Gesetz oder Verordnung ist zu bestimmen, daß die Gemeinden und Gemeindeverbände für die Schaffung einer abgesonderten Wohnmöglichkeit für die ansteckenden Tuberkulösen zu sorgen und soweit nötig die erforderlichen Wohnräume bereitzustellen haben.

10. Für die Beschaffung von zusätzlichem Wohnraum für die ansteckenden Tuberkulösen sollten auch Mittel des Sozialen Wohnungsbaus bereitgestellt werden.

f) Vorschläge des Landesgesundheitsrates Niedersachsen für eine Wohnungsfürsorge-Verordnung für Tuberkulöse.

Auf Grund des Bundes-Wohnungsbaugesetzes wird für das Land ...... folgende Verordnung über Wohnungsfürsorge für Offentuberkulöse erlassen:

§ 1. Offentuberkulöse sind in ihrer Wohnung derart unterzubringen, daß sie die Mitglieder ihrer Wohngemeinschaft nicht durch Ansteckung mit Tuberkulose gefährden. Ob die Unterbringung einwandfrei möglich ist, entscheidet das zuständige Gesundheitsamt.

§ 2. Wenn eine einwandfreie Unterbringung eines Offentuberkulösen in seiner Wohnung nicht möglich ist, ist die Gemeinde verpflichtet, ihm bevorzugt eine geeignete Wohnung unter Mitwirkung des Gesundheitsamtes zuzuweisen.

§ 3. Von den gemäß dem Wohnungsbaugesetz den Ländern zur Forderung des sozialen Wohnungsbaues zugewiesenen Mitteln wird vom Land ...... jährlich ein bestimmter Betrag für den Neu- oder Umbau von Wohnungen für Offentuberkulöse bereitgestellt. Die Verteilung der Mittel geschieht dem Bedarf entsprechend durch die Regierungspräsidenten; die Gesundheitsbehörden sind bei dieser Verteilung zu hören.

Antragsberechtigt für die Beanspruchung dieser Mittel sind neben dem Kranken selbst die Gemeinden und Gemeindeverbände, die Gesundheitsämter, die Kreisvereine zur Bekämpfung der Tuberkulose und die Bausparkassen.

Die Belegung neuer Wohnungen mit Offentuberkulösen geschieht, sofern der Offentuberkulöse nicht zu den Kosten für den Neubau der Wohnung beigetragen hat, unter Mitwirkung des zuständigen Gesundheitsamtes.

§ 4. Wenn die Ansteckungsfähigkeit des Offentuberkulösen erloschen ist, kann ihm bzw. seiner Familie eine andere geeignete Wohnung zugewiesen werden, um seine bisherige Wohnung für einen anderen Offentuberkulösen freizumachen.

Die Aufnahme von Personen in die Wohngemeinschaft Offentuberkulöser (z. B. Untermieter) ist nur mit Genehmigung des Wohnungsamtes unter Zustimmung des Gesundheitsamtes unter der Bedingung zulässig, daß die Absonderung des Offentuberkulösen in der Wohnung nicht beeinträchtigt wird. Bei Zuwiderhandlung ist gegebenenfalls Räumungsklage gegen den Zugezogenen anzustrengen.

§ 5. Die erforderlichen Ausführungsbestimmungen werden von den für das Wohnungswesen und für das Gesundheitswesen zuständigen Ministerien erlassen.

g) Formulare für Jahresbericht.

1. Land: .... Jahresbericht 19..
Regierungsbezirk oder entsprechender Bezirk: ....
Kreis oder entsprechender Bezirk: ....
2. Mittlere Zahl der Einwohner nach Angabe des Statistischen Amtes:
männlich: ...... weiblich: ......

I. Allgemeines.

3. Zahl der Tuberkulose-Fürsorgestellen . . . .
4. Zahl der Nebenstellen . . . .
5. Gesamtzahl der Ärzte . . . .

Davon sind tätig als	Lungenfachärzte	Nicht-Lg.-Fachärzte
a) Hauptamtlich als Tbc.-Fürsorgeärzte . . .	......	......
b) Nebenamtlich		
A. hauptamtlich in freier Praxis	......	......
B. hauptamtlich in Heilstätten oder Krankenhäusern	......	......
C. Ärzte des öffentlichen Gesundheitsdienstes	......	......

6. In den Fürsorgestellen sind tätig:
a) Fürsorgerinnen nur für die Tuberkulose-Fürsorge . . . .
b) allgemeine Fürsorgerinnen . . . .
7. Zahl der Röntgenapparate . . . .
a) in den Hauptstellen . . . .
b) in den Nebenstellen . . . .
c) Wieviel Fürsorgestellen arbeiten noch ohne eigenen Apparat . . . .
8. Wieviel eigene Schichtgeräte stehen den Fürsorgestellen zur Verfügung . . . .

9. Schirmbildgeräte	der Gesundheitsämter	sonstiger für die Tbc.-Bekämpfung tätiger Stellen
stationär	......	......
transportabel	......	......
Besitzer oder Träger .	......	......
betriebsfähige	......	......
nicht betriebsfähige .	......	......

II. Zu- und Abgänge.

10. Zu- und Abgänge bei den Fürsorgestellen:
a) Gesamtzahl der Neuzugänge (= Erstuntersuchungen der Gruppen I—IV) ......
b) Zahl der Kontrolluntersuchungen . . . .

c) Zahl der Abgänge im Berichtsjahr . . . .

Davon:

A. Tod durch Tuberkulose . . . .
B. Tod an sonstigen Ursachen . . . .

III. Leistungen und Maßnahmen der Fürsorgestellen.

11. Leistungen.

a) Sprechstundendurchleuchtungen (Erst- und Kontrolluntersuchungen) . . ..
b) Reihendurchleuchtungen (außerhalb der Sprechtage) . . . .
c) Großaufnahmen . . . .
d) Gezielte bzw. Gruppen-Schirmbildaufnahmen (außerhalb von Röntgenkatastern) . . . .
e) Schichtaufnahmen . . . .
f) Sputumuntersuchungen . . . .
g) Kehlkopfabstriche . . . .
h) Magensaftuntersuchungen . . . .
i) Untersuchungen mittels Kultur- oder Tierversuch . . . .
k) Tuberkulinproben . . . .
l) Gezielte BCG.-Schutzimpfungen als Leistung der Fürsorgestelle . . . .
m) Blutsenkungsproben . . . .
n) Blutbilder . . . .

12. Maßnahmen.

Überweisungen in

a) stationäre Behandlung . . . .
b) ambulante Behandlung . . . .

13. Wohnungsfürsorge.

a) Im Berichtsjahr wurden insgesamt ..... Besuche in ..... Wohnungen gemacht, darunter bei ansteckenden Tuberkulösen ..... Besuche in ..... Wohnungen.
b) Von den ansteckenden Tuberkulösen (Gruppe Ia und Ib) hatten am Jahresende kein Bett für sich allein: ..... Kranke, und zwar davon aus Platzmangel: ..... Kranke.
c) Zahl der überfüllten Wohnungen mit ansteckenden Tuberkulösen (Gruppe Ia und Ib) (nach Braeuning):

Personenzahl in einem Haushalt	Zahl der Haushaltungen von							Summe der Haushaltungen mit
	1	2	3	4	5	6	7	
	bewohnbaren Räumen einschl. Küche							
1								1 Person:
2								2 Personen:
3								3 Personen:
4								4 Personen:
5								5 Personen:
6								6 Personen:
7								7 Personen:
8								8 Personen:
9								9 Personen:
10								10 Personen:
Summe[1]								

[1] Summe der überfüllten Wohnungen durch Addition der Zahlen unterhalb der stark gekennzeichneten Linie.

Nach dem Urteil der Fürsorgerinnen waren

von den überfüllten Wohnungen schlecht gehalten . . . .

von den nicht überfüllten Wohnungen schlecht gehalten . . . .

14. Diagnoseübergänge vom Vorjahr zum Berichtsjahr [(s. BLITTERSDORF: Tuberkulosearzt 3, H. 1, 17 (1949)]:

Von / nach	offen bakteriologisch Ia-Fälle	offen klinisch Ib-Fälle	aktiv geschlossen Ic-Fälle	sonstige Tuberkulose Id-Fälle	Überwachungsfälle IIa—d-Fälle	nicht tuberk. Erkrankungen III-Fälle
	Von obenstehender Tbc-Gruppe kamen nach nebenstehender Tbc-Gruppe ....Fälle					
Offen bakteriologisch Ia						
Offen klinisch Ib						
Aktiv geschlossen Ic						
Sonstige Tuberkulose Id						
Überwachungsfälle IIa—d						
Nichttuberkulöse Erkrankungen III						

15. Sterbefälle.

a) Gemeldete Sterbefälle	Lungen	and. Organe	insgesamt
A. Standesamtliche Meldungen			
B. Davon waren den Fürsorgestellen als tuberkulös bekannt			
C. Sanitätspolizeilich gemeldete Sterbefälle			

b) Von den Verstorbenen, die der Fürsorgestelle vor ihrem Tod bekannt waren, starben:

A. zu Hause — hygienisch einwandfrei . . . .

B. zu Hause — hygienisch nicht einwandfrei . . . .

C. im Krankenhaus usw.. . . . .

16. Bettenmeldung.

a) Tuberkuloseanstalten.

A. Zahl der Tuberkuloseanstalten . . . .

B. Zahl der planmäßigen Tbc.-Betten . . . .

C. Davon im Durchschnitt frei[1]. . . . .

b) Krankenhäuser.

A. Zahl der allgemeinen und sonstigen Krankenhäuser . . . .

B. Zahl der Tbc.-Betten . . . .

C. Davon im Durchschnitt frei[1]. . . . .

[1] Durchschnitt: Summe der in 12 Monaten als frei gemeldeten Betten dividiert durch 12.

17. Alters-Statistik

Alter von bis unter Jahren	Geschl.	Tuberkulose der Atmungsorgane				Tuberkulose anderer Organe Id												Zusammen Ia—Id	
		Ia	Ib	Ic	Ia—Ic	Knochen und Gelenke		Drüsen		Haut		Meningitis		sonstige		Id ges.			
		E	E	E	T	E	T	E	T	E	T	E	T	E	T	E	T	E	T
0— 1	m																		
	w																		
1— 5	m																		
	w																		
5—10	m																		
	w																		
10—15	m																		
	w																		
15—25	m																		
	w																		
25—45	m																		
	w																		
45—55	m																		
	w																		
55—65	m																		
	w																		
65—75	m																		
	w																		
über 75	m																		
	w																		
Zus.	m																		
	w																		

E = Erkrankungen, T = Todesfälle.

h) Gesichtspunkte zur Nomenklatur bei der Begutachtung der Tuberkulose als Berufskrankheit.

Arbeitsausschuß für Tuberkulose im Rahmen der Unfallversicherung.

Bearbeitet von Prof. Dr. ALEXANDER, Hannover, Prof. Dr. GIESE, Bremen, Prof. Dr. HEIN, Tönsheide, Prof. Dr. ICKERT, Hannover, Ob.-Med.-Rat Dr. KREUSER, Stuttgart.

Bei der Begutachtung von Tuberkulosen als Berufskrankheit sind häufig Bezeichnungen üblich, für die wissenschaftlich verschiedene Definitionen gelten. Um bei solchen Begutachtungen möglichst eine Einheitlichkeit herbeizuführen, wird vorgeschlagen, sich an die nachstehenden Bezeichnungen anzulehnen, die im internationalen Schrifttum gebräuchlich sind und auch auf der Tagung der Deutschen Tuberkulose-Gesellschaft in Bad Kissingen am 20. 9. 1951 empfohlen worden sind.

Vorbemerkung. Als Beispiel der Nomenklatur bei anderen Krankheiten sei diejenige bei der Lues (Syphilis) angeführt: Bei der *Lues* ist der harte Schanker der *Primärinfekt*. Die luische Aortitis oder auch die Paralyse sind weder Re- noch Superinfekte, sondern *Rezidive* (Rückfälle) bzw. Schübe nach Wiederaufbruch oder *Exacerbation*. Seit dem Beginn der Salvarsan-Ära hat man vollständige Heilungen der Lues erzielt; kommt es dann zu einer neuen Luesinfektion, so wird diese allgemein als *Reinfektion* oder Neuansteckung bezeichnet, *niemals* aber als *Superinfektion*.

Primärinfektion	= primary infection (engl.)	= infection primaire (franz.)
Superinfektion	= superinfection (engl.)	= surinfection (franz.)
Reinfektion	= reinfection (engl.)	= réinfection (franz.).

I. *Erstinfektion bzw. Primärinfektion, Primärkomplex (Erstherdtuberkulose bzw. Primärherdtuberkulose, Primärinfekt, Erstherd).*

a) *Äußerlich:* z. B. an der Haut.

b) *Mundhöhle usw.:* Primärherd z. B. an den Mandeln meist nicht sichtbar; (primäre) Halslymphdrüsen- bzw. Halslymphknoten-Tuberkulose.

c) Im Bereich der *Atmungsorgane:* der primäre Lungenherd, die (primäre) Bronchialoder Hilusdrüsen-Tuberkulose bzw. Bronchiallymphknoten-Tuberkulose als Begleiterscheinung der Primärherdtuberkulose. Röntgenologisch ist der Primärherd häufig nicht sichtbar, was insbesondere für die Fälle einer begleitenden exsudativen Pleuritis (feuchte Rippenfellentzündung, Erguß im Brustfellraum) in Frage kommt.

d) Im Bereich der *Verdauungsorgane:* der primäre Darmherd, die zugehörige primäre Mesenterial- oder Bauchdrüsen-Tuberkulose (Mesenterial-Lymphknoten-Tuberkulose) und die zugehörige tuberkulöse Peritonitis oder Bauchfelltuberkulose.

Eine Primärinfektion ist insbesondere dann anzunehmen, wenn die vorher negative Tuberkulinprobe positiv wurde, ausgenommen nach einer BCG.-Schutzimpfung (= künstliche Primärinfektion). Bei runden dichten Schatten im Hilus, besonders neben Bronchiendurchschnitten gelegen, ist gegenüber von (nicht runden) „Kalkherdschatten" die Möglichkeit der Fehldeutung von Gefäßquerschnitten gegeben.

Wenn eine Erstinfektion auf eine Tätigkeit im Sinne der Gesetzgebung über Ausdehnung der Unfallversicherung auf Berufskrankheiten zurückzuführen ist, wird im allgemeinen auf Berufskrankheit erkannt.

II. *Reinfektion nach biologischer Ausheilung von I (Neuansteckung, Wiederholungsinfektion, Reinfekt).*

Diese Diagnose kommt nur in Frage, wenn die Periode der Primärinfektion einschließlich der postprimären Schübe biologisch vollständig abgeschlossen war, die Infektionsimmunität also erloschen ist. Das ist praktisch anzunehmen, wenn als allergisches Zeichen die Tuberkulinprobe wieder negativ geworden ist, oder wenn außer belanglosen Kalkherden sehr viele Jahre kein weiteres Zeichen einer aktiven oder inaktiven Tuberkulose bestanden hat. Im übrigen kommen für die Reinfektion dieselben Gesichtspunkte wie für die Primärinfektion in Frage.

Auch wenn eine Reinfektion auf eine Tätigkeit im Sinne der Gesetzgebung über Ausdehnung der Unfallversicherung auf Berufskrankheiten zurückzuführen ist, wird im allgemeinen auf Berufskrankheit erkannt.

III. *Superinfektion bei nicht biologischer Ausheilung von I (Aufpfropfinfektion, zusätzliche Ansteckung).*

Sowohl bei einer noch aktiven, aber nicht mehr fortschreitenden als auch bei einer ruhenden Tuberkulose (jedenfalls solange noch die Infektionsimmunität vorhanden ist) kann unter Umständen durch genügend neue Bakterienzufuhr ein *neuer Schub* im Tuberkulosegeschehen ausgelöst werden, der nach internationalem Sprachgebrauch als „Superinfektion" mit einem „Superinfekt" bezeichnet wird.

1. *Neuherdbildung durch Superinfektion:*

a) Wenn jemand mit einer aktiven oder stillstehenden Lungentuberkulose sich durch eine Verletzung einen „Hauttuberkel", z. B. einen Leichentuberkel oder eine Sehnenscheidentuberkulose zuzieht, so gilt dieser Tuberkuloseherd als Superinfekt.

b) Unter Umständen kann durch aerogene Superinfektion auch eine Neuherdbildung in der Lunge stattfinden, was aber meist praktisch schwer zu beurteilen ist. In solchen Fällen werden die Begriffe „Superinfektion" und „Reinfektion" manchmal miteinander konkurrieren. Wenn in einem Falle kurz *vor* dem Nachweis eines solchen Neuherdes eine Tuberkulinprobe negativ ausgefallen ist, so gilt diese Neubildung als Reinfekt.

2. *Exacerbation bzw. Wiederaufbruch tuberkulöser Restherde durch Superinfektion:*

Durch zusätzliche spezifische Infektion erheblichen Ausmaßes kann an *tuberkulösen Restherden* ein neuer Schub ausgelöst werden, röntgenologisch kenntlich durch Reaktionen am Herd; aber auch darauf folgende neue Herdbildungen als *Metastasen* (Tochterherde oder Absiedlungen) können die Folgen sein.

Synonyma: sog. Stimulation einer Exacerbation spezifischer Art; Rezidiv (Rückfall) aus spezifischer Ursache.

Es muß zugegeben werden, daß weder pathologisch-anatomisch noch röntgenologisch und klinisch sicher zu entscheiden ist, ob die Exacerbation einer Tuberkulose die Folge von Superinfektionen oder die Folge aus nicht spezifischer oder endogener Ursache ist; nur die Betrachtung des gesamten Krankheitsgeschehens und die sorgfältige Abwägung des quantitativen und zeitlichen Ausmaßes der Superinfektionen lassen zuletzt die Entscheidung treffen.

Ist die Superinfektion auf eine Tätigkeit im Sinne der Gesetzgebung über Ausdehnung der Unfallversicherung auf Berufskrankheiten zurückzuführen, so kann diese spezifische Exacerbation oder Verschlimmerung für den betreffenden *Tuberkuloseschub* und seine späteren Folgen anerkannt werden.

IV. *Die Exacerbation oder Verschlimmerung aus unspezifischer Ursache.*

Für Tuberkuloseschübe, welche durch unspezifische, z. B. endogene Ursachen ausgelöst werden, kommen die Bezeichnungen „Superinfektion" oder „Reinfektion" nicht in Frage; da eine „Reinfektion" nach dem internationalen Sprachgebrauch immer eine „Neuansteckung durch Zufuhr neuer Bakterienmassen von außen" ist, hat der Ausdruck „endogene Reinfektion" sinngemäß keine Berechtigung.

Die Exacerbation oder Verschlimmerung einer Tuberkulose aus unspezifischer Ursache fällt nur unter die Gesetzgebung über Ausdehnung der Unfallversicherung auf Berufskrankheiten, falls der neue Tuberkuloseschub *mittelbar* als Unfallfolge bzw. Berufskrankheit in Frage kommt, z. B. durch Strahlenschädigungen oder durch nichttuberkulöse berufliche Infektionen.

Im Januar 1952.

4. Verzeichnis der Veröffentlichungen der Staatlichen Statistischen Ämter, die Angaben über die Bewegung der Bevölkerung enthalten.

Entnommen aus: Statistik des Deutschen Reiches **276**, $30^1/35^1$; **360**, 448/50; Sonderkatalog für die Gruppe Statistik, bearbeitet von Dr. E. E. Roesle, S. 172/79. Dresden 1911.

I. Deutsches Reich.

1. Statistisches Jahrbuch für das Deutsche Reich seit 1880. — 2. Medizinal-statistische Mitteilungen (Beihefte zu den Veröffentlichungen des Kaiserlichen bzw. Reichsgesundheitsamtes) seit 1892. — 3. Statistik des Deutschen Reiches, Bevölkerungsbewegung seit 1872. — 4. Desgl. Todesursachenstatistik 1906/7 und ab 1920. — 5. Wirtschaft und Statistik. — 6. Deutsche Wirtschaftskunde.

II. Anhalt.

1. Mitteilungen des Anhalt. statistischen Landesamtes (früher Büros) seit 1867. a) Nr. 43 (1903): Bevölkerungsbewegung 1883/1902. b) Nr. 48 (1909): Bevölkerungsbewegung 1902/08. Todesursachen, 7 Altersklassen. c) Nr. 49 (1911): Volkszählung 1910 (vorläufiges Ergebnis). — 2. Statistisches Jahrbuch für Anhalt.

III. Baden.

1. Statistische Mitteilungen über den Staat Baden 1869/1915, dann 1922 und 1923. a) Bis 1909: Todesursachen, Geschlecht, Zahl der ärztlich Behandelten. b) Meldepflichtige Infektionskrankheiten. — 2. Statistisches Jahrbuch für den Staat (früher Großherzogtum) Baden seit 1868; 1916/19 nicht erschienen. a) Seit 1912: Todesursachen, Geschlecht, 14 Altersklassen. b) 1910/11: Erhebungsjahr, Todesursachen, Zahl der ärztlich Behandelten. c) Desgl.: 6 Altersklassen, Todesfälle an Lungentuberkulose. d) 1914/15: Todesfälle an Lungentuberkulose 1886/1913. e) Seit 1925: Todesfälle an Lungenschwindsucht 1913/24. — Ferner: Im Jahrbuch sowie handschriftlich verschiedene Aufstellungen über die Todesursachen in Städten.

IV. Bayern.

1. Berichte über das Bayerische Gesundheitswesen (früher Generalberichte über die Sanitätsverwaltung in Bayern) (seit 1857). a) 1868/91: Todesursachen, Geschlecht bis 1887. b) Ab 1891: Todesursachen, Geschlecht, 13 Altersklassen, von 1888/1904. c) Ab 1908: Desgl. mit 13 Altersklassen, von 1905/11. d) Ab 1914: Desgl. mit 24 Altersklassen, von 1912/19. e) Ab 1925: Desgl. mit 29 Altersklassen. f) Bis 1913: Sterbefälle an Tuberkulose. — 2. Statistisches Jahrbuch für den Freistaat (früher Königreich) Bayern seit 1894. a) 1911/21: Sterblichkeit an Tuberkulose ab 1886. — 3. Zeitschrift des Bayerischen Statistischen Landesamtes seit 1896. a) 1919: Sterbefälle an Tuberkulose überhaupt, Lungentuberkulose usw. 1910/16. b) 1909, 1910, 1913, 1914, 1921: Sterblichkeit an Tuberkulose usw. 1888/1920. Ferner für 1912 in den ersten 15 Lebensjahren.

V. Braunschweig.

Beiträge zur Statistik des Landes (früher Großherzogtums) Braunschweig seit 1874. a) Heft XXIV (1910): Bewegung der Bevölkerung 1886/1905, Gestorbene nach Todesursachen 1896/1905.

VI. Bremen.

1. Statistisches Jahrbuch der freien Hansestadt Bremen (früher Jahrbuch für Bremische Statistik) seit 1868. a) Todesursachen, 7 Altersklassen. — 2. Monatsberichte und Mitteilungen des Bremischen Statistischen Amtes seit 1901.

VII. Hamburg.

1. Statistik des Hamburgischen Staates (1874/91 und 1920): Todesursachen, 13 Altersklassen, Geschlecht. — 2. Amtlicher Anzeiger der freien und Hansestadt Hamburg, Statistik des Bevölkerungswechsels: 6 Altersklassen, Todesursachen. — 3. Statistische Mitteilungen über den Hamburgischen Staat. a) Nr. 5: Todesursachen, Gestorbene ohne Militärpersonen 1914/17. — 4. Jahresbericht des Statistischen Landesamtes (früher Büros): Todesursachen, 7 Altersklassen. Desgl.: Alter, Geschlecht, Die an Lungenschwindsucht Gestorbenen. — 5. Medizin. Statistik des Hamburgischen Staates seit 1872.

VIII. Hessen.

1. Beiträge zur Statistik des Staates Hessen. Seit 1862. — 2. Mitteilungen des Hessischen Landesstatistischen Amtes (früher der Großherzoglichen Zentralstelle für die Landesstatistik) seit 1862. a) 7 Altersklassen, Todesursachen. — 3. Statistisches Handbuch für den Staat Hessen seit 1903. a) Erhebungsjahr, Tuberkulosesterblichkeit.

IX. Lübeck.

1. Statistik des Lübeckischen Staates. a) Todesursachen, Geschlecht, 4 Altersklassen. b) Todesursachen, 7 Altersklassen, Geschlecht. — 2. Statistische Mitteilungen der Stadt Lübeck. a) Todesursachen, Geschlecht, 7 Altersklassen.

X. Oldenburg.

1. Statistische Nachrichten über das Großherzogtum Oldenburg. Seit 1856. a) Heft 22 (1890): Bewegung der Bevölkerung 1871—87. b) Heft 25 (1907): Stand der Bevölkerung nach den Volkszählungsergebnissen von 1890, 1895, 1900 und 1905. — 2. Statistisches Handbuch für den Staat Oldenburg 1913. a) Altersklassen, Todesursachen. — 3. Staats-Handbuch des Freistaates Oldenburg (seit 1920 in neuer Gestalt). a) Todesursachen, Geschlecht, 7 Altersklassen.

XI. Preußen.

1. Preußische Statistik (Amtliches Quellenwerk). Seit 1859. a) Geburten, Eheschließungen und Sterbefälle. Seit 1868. b) Sterblichkeit nach Todesursachen und Altersklassen der Gestorbenen im preußischen Staate. Seit 1875. c) Heilanstalten im preußischen Staate. Seit 1877. d) Rückblicke auf die Bevölkerungsbewegung 1816—1874 und 1875—1900. Band 48a und 188 der Preußischen Statistik. — 2. Medizinal-statistische Nachrichten. Seit 1909. Diese Nachrichten lösen die Bände „Todesursachen" der Preußischen Statistik ab. a) Todesursachen, 15 Altersklassen. b) Zahlreiche Tabellen über einzelne Krankheiten, insbesondere Tuberkulose-Sterblichkeit. 3. Statistisches Jahrbuch für den Preußischen Staat. Seit 1863 unter verschiedenen Titeln. — 4. Statistische Korrespondenz. Seit 1874. a) Erhebungsjahre 1877—1917: Die an Tuberkulose Gestorbenen nach Geschlecht.

XII. Sachsen.

1. Statistisches Jahrbuch für das Königreich Sachsen. Seit 1873. a) Erhebungsjahr, Todesursachen in 11 Altersklassen. b) Verschiedene Tabellen über Alter und Todesursachen. 2. Zeitschrift des Sächsischen Statistischen Landesamtes (früher: Büros). Seit 1875.

XIII. Thüringen bzw. *Sachsen-Coburg-Gotha.*

Mitteilungen des Statistischen Büros des Staates Sachsen-Coburg-Gotha. a) Landeseinteilung, Todesursachen seit 1887.

XIV. Thüringen bzw. *Sachsen-Meiningen.*

Statistik des Herzogtums (Staates) Sachsen-Meiningen. Seit 1862. a) Jahreszeit, Todesursachen 1880—1889. b) Jahresmonate und Geschlecht, Todesursachen 1880—1889. c) Bd. 1 und von Bd. 7—10: Landeseinteilung, Todesursachen, 4 Altersklassen. d) Von Bd. 10 ab: Landeseinteilung, Geschlecht, 6 Altersklassen, Todesursachen.

XV. Sachsen-Altenburg.

Statistische Mitteilungen aus dem Staat Sachsen-Altenburg.

XVI. Thüringen bzw. *Vereinigte thüringische Staaten.*

1. Vierteljahresberichte des Thüringischen Statistischen Landesamtes Weimar. — 2. Statistisches Handbuch für das Land Thüringen. — 3. Statistik Thüringens (Mitteilungen aus dem Statistischen Büro Vereinigter thüringischer Staaten).

XVII. Württemberg.

1. Württembergische Jahrbücher für Statistik und Landeskunde. Seit 1818. a) Ab 1886: Altersklassen, Todesursachen, Geschlecht (bis 1899: den Veröffentlichungen des Medizinalkollegiums entnommen). b) Ab 1901: Desgl. mit etwas verändertem Schema. Für Lungentuberkulose und Tuberkulose anderer Organe mit 8 Altersklassen. c) Sondertabellen über Tbc.-Sterblichkeit. — 2. Mitteilungen des (Königlich Württembergischen) Statistischen Landesamtes. — 3. Statistisches Handbuch für den Staat Württemberg.

XVIII. Mecklenburg-Schwerin.

1. Beiträge zur Statistik Mecklenburgs (bis 1912). — 2. Statistisches Handbuch für den Staat Mecklenburg, 1898, 1910, 1930. — 3. Statistische Nachrichten des Landes Mecklenburg (seit 1925 bis 1929).

XIX. Mecklenburg-Strelitz.

Beiträge zur Statistik des Staates Mecklenburg-Strelitz (seit Oktober 1922).

Sachverzeichnis.